职业院校**学前教育专业**规划教材

幼儿卫生学

YOUER WEISHENGXUE

◎ 高秀欣 王小萍 主编
◎ 王莹 王静文 副主编

U0265005

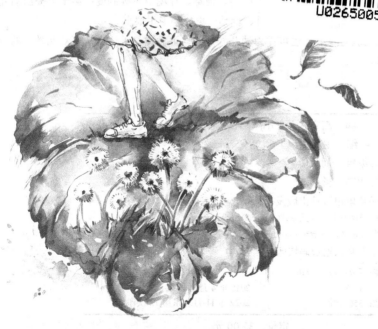

人民邮电出版社
北 京

图书在版编目（CIP）数据

幼儿卫生学 / 高秀欣，王小萍主编. -- 北京 ：人
民邮电出版社，2015.4（2022.11重印）
职业院校学前教育专业规划教材
ISBN 978-7-115-38014-2

Ⅰ. ①幼… Ⅱ. ①高… ②王… Ⅲ. ①婴幼儿卫生－
高等职业教育－教材 Ⅳ. ①R174

中国版本图书馆CIP数据核字(2015)第041944号

内 容 提 要

全书共 10 章，第一章为人体的基本概述；第二章简单介绍人体八大系统及感觉器官的组成和主要
功能，重点叙述幼儿各系统及感觉器官的特点和保育要点；第三章介绍幼儿生长发育的年龄阶段划分，
重点叙述幼儿生长发育的规律及影响因素、评价幼儿生长发育的指标及测量方法；第四章阐述幼儿生
活制度的制定与执行等，详细描述幼儿在幼儿园一日生活各环节的卫生要求；第五章阐述了有关营养
的基础知识及儿童对营养的需要，并提出了幼儿的合理膳食原则及不同年龄段幼儿的膳食营养要求；
第六章介绍幼儿园安全教育的内容，提出相应的安全措施，并重点介绍常见意外事故的处理原则及方
法；第七章重点叙述有关传染病的基础知识，简单介绍幼儿常见传染病、其他常见病的有关知识及常
用的护理技术；第八章对幼儿心理健康基本知识进行了阐述，介绍了幼儿几种常见心理疾病及预防措
施；第九章介绍了幼儿园的体格检查、预防接种、隔离、消毒、环境卫生等制度；第十章提出幼儿园
的建筑与设备卫生要求及为幼儿准备的书籍、教育、玩具、桌椅等卫生要求。

本书适用于职业院校学前教育专业，也可作为幼儿教师的培训教材，并适合从事幼儿教育的专业
人员及幼儿家长学习、参考。

◆ 主　　编　高秀欣　王小萍

　　副主编　王　莹　王静文

　　责任编辑　刘　琦

　　责任印制　杨林杰

◆ 人民邮电出版社出版发行　　北京市丰台区成寿寺路 11 号

　　邮编　100164　　电子邮件　315@ptpress.com.cn

　　网址　http://www.ptpress.com.cn

　　北京七彩京通数码快印有限公司

◆ 开本：787×1092　1/16

　　印张：13.5　　　　　　　　2015 年 4 月第 1 版

　　字数：356 千字　　　　　　2022 年 11 月北京第 12 次印刷

定价：32.00 元

读者服务热线：(010) 81055256　印装质量热线：(010) 81055316
反盗版热线：(010) 81055315
广告经营许可证：京东市监广登字20170147号

前 言 / Foreword

我国现代幼儿教育事业的开拓者、著名的儿童教育家陈鹤琴先生曾经说过："要强国必先强种，强种必须强身，要强身要先注意幼年儿童"。孩子是祖国的未来和民族的希望，把幼儿培养成为健康向上的新一代，不仅是家长和幼教工作者共同的愿望，也是一项关系国家兴盛、民族复兴的战略性工作。

继 2010 年颁布《国家中长期教育改革和发展规划纲要》后，为了推动学前教育事业健康、科学的发展，相关部门又相继颁布《国务院关于当前发展学前教育的若干意见》《3~6 岁儿童学习与发展指南》和《幼儿教师专业标准》等纲领性的文件。为了更好地满足学前教育事业发展和培养优秀幼儿教育工作者的需要，适应当前师范教育改革向多元化发展的形势，本书应运而生。

本书的编写遵循科学性、思想性、系统性、实用性、时代性的原则，力求使内容和体例既具有科学性，同时又兼具创新性。本书在编写过程中参考了大量的国内外权威资源，包括视频资料、文字资料等，力求做到知识准确无误且具有前沿性；考虑到当前职业院校学生的实际水平及将来走向幼儿园教育实践的需要，本书在内容的编写上通俗易懂、可操作性强，与幼儿园的实际紧密联系；本书充分利用现代多媒体技术，把与书本知识相关的图片、视频和文字材料等以"扫一扫"的形式呈现，这样既方便了学生随时随地上网浏览学习，又节约纸张，充分体现了灵活性、时代性的原则。本书体例力求创新，在章节的前面以"引入案例、问题提出、本章知识结构"的形式引出本章知识，使读者对章节内容一目了然并能带着问题深入学习。书中的"思考与讨论、想一想"等内容，与学生的生活及幼儿园教育实践活动密切相连，不仅增加了本书的实用性，且能调动学生学习的积极主动性。书中每章节的最后设计了"基础题、拓展题"等课后练习题，以帮助学生复习、巩固所学的知识。

本书由青岛幼儿师范学校具有教学及实践经验的教师编写，书稿结构及内容经过认真思考、反复讨论。其中高秀欣、王小萍担任主编，王莹、王静文担任副主编并负责全书统稿工作，另外，杜鹃、高健也参与了本书编写。本书各章节编写分工如下。

章 节	编 者
绪论	高秀欣
第一章　人体概述	王莹
第二章　幼儿的解剖生理特点及保育要点	高秀欣、王小萍
第三章　幼儿的生长发育	王静文
第四章　幼儿的生活制度	高秀欣、杜鹃
第五章　幼儿的营养卫生	王莹
第六章　幼儿园的安全教育及常见意外的处理	王小萍、高秀欣、高健
第七章　幼儿传染病、常见病及其预防	王莹
第八章　幼儿常见的心理问题	王静文
第九章　幼儿园的卫生保健制度	高健、高秀欣
第十章　幼儿园的建筑与设备卫生	王小萍

本书在编写过程中得到青岛幼儿师范学校附属幼儿园教职员工的配合与支持，在此表示感谢。

由于编者水平有限，书中一定会有不足和错漏，希望广大师生及其他读者在使用过程中多提宝贵意见，以便今后进一步修改。

编 者

2014 年 10 月

目 录 / Contents

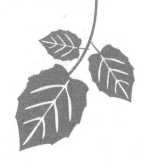

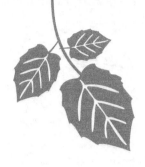

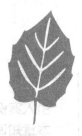

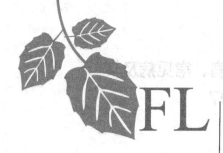

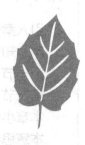

绪　　论

幼儿卫生学是研究保护、增强 3～6 岁幼儿身心健康的一门学科。它的任务是研究幼儿解剖生理特点、生长发育规律及其与教育、生活环境之间的相互关系，并提出各项旨在预防疾病、保护健康、促进幼儿身体发育的卫生要求和卫生措施。

幼儿出生以后，虽已具有人体的基本结构，但各个器官尚未发育完全，需要经过一个较长的生长发育过程才能达到结构上的完善和机能上的成熟。在整个生长发育过程中，各个器官的成熟有早有晚，不同时期发展的速度也有快有慢，这就形成了幼儿不同年龄阶段的解剖生理特点和生长发育规律。成长中的幼儿，由于身体各部分的结构和机能都不够成熟与完善，特别是神经系统对整个机体的控制、调节机能较差，因此抵抗疾病的能力较弱，适应外界环境的能力也较弱。为此，保护和增强幼儿的身体健康确是一项不容忽视的任务。

幼儿园是对幼儿进行集体教养的机构。《幼儿园工作规程》明确指出幼儿园的任务是："实行保育与教育相结合的原则，对幼儿实施体、智、德、美诸方面全面发展的教育，促进其身心和谐发展。幼儿园同时为家长参加工作、学习提供便利条件。"因此，幼儿园必须根据幼儿的解剖生理特点和生长发育规律，采取有效措施，增强幼儿的健康。这就要求每一名幼儿教师具备幼儿卫生学的基础知识和基本技能。具体地说，幼儿教师必须摸清本班孩子的健康状况，学会根据幼儿的解剖生理特点、生长发育规律和卫生原则，合理调配和组织幼儿的膳食；组织幼儿开展适宜的身体锻炼；科学地指定和执行幼儿园的作息制度；严格遵守各项活动的卫生要求，培养幼儿良好的卫生习惯；预防各种身体和心理疾病，加强幼儿的安全教育，应急处理各种意外事故；严格遵守幼儿园的各项卫生保健制度；积极创设符合卫生要求的环境条件（包括选择园址、安排房舍、配置设备、加强安全措施等）。此外，还应向家长进行幼儿卫生的宣传工作，使家庭与幼儿园密切配合，共同做好幼儿保健工作。

幼儿卫生学与幼儿教育学、幼儿心理学以及幼儿园各领域教育活动均有着密切的联系，它能为这些有关学科提供理论依据，所以是幼儿师范学校一门必修的专业基础课。

在学习幼儿卫生学的过程中，我们必须遵守理论联系实际的原则。一方面，可以在认真阅读教材的基础上，借助于模型、挂图、标本、多媒体等直观手段，结合自身的感受经验，加深对基础知识的理解；另一方面，要重视到幼儿园的参观、见习和实习。这样既可以丰富感性知识，又能通过具体操作培养实际工作能力。除此之外，我们还必须努力培养自己的文明卫生习惯，模范地遵守各项卫生制度和要求，为幼儿树立良好的榜样，更好地完成党和人民交给的培养下一代的光荣任务。

第一章 人体概述

✍ 引入案例

一枚小小的受精卵，经过母亲怀胎十月的辛苦孕育，终于成为一个新的生命呱呱坠地。生活在地球上的 70 多亿人类，虽然肤色、种族、年龄、地域、性别各异，但构成其身体的元素都来自于地球，有着极为相似的形态与结构。

❓ 问题　人的身体究竟是如何构成的？人体这部复杂而精密的仪器是怎样来适应不断变化的环境呢？让我们一起走进第一章，了解人体的奥秘。

≡ 本章知识结构

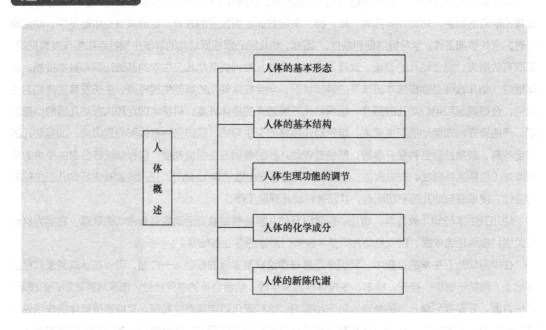

```
                    ┌─── 人体的基本形态
                    │
                    ├─── 人体的基本结构
        人          │
        体 ─────────┼─── 人体生理功能的调节
        概          │
        述          ├─── 人体的化学成分
                    │
                    └─── 人体的新陈代谢
```

🍃 一、人体的基本形态

人体可分为头、颈、躯干和四肢几个部分（见图 1-1）。头颅分为脑颅和面颅，脑位于颅腔。颈部为头和躯干的连接部分，较短而运动灵活。躯干前后径小于左右径，适于直立。躯干前面可分为胸、腹两部分；后面可分为背、腰、骶三部分。躯干内部的体腔以膈肌为界，分为胸腔和腹腔，分别容纳胸、腹腔脏器。四肢分为上、下肢，具有灵活的关节。上肢由肩、上臂、肘、前臂、手几部分组成，下肢由髋、大腿、膝、小腿、足几部分组成。

知识拓展

人体体型有哪些

因遗传、发育状况及环境等因素的不同，人有高矮、胖瘦之分。其内部器官的形态与位置也有一定的差异。一般可将人分为三种体型：瘦长型、矮胖型、适中型。瘦长型身体细长，肋骨倾斜度大，胸围大于腹围，肌肉较纤细，心窄而长，胃长而下垂；矮胖型颈短而粗，肋骨位置趋于水平，下肢较短，肌肉粗壮，心宽而趋于水平位，胃短而横列于腹上部；适中型情况居于上述二者之间。

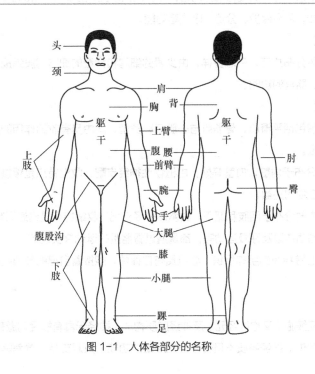

图 1-1　人体各部分的名称

思考与讨论

幼儿的身体形态与成人有哪些区别？产生这些区别的原因是什么？

二、人体的基本结构

（一）细胞

人体中无论是坚硬的骨，还是柔软的脑以及其他内脏器官，都是由细胞构成的。

细胞是人体结构的基本单位，也是进行生理活动的功能单位。细胞由细胞膜、细胞质、细胞核组成。人体细胞大小不一、种类繁多、形态多样，有圆形、扁形、树状等。不同形态的细胞功能也各不相同，如树状的神经细胞能产生并传导兴奋，纤维状的肌细胞具有收缩功能。

存在于人体细胞与细胞之间的物质称为细胞间质。细胞间质是细胞之间的联系物质，也是维持细胞生命活动的重要环境。

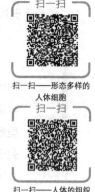

扫一扫——形态多样的
人体细胞

扫一扫——人体的组织

（二）组织

许多形态和功能相似的细胞和细胞间质结合起来，构成人体的组织。根据组织的形态和功能不同，可以分为上皮组织、结缔组织、肌肉组织和神经组织（见表1-1）。

1. 上皮组织

上皮组织覆盖于人体外表面或衬在体内各种管腔的内表面，由排列紧密的上皮细胞和少量细胞间质组成，具有保护、分泌、吸收等功能。

2. 结缔组织

结缔组织在人体分布广泛，形态多样，由少量的细胞和大量的细胞间质组成，具有连接、支持、保护和营养各种组织、器官的功能。

3. 肌肉组织

人体的肌肉组织包括平滑肌、骨骼肌与心肌三种类型，均由具有收缩作用的肌细胞构成，其共同特点是能够收缩和舒张。

（1）平滑肌：分布于内脏、血管等处，由植物性神经支配，收缩特点是缓慢而持久，具有很大伸展力，以适应脏器内容物的充盈。

（2）骨骼肌：主要分布于四肢和躯干，由躯体神经支配，收缩特点是迅速而有力，机体的姿势维持、空间的移动、复杂的动作以及呼吸运动等，都是通过骨骼肌的运动来实现的。

（3）心肌：是心脏特有的肌肉组织。心肌具有自律性，能按着自己的节律收缩，也接受植物性神经的调节。

4. 神经组织

神经组织由神经细胞（又称神经元）及神经胶质构成。神经元具有接受刺激和传导神经冲动的功能，为神经组织的基本单位。神经胶质不具传导神经冲动的功能，只起支持、营养等作用（详见第二章第一节神经系统）。

表1-1 人体组织的特点、分布及功能

组织名称		特点及分布	主要功能
上皮组织		细胞排列紧密，细胞间质少；主要分布在体表和体内各种管腔壁的内表面；构成腺体	保护、分泌、吸收
结缔组织		细胞间隙大，细胞间质较多；分布广泛	连结、支持、保护、营养
肌肉组织	骨骼肌	附着在骨骼上	收缩、舒张
	平滑肌	分布在胃、肠等器官的管壁里	
	心肌	分布在心脏的壁里	
神经组织		主要分布在神经系统	接受刺激，产生、传导兴奋

（三）器官

不同组织经发育分化并相互结合构成器官，执行一定的生理功能，如心、肺、肝、脾、胃等器官（见

图 1-2)。在人体内，每个器官都有一定的位置，具有一定的形态、结构和功能。

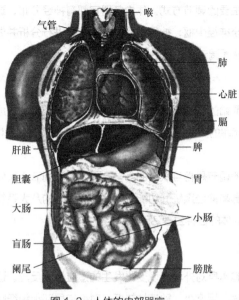

喉
气管
肺
心脏
膈
肝脏
脾
胆囊
胃
大肠
小肠
盲肠
阑尾
膀胱

图 1-2　人体的内部器官

（四）系统

系统由能够共同完成一种或几种生理功能的多个器官构成。如口腔、咽、食管、胃、小肠、大肠、肛门以及肝、胆、胰等一系列器官联合起来，共同完成食物的消化、吸收等功能，组成了消化系统。人体可分为八大系统，其主要功能如表 1-2 所示。

表 1-2　人体系统的主要功能

系统名称	主要功能
运动系统	运动、支持、保护
循环系统	运输体内物质
呼吸系统	吸入氧气，呼出二氧化碳
消化系统	消化食物、吸收营养
泌尿系统	泌尿、排尿
神经系统	调节人体的生理活动
内分泌系统	分泌激素，调节人体生理活动
生殖系统	生殖

 ## 三、人体生理功能的调节

人体各器官系统都具有特定的生理功能。当机体处于不同的生理状态或外界环境发生改变时，体内一些组织器官的功能活动会相应地改变，使机体适应各种变化，这个过程称为生理功能的调节。人体生理活动的调节主要有三种方式：神经调节、体液调节和自身调节。

（一）神经调节

神经调节为人体内最主要的调节方式。体内各器官都有神经分布，这些神经可把人体内或外界环境的变化转变为神经冲动传至神经中枢；神经中枢对传入信号进行分析并做出反应，再将神经冲动通过神经传至相应的效应器官，从而调节其生理活动。

（二）体液调节

体液调节是一种比较原始的调节方式，主要指体内的一些细胞能生成并分泌某些化学物质（如内分泌腺所分泌的激素、新陈代谢的产物二氧化碳等），经由体液运输到达机体的组织器官，从而促进或抑制组织或器官发生机能变化。

在体内，神经和体液的调节是相互联系的。一方面，体液调节（如内分泌腺）受神经调节的控制；另一方面，体液调节也可影响神经系统的功能。因此，人体内的八大系统分工合作，密切配合，在神经—体液的共同调节下完成人体的各种生理活动。

（三）自身调节

自身调节是指组织细胞本身对外界环境变化发生的适应性的反应。这种反应并不依赖于神经或体液的作用。自身调节范围局限、幅度小、敏感性较低，对维持局部组织细胞功能的稳定具有一定意义。例如，血管平滑肌在受到牵拉刺激时，会发生收缩反应；又如血液中碘的浓度在发生改变的情况下，甲状腺自身有调节对碘的摄取以及合成和释放甲状腺激素的能力。

神经调节和体液调节的特点如表 1-3 所示。

表 1-3　神经调节和体液调节的特点

	神经调节	体液调节
作用途径	反射弧	体液运输
作用范围	准确、较局限	较广泛
反应速度	较迅速	较缓慢
作用时间	短暂	较长

四、人体的化学成分

人体细胞之所以能够进行一切生命活动，与其中的化学元素密切相关。这些化学成分是细胞结构和生命活动的物质基础。构成人体的化学元素共有 60 多种，而含量较多且生理功能比较明确的有 20 多种。其中氢(H)、碳(C)、氧(O)、氮(N)四种元素在体内含量最高，共占总量的 96%。还有含量较少的钙（Ca）、铁(Fe)、锌(Zn)、钾（K）、钠（Na）、镁（Mg）、氯（Cl）、磷（P）、硫（S）等以及含量极低的微量元素，如碘(I)、钴(Co)、铜(Cu)、铬(Cr)、氟(F)、锰(Mn)、钼(Mo)、硒(Se)、硅(Si)等。人体内所有的元素都来自于自然界。

扫一扫

扫一扫——人体数字之谜

你不知道的铅中毒

铅及其化合物广泛存在于自然界。铅对人体许多器官和组织都具有不同程度的损害，对造血系统、神经系统、消化系统的损害尤为明显。吸收入血的铅大部分与红细胞结合，随后逐渐以磷酸铅盐的形式沉积于骨骼。在肝、肾、脑等组织也有一定分布并产生毒性作用。体内的铅主要经尿和粪排出，但其半衰期较长，故可长期在体内蓄积。铅中毒在临床上主要表现为贫血、神经衰弱和消化系统症状，如面色苍白、乏力、失眠、注意力不集中、腹痛、腹泻、便秘等，严重者可致铅中毒性脑病。幼儿对铅较成人更敏感，过量摄入铅可影响其生长发育，导致智力低下。

生活中的铅污染主要来源于以下途径：（1）食品。如用传统方法制作爆米花时，炉子内衬材料为铅锡合金，在高温加压的条件下，铅可迁移至爆米花中。此外，膨化食品加工过程使用的材料、烧烤制作中使用的自行车辐条、松花蛋制作中使用的氧化铅等都是造成食品中铅污染的重要原因。（2）餐具。如彩绘盘子、不锈钢餐具等。（3）化妆品。如口红。（4）儿童玩具。可能使用不合格的塑料、燃料等。（5）其他。如香烟、汽车尾气排放等。值得注意的是，咬铅笔和长期接触报纸并不会导致铅中毒。

预防铅中毒应从以下几个方面着手：（1）健康教育。了解铅中毒的危害及预防措施。（2）行为干预。养成良好的卫生习惯，如勤洗手、不吸烟、减少食用铅污染概率较高的食品等。（3）营养干预。积极预防铁缺乏、钙缺乏。

🌿 五、人体的新陈代谢

人体是生物进化的最高形式。任何一个生物体都具有新陈代谢、应激性、调节、生长发育和种族延续等基本生理特征。其中新陈代谢是产生其他基本生理特征的基础。

新陈代谢一般是指生物体与周围环境进行物质交换和自我更新的过程。新陈代谢包括同化作用和异化作用两个方面。同化作用是指人体不断从外界摄取各种物质，将其变成自身的一部分，并且储存能量的过程。与此同时，构成身体一部分的物质不断氧化分解，释放能量以供人体各种生理活动所需，并把分解的废物排出体外，这一过程叫异化作用。一般地说，物质分解时伴随着能量释放，物质合成时要吸收能量，而物质合成时所吸收的能量，正是物质分解时所释放出来的。

思考与讨论

为什么人在发热时会食欲不振？发热时饮食应注意什么？

人体内进行的新陈代谢过程极其复杂。据统计，人体细胞内每分钟大约发生几百万次化学反应。这么多反应在人体内能够迅速顺利地进行，是由于一种叫酶的生物催化剂在起作用。酶是生物体产生的具有催化能力的蛋白质。人体内有近千种酶，它的主要特点是高度的专一性，即一种酶只能催化某一种或某一类化学反应。如消化液中的淀粉酶，只能催化淀粉的分解反应，而不能催化蛋白质或脂类的分解反应。人体内如果缺乏酶或者酶分泌不足，就会发生代谢紊乱，从而引起疾病。

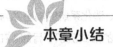

本章小结

　　人体可分为头、颈、躯干、四肢四个部分。人体结构最基本的单位是细胞；形态和功能相似的细胞构成组织；不同组织分化结合为器官；能够共同完成一定生理功能的多个器官构成了系统。人体可通过三种方式对器官和系统的生理功能进行调节，并通过新陈代谢过程不断地与外界环境进行物质和能量交换，完成各种生理活动及自我更新。

● 本章思考与实训 ●

一、思考题

1. 人体结构的基本单位是（　　　）。
2. 根据组织形态和功能的不同，人体组织可以分为（　　　）、（　　　）、（　　　）、（　　　）。
3. 肌肉组织的共同特点是（　　　）。
4. 神经组织的基本单位是（　　　）。
5. 器官和系统二者的联系和区别分别是什么？
6. 什么是神经调节？神经调节有哪些特点？
7. 什么是新陈代谢？请通过日常生活中的常见事例说明。

二、章节实训

　　请选择一个班级（中班），通过恰当的形式如游戏或健康教育课等，教会幼儿认识身体的主要部分和常见器官。

第二章 幼儿的解剖生理特点及保育要点

李老师是幼儿园大班的教师，一天宝宝小朋友觉得自己的"小门牙"摇动，既有点害怕又有点好奇，跑过来问老师。李老师告诉他，你长大了，要换牙了，并通知家长带孩子到医院处理。

人的一生有两组牙齿，即乳牙和恒牙，在幼儿6岁左右开始换牙。换牙的过程中成人要注意保护幼儿的牙齿。

人体是由八大系统组成的，刚刚出生的新生儿也是如此。然而从新生儿到幼儿期再到成人，每一个阶段，人的八大系统差异很大，无论从外在的体态还是到内在的各器官，每个阶段都有不同的特征、有不同的功能。例如，幼儿的脑重量没有达到成人量，所以幼儿的学习方式和成人不一样，幼儿的骨骼成分和成人相比，有机物相对多，幼儿的骨骼就容易变形。因此，作为幼教工作者必须掌握幼儿的这些解剖生理特点，以便采用更好的教育措施促进幼儿的身心健康成长。

问题 幼儿的身体各器官和成人相比有什么不一样？针对这些不一样，幼儿教师应该为幼儿做些什么？要回答这些问题，让我们进入本章的学习。

⟨ 本章知识结构

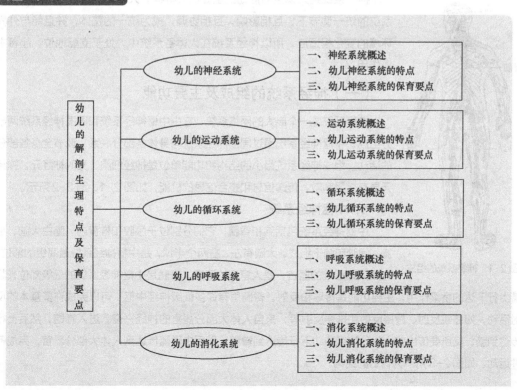

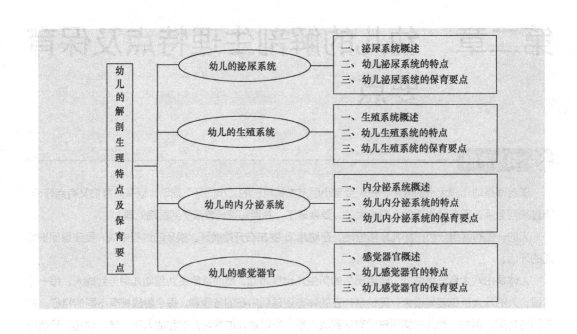

第一节 幼儿的神经系统

一、神经系统概述

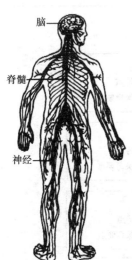

图 2-1 神经系统的组成

神经系统是人体生命活动的主要调节机构。人体各器官、各系统在神经系统的统一调节下，互相影响，互相协调，成为统一的整体，并且能与外界环境的变化相适应，所以神经系统在人体各系统中，处于支配地位，起着主导作用。

（一）神经系统的组成及主要功能

神经系统是一个庞大的网络系统，它由中枢神经系统和周围神经系统两部分组成。中枢神经系统通过周围神经系统与身体各部分联系，调节全身各部分的活动。组成神经系统最小的结构和功能单位是神经细胞，又叫神经元。神经元具有接受刺激、传递信息和整合信息的机能，如图 2-1、图 2-2 所示。

1. 中枢神经系统

中枢神经系统包括脑和脊髓，它们分别位于颅腔和椎管内。脑由大脑、小脑、间脑和脑干组成。大脑有左、右两个半球，是中枢神经系统最高级的部位，它是人体思维的器官，是人意识的源泉。脊髓是中枢神经系统的低级部位，起着上行下达的桥梁作用，主要功能是传导和反射。脊髓里有许多低级神经中枢，可以完成许多基本的反射活动，如膝跳反射、握持反射和排便反射等；来自人体大部分器官的神经兴奋，进入脊髓，然后上行传达到脑；脑所要传出的大部分神经冲动下行传达到脊髓，然后由脊髓传达到人体大部分器官，完成各种运动。如图 2-3 所示为脊髓的结构。

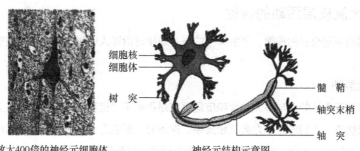

放大400倍的神经元细胞体　　　神经元结构示意图

图 2-2　神经细胞结构

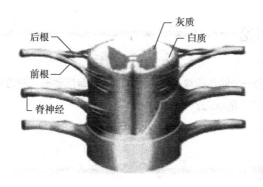

图 2-3　脊髓的结构

知识拓展

大脑皮层机能定位

　　大脑由左、右两半球构成，大脑表面覆盖着由灰质构成的大脑皮层，大脑皮层神经元细胞体的总数为 140 亿左右。根据大脑皮层各部位在主要生理机能上的差异，可将其分为许多机能区，称为大脑皮层机能定位，或称中枢。某个机能区称为某种反射的中枢。比较重要的中枢有以下几个：运动中枢、躯体感觉中枢 、听觉中枢 、视觉中枢 、语言中枢等。

2. 周围神经系统

　　周围神经系统包括脑神经、脊神经、植物性神经。周围神经的一端同脑和脊髓相连，另一端通过各种末梢装置与身体其他器官、系统相联系。

　　（1）脑神经：脑神经共 12 对，从脑发出，主要分布在头、面部各器官，其中迷走神经分布在胸、腹腔的内脏器官。

　　（2）脊神经：脊髓发出的脊神经由脊椎骨两侧的椎间孔传出，脊神经共 31 对，分布于躯干和四肢，调节躯干和四肢的活动。

　　（3）植物性神经：由脑和脊髓发出，分布在内脏器官和腺体上，支配内脏器官和腺体活动。其主要功能是在中枢神经的控制下，调节机体的呼吸、循环、分泌、排泄、生长和生殖等机能活动，并影响全身组织的新陈代谢。

（二）大脑皮层活动的特性

大脑皮层的活动有它的规律，了解其中的一些规律对指导人们科学用脑、开发智力、提高做事效率有很大的帮助。

1. 优势原则

人们学习和工作的效率与有关的大脑皮层区域是否处于"优势兴奋"状态有关。若有关的大脑皮层区域处于兴奋状态，人们的注意力会比较集中，理解力、创造力也会大大增强，思维非常活跃，从而提高学习或工作的效率。否则，效果不理想。兴趣能促使"优势兴奋"状态的形成，人们对感兴趣的事物，往往表现为特别专注，对其他出现的无关刺激则可"视而不见""听而不闻"。

思考与讨论

作为一个幼儿园教师在组织幼儿的教育活动时，应怎样做才能使大脑皮层处于"优势兴奋"的状态？

知识拓展

大脑左右半球的分工

人们的活动效果不仅受到皮层区域"优势兴奋"状态的影响，还与大脑"优势半球"的发育状况有关。大量实验证明，大脑两半球的功能不同并各具特点。左半球具有显意识功能，主要通过语言和逻辑来表达内心世界，负责理解文学语言以及数学计算。右半球具有潜意识功能，主要通过情感和形象来表达内心世界，负责鉴赏绘画、欣赏音乐、欣赏自然风光，凭直觉观察事物，把握整体等。如很小的孩子能在一群人中辨认出一张脸，这就是右脑的功能。一个人是擅长数理逻辑还是喜欢琴棋书画，这从一定意义上反应了大脑两半球的发育优势。了解自身半球的发育优势会取得事半功倍的效果。

想一想

艺术家和数学家的大脑左右半球可能有什么不同？结合自己的生活经验，说说幼儿的大脑哪个半球优先发育？怎样才能帮助幼儿开发大脑？

2. 镶嵌式活动原则

大脑皮层有着十分细致的分工，当人在从事某一项活动时，只有相应区域的大脑皮质在工作（兴奋过程），与这项活动无关的区域则处于休息状态（抑制过程）。随着工作性质的转换，工作区与休息区不断轮换，好比镶嵌在一块板上的许多小灯泡，忽闪、忽灭，闪闪发光。这种"镶嵌式活动"方式，使大脑皮质的神经细胞能有劳有逸，以逸待劳，维持高效率。

思考与讨论

为什么学习要劳逸结合？

3. 动力定型

在日常生活中，一个人比较稳定地从事某一活动，若一系列的刺激总是按照一定的时间、顺序，先后出现，重复多次后，这种顺序和时间就在大脑皮层上"固定"下来，每到一定时间大脑就自然地重现这一系列的活动，并提前做好准备，这种大脑皮层活动的特性就叫动力定型。人们在生活中养成的习惯、技能以及生活方式等，在生理机制上都是动力定型的建立。例如，人体"生物钟"的形成就是动力定型的形成。

动力定型形成后可以大大节省人们脑力和体力的消耗，减轻学习和工作的负担而提高功效。

想一想

作为一名幼儿园教师为什么要帮助幼儿养成良好的习惯？

4. 睡眠

睡眠是大脑皮层的抑制过程。有规律的、充足的睡眠是生理上的需要。睡眠可以消除疲劳，使精力和体力得到休息和恢复。

（三）神经系统的基本活动方式

神经系统的基本活动方式是反射。反射是指在中枢神经参与下，机体对刺激做出的反应。反射分为非条件反射和条件反射。非条件反射是生来就具备的本能，是较低级的神经活动。例如，食物进入口腔就会反射性地引起唾液的分泌。条件反射是后天获得的，它建立在非条件反射的基础上，是一种高级神经活动。条件反射的建立提高了人体适应环境的能力，如"望梅止渴"，看见杨梅口腔中就流唾液。

 ## 二、幼儿神经系统的特点

幼儿神经系统的发育正处于迅速时期，尤其是大脑皮层的发育十分迅速，这为幼儿尽快适应环境，接受早期教育，做好了充分的准备。

（一）脑量迅速增长

妊娠 3 个月时，胎儿的神经系统已基本成型。出生前半年至生后第一年是脑细胞数目增长的重要阶段。一岁以后虽然脑细胞的数目不再增加，但是细胞的体积会增大，逐渐形成复杂的网络，脑重量也迅速增长。这就为幼儿智力的发展提供了生理基础。

知识拓展

表2-1 不同年龄脑量的变化

年龄	新生儿	6个月	1岁	3岁	6岁	成人
脑量（g）	350	600	900	1000	1200	1450

由表2-1可以看出，儿童从出生到6岁，脑重量的变化非常快，说明幼儿神经系统发展迅速。

想一想

"儿童的入学年龄为6岁"，能结合神经系统的特点说明理由吗？

（二）中枢神经系统的发育顺序为先皮下，后皮层

新生儿出生时，脊髓和延髓的发育已基本成熟，所以功能较完善，这就保证了呼吸、消化、血液循环和排泄器官的正常活动。

新生儿的小脑发育很差，这是婴儿早期肌肉活动不协调的重要原因。1岁时左右小脑的发育迅速，此时的孩子动作发展很快，已学会了许多基本动作。3岁时小脑的发育基本和成人相同，肌肉活动的协调性大大增强。因此，幼儿的生活基本能够自理，这是孩子3岁可以进入幼儿园过集体生活的生理基础之一。

大脑皮层的发育随年龄的增长而发育成熟。出生时已具有了与成人相似的六层结构，但皮层的沟和回较成人浅，神经细胞体积小，神经纤维短、分支少，因此对外来刺激不能迅速而精确地进行传导和分化。3岁左右大脑皮层细胞体积不断增大，8岁时大脑皮层的发育基本接近成人。

（三）高级神经活动的抑制过程不够完善

幼儿高级神经活动的特点是：抑制过程不够完善，兴奋过程强于抑制过程。日常表现为：幼儿容易激动，好动不好静，注意力不容易集中，容易随新鲜刺激而转移。因此在幼儿园组织教育教学活动时应尽量避免无关刺激的干扰。

（四）需要较长时间的睡眠

幼儿神经系统的发育尚未成熟，需要较长的睡眠时间进行休整，除了保证足够的睡眠时间，还要注意睡眠的质量。

（五）脑细胞的耗氧量大

神经系统的耗氧量较其他系统高。在神经系统中，脑的耗氧量最高，幼儿脑的耗氧量约为全身耗氧量的50%，而成人则为20%。幼儿脑组织对缺氧十分敏感，对缺氧的耐受力也较差。充足的氧气是维持

幼儿脑细胞正常活动的基本条件。

 ## 三、幼儿神经系统的保育要点

针对幼儿神经系统的发育特点采取合理的措施，对保护和促进幼儿神经系统的正常发育以及保证其健康成长有着十分的重要性。

（一）遵循大脑皮层活动的规律科学用脑

脑是人体的司令部，各项活动都离不开脑的调控，所以科学用脑不仅可以提高幼儿各项活动的效率，更能保护和促进幼儿脑的发育、成熟，开发智力的潜能，培养良好的习惯。

科学用脑的具体做法：首先，利用"优势原则"，让幼儿兴趣昂然地投入其所从事的活动中；其次利用"镶嵌式活动原则"，恰当安排幼儿各项活动的时间、内容和方式，使幼儿轻松的活动；再次根据"动力定型"妥善安排幼儿一日生活中的各环节，使其建立起良好的生活节奏，保持良好的情绪。

思考与讨论

举例说明作为一名幼儿教师应如何帮助幼儿科学用脑。

（二）保证充足的睡眠

充足的睡眠不仅能使神经系统、感觉器官和肌肉得到充分的休息，同时，睡眠时脑组织能量消耗减少，而且脑垂体分泌的生长素也在睡眠时分泌较多，可以促进机体生长。幼儿是生长发育的重要时期，因此要养成幼儿按时睡眠的习惯，并保证睡眠的时间和质量。

（三）保持室内空气新鲜

幼儿对缺氧的耐受力不如成人，如果居室空气污浊，脑细胞受害首当其冲。所以幼儿用房一定要定时通风，保证幼儿脑力活动对氧的需要。

（四）提供合理的营养

营养是脑进行生理活动和生长发育的物质基础，所以要保证幼儿合理膳食，饮食中要供给丰富的优质蛋白质、磷脂、维生素和无机盐等营养物质。

（五）积极开展体育锻炼

适当的体育锻炼可以加强神经系统的调控能力，使大脑皮层的活动更迅速、更准确、更灵活。在从事各项锻炼活动时，各器官系统的生理活动密切配合，以适应机体的需要，这样就促进神经系统进一步完善，加强了对机体调节控制的能力。

第二节 幼儿的运动系统

一、运动系统概述

运动系统由骨骼和骨骼肌组成。它构成人体的基本轮廓，并能支持体重，保护人体内脏器官（如脑、心、肺、肝、脾等）。骨和骨连结组成人体的支架，称为骨骼，运动时起杠杆的作用。肌肉附着在关节两端的骨面上，在神经系统的支配下，当肌肉收缩时，牵动骨骼产生各种运动。

扫一扫——骨膜的功能

人体的骨骼由 206 块骨与骨连结组成，具有构成人体支架、支持体重、保护内脏器官和造血等功能，如图 2-4 所示。骨的形态不一，可分为长骨、短骨、扁骨、不规则骨。长骨主要分布于四肢，起支持和杠杆作用，如股骨、肱骨等；短骨多分布于既能承受压力又能活动的部位，如腕骨和跗骨；扁骨主要构成腔壁，对腔内器官起保护作用，如颅骨、肋骨；不规则骨的形状不规则，如脊椎骨。

扫一扫——骨的成分和
物理性质

骨由骨膜、骨质和骨髓构成，有丰富的血管和神经，活体内的每一块骨都是一个活器官。骨是由有机物和无机盐构成。有机物使骨具有韧性和弹性，无机盐使骨变硬变脆。有机物和无机盐结合起来能使骨既坚硬而又有一定的弹性，能很好地承担支持、保护和运动的机能。

颅骨

躯干骨

上肢骨

下肢骨

图 2-4 人体骨骼

骨骼肌是运动系统的动力部分，在神经系统的支配下，能随着人的意愿而收缩，所以骨骼肌又称随意肌，如图 2-5 所示。

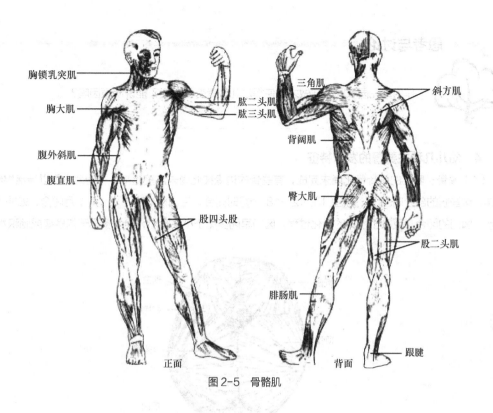

胸锁乳突肌

胸大肌

腹外斜肌

腹直肌

股四头股

肱二头肌
肱三头肌

三角肌

斜方肌

背阔肌

臀大肌

股二头肌

腓肠肌

跟腱

正面　　　　　　　背面

图2-5　骨骼肌

二、幼儿运动系统的特点

（一）幼儿骨骼的特点

1. 骨膜比较厚

幼儿的骨膜比成人厚，血管较丰富，这对骨的生长及再生有重要作用。当幼儿骨受损伤时，因其血液供应丰富，新陈代谢旺盛，愈合较成人快。

想一想

幼儿骨折以后为什么容易恢复？

2. 全是红骨髓

骨的中央是骨髓腔，骨髓填充在长骨的骨髓腔和骨松质的空隙里。胎儿和幼儿时期的骨髓全是红色的，有造血功能。5～7岁时，骨髓腔中脂肪组织逐渐增多；至成年时，红骨髓变成黄色，失去造血功能。但在大量失血和贫血时，黄骨髓又可以暂时恢复造血功能。长骨两端、短骨和扁骨的骨松质内，终生保持着具有造血功能的红骨髓。

3. 有机物多、无机盐少，骨化未完成

幼儿骨含有机物比成人多，无机盐比成人少，所以骨比较软，弹性大，可塑性强，受压后容易变形。当其发生骨折时，常会出现折而不断的现象，称为"青枝骨折"。

作为幼儿园教师怎样做才能使得幼儿的骨变得坚硬？能说明原因吗？

4. 幼儿几种主要骨的发育特征

（1）颅骨：乳儿的颅骨骨化尚未完成，有些骨的边缘彼此尚未连接起来，有些地方仅以结缔组织膜相连，这些膜的部分叫囟门。前囟门在 12～18 个月时闭合，后囟门最晚在 2～4 个月闭合，如图 2-6 所示。囟门的闭合，反映了颅骨的骨化过程。囟门早闭多见于小头畸形；晚闭多见于佝偻病或脑积水。

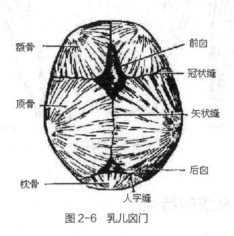

图 2-6　乳儿囟门

囟门过早和过晚闭合见于什么情况

囟门闭合的早迟是衡量颅骨发育的主要内容。闭合过早或过迟均为生长发育异常的表现。中医把囟门突起称为囟填，囟门凹陷称为囟陷，囟门迟闭称为解颅。囟门晚闭多见于佝偻病、脑积水、呆小症及生长过速的婴儿。

婴幼儿头顶的囟门一般在 12～18 个月闭合，囟门的闭合是反映大脑发育情况的窗口。如果在 6 个月之前闭合，说明可能患小头畸形或脑发育不全，在 18 个月后仍未闭合就属于太晚了，可能有脑积水、佝偻病和呆小病；囟门隆起表示颅内压增高，表明可能得了脑膜炎、脑炎和维生素 A 中毒等；囟门凹陷则有可能是因为脱水和营养不良。如果囟门关闭得较早，但只要头围还在长，也不必着急。发现囟门关闭异常，应立即带孩子去医院做进一步检查。

（2）脊椎骨：成人脊柱有四个生理弯曲：颈曲、胸曲、腰曲、骶曲，如图 2-7 所示。这些弯曲与人类直立行走有关，可以起到缓冲震荡和平衡身体的作用。新生儿脊柱除骶骨有弯曲外，其他弯曲还没有出现。生后 3 个月，能抬头时形成颈曲，即颈部的脊柱向前凸；6 个月会坐时，出现胸曲，即胸部的脊柱后凸；1 岁开始行走时，出现腰曲，即腰部的脊柱前曲。但这时这三个弯曲还未完全固定，当婴儿卧床时就消失了。颈曲、胸曲在 7 岁时才固定下来，腰曲在性成熟期才完全被韧带固定。在 20～21 岁，脊椎的骨化才完成。

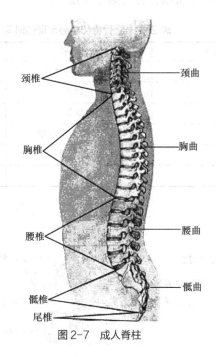

图 2-7　成人脊柱

幼儿脊柱的每根椎骨之间，软骨层特别发达，所以，当幼儿体位不正或身体长时间一侧紧张，都容易引起脊柱的侧弯变形。

思考与讨论

为什么幼儿的脊柱容易发生侧弯？生活中应该注意什么？

（3）腕骨：幼儿腕骨发育是逐渐进行的。新生儿的腕骨是由软骨组成的。6 个月后，逐渐出现骨化中心；10 岁左右，8 块腕骨的骨化中心才全部出现。所以可根据腕骨的多少判断骨骼发育的年龄，称骨龄。

（4）掌骨和指骨：掌骨和指骨在 9～11 岁时骨化完毕。所以幼儿腕部力量不足，运用手的精细动作时，时间不易过长。

（5）骨盆：正常骨盆是由髋骨、骶骨和尾骨共同围成的。幼儿的髋骨是由髂骨、坐骨和耻骨借软骨连接在一起的，一般在 19～25 岁软骨才完全骨化而形成一块完整的骨，如图 2-8 所示。

扫一扫

扫一扫——腕骨、指骨、掌骨

知识拓展

腕骨骨化中心出现的时间，如表 2-2 所示。

表 2-2　腕骨骨化中心出现的时间

年龄（岁）	腕骨名称	骨化中心出现总数
1	头状骨、钩状骨	2
3	三角骨	3
4	月状骨	4
5	大多角骨、舟状骨	6
6	小多角骨	7
10	豆状骨	8

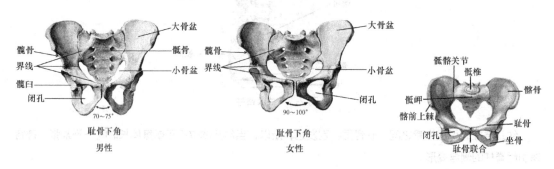

图 2-8　男女盆骨

（6）足弓：足骨的跖骨及其连结的韧带形成凸向上方的弓形，称足弓。足弓具有弹性作用，可以缓冲行走时对身体所产生的震荡，还可以保护足底的血管和神经免受压迫。维持足弓主要靠韧带的强度和足底肌肉的力量。幼儿过于肥胖，走路、站立时间过长、负重过度，都会引起足弓塌陷，形成扁平足。轻度扁平足感觉不明显，重者在跑跳或行走时，会出现足底麻木或疼痛，如图 2-9 所示。

想一想

幼儿肥胖或让幼儿走的及站立的时间过长对足弓会产生什么影响？

5. 关节的特点

幼儿的关节窝较浅，关节附近的韧带较松，肌肉纤维比较细长，所以关节的伸展性及活动范围比成人大，尤其是肩关节、脊柱和髋关节的灵活性与柔韧性显著地超过成人。但关节的牢固性较差；在外力作用下，如用力过猛、悬吊或不慎摔倒，较易引起脱臼，如图 2-10 所示。

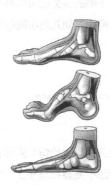

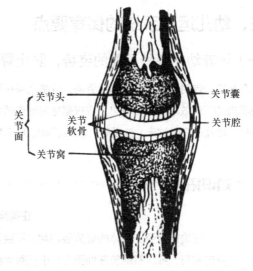

图 2-9　正常足、高跟弓与扁平足　　　　　　　　　图 2-10　关节结构

思考与讨论

幼儿的关节为什么容易脱臼？为此在工作中应该注意哪些问题？

（二）幼儿肌肉的特点

1. 肌肉收缩力差，容易疲劳

幼儿的肌肉柔嫩，肌纤维较细，间质组织相对较多，肌腱宽而短，肌肉中所含的水分较成人多，能量储备差。因此，幼儿的肌肉收缩力较差，容易疲劳。但是，由于新陈代谢旺盛，疲劳后肌肉机能的恢复也较快。

2. 大、小肌肉群的发育不同速

幼儿各肌肉群的发育是不平衡的。支配上下肢的大肌肉群发育较早，1岁左右会走，3岁时上下肢的活动更加协调，5岁时下肢肌肉发育较快，肌肉的力量和工作能力都有所提高。而小肌肉群如手指和腕部的肌肉群发育较晚，3～4岁还不能运用自如，往往不会很好地拿笔和筷子，5岁以后这些小肌肉才开始发育，能比较协调地做一些较精细的动作。随着年龄的增长和各项活动的锻炼，幼儿动作的速度、准确度及控制活动的能力，都会不断提高。

想一想

幼儿园的幼儿使用的学具中为什么不适合使用铅笔？

三、幼儿运动系统的保育要点

（一）培养幼儿各种正确的姿势，防止脊柱和胸廓畸形

幼儿在坐立、走时都应该有正确的姿势，以防止脊柱和胸廓畸形。正确的姿势还可以减少肌肉的疲劳，提高肌肉的工作效率。由此可见，应根据身高制作适合幼儿使用的桌椅，幼儿园不同的年龄班桌椅高度不一样，幼儿不宜睡软床、沙发等，以保证骨骼的正常发育。

知识拓展

正确坐姿

正确的坐姿：身体的姿势要自然，不要紧张；身体坐直；靠近椅背；胸部脊柱不要向前弯；脚自然地放在地面上；小腿跟大腿呈直角；胸部不要靠在桌子上；两肩要一样高。

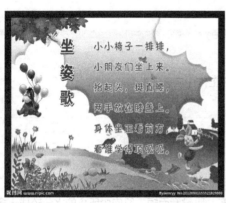

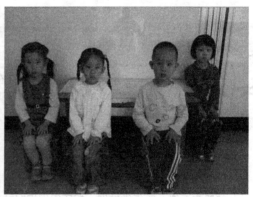

（二）合理组织户外活动和体育锻炼

经常到户外活动，接受空气的温度、湿度和气流的刺激，可增强机体的抵抗力。阳光中的红外线，能使人体血管扩张，促进新陈代谢；紫外线照射在人体皮肤上，可使皮肤内的 7-脱氢胆固醇转化成活性维生素 D，有利于预防佝偻病。

1. 全面发展动作

幼儿的动作正处于迅速的发生和发展阶段，在组织活动时要注意多样化，还应选择适宜的运动项目和运动量，来发展幼儿的动作。在活动中应让幼儿的两臂交替使用，上下肢均参与活动，避免经常单一地使用某些肌肉、骨骼，如让幼儿长时间站立等。幼儿园不宜开展拔河、长跑、长时间地踢球等剧烈运动。

思考与讨论

幼儿园为什么不宜开展拔河、长跑、长时间地踢球等剧烈运动？

2. 保证安全，防止伤害事故

要做好运动前的准备活动和运动后的整理运动。避免用猛力牵拉幼儿的手臂，防止脱臼和肌肉损伤。幼儿应避免从高处跳到硬的地面上，以免使组成髋骨的各骨移位，影响正常愈合，这样做甚至会对女孩成年后的生育造成不良影响。

（三）供给足够的营养

幼儿应多摄取含钙、磷、维生素 D、蛋白质等丰富的食品，如小虾皮、蛋黄、牛奶、鱼肝油、动物肝脏、豆制品等，以促进骨的钙化和肌肉的发育。

（四）衣服、鞋帽应宽松适度

幼儿不要穿戴过小过紧的衣服、鞋帽，以免影响骨骼、肌肉的发育。反之，过肥、过大、过长的衣服、鞋帽，不仅会造成活动不便，还会影响动作的发展。

第三节 幼儿的循环系统

在人体的生理活动中，各组织要不断地得到氧气和营养物质，同时又要把体内产生的二氧化碳和废物不断地排出体外，这个过程主要由循环系统完成。循环系统包括血液循环系统和淋巴系统。血液循环系统起主要的作用，由心脏和血管组成一个遍布全身的封闭式的管道系统，血液在这个封闭的管道系统里循环流动。淋巴循环是血液循环的辅助装置。

一、循环系统概述

（一）血液循环系统概述

1. 血液的成分及主要功能

血液由液体的血浆与悬浮于其中的血细胞组成，如图 2-11 所示。血细胞是血液的有形成分，包括红细胞、白细胞、血小板,不同的成分功能也不同。正常人血液总量约占体重的 7%～8%（见表 2-3）。

表 2-3　血液成分及主要功能

成分	主要功能
血浆	运输血细胞、营养物质和废物
红细胞	通过血红蛋白为机体运输氧气和二氧化碳
白细胞	具有吞噬和免疫的功能，有"人体卫士"的美称
血小板	止血和加速血凝

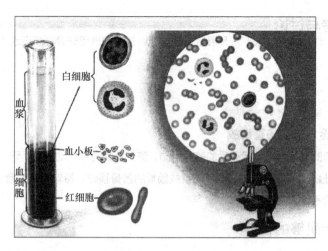

图 2-11 血液的成分

知识拓展

血红蛋白的特点

红细胞因含有血红蛋白而呈红色，血红蛋白的特点是：既能与氧气结合又能和二氧化碳结合，而且还能和一氧化碳结合。由于血红蛋白与一氧化碳的亲和力比与氧的亲和力约大 200 倍，空气中只要有少量的一氧化碳，体内就可能有较多的血红蛋白与之结合，这时能与氧结合的血红蛋白将减少，从而出现缺氧症状或窒息，例如煤气中毒的发生。

2. 心脏的结构和功能

心脏是人体的"生命之泵"。它通过自身节律性的活动——按自身特有的规律收缩、舒张，来实现血液在全身循环往复的流动。

心脏（见图2-12）位于胸腔内，两肺之间，膈肌上方；大小相当于自己的拳头；形状似桃，心尖朝向左前下方，心底朝上偏向右方，是血管出入处。

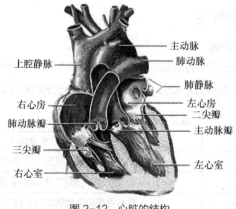

图 2-12 心脏的结构

心脏是一个中空的肌性器官。后上部为左心房、右心房，两者之间以房间隔分开；前下部为左心室、右心室，两者之间以室间隔分开。左房、室间有二尖瓣，右房、室间有三尖瓣。此外，主动脉、肺动脉与心室之间也有瓣膜。瓣膜的作用是阻止血液倒流。

3. 血管的分类及主要特点

血管遍布全身，除角膜、毛发、指（趾）甲等处外。根据血管内血流方向及其管壁结构的特点，将其分为动脉、静脉和毛细血管，它们分别有着不同的功能和特点，如表2-4所示。

表2-4　血管的功能及主要特点

分类	功能	主要特点
动脉	血液从心脏流向全身所经过的血管	管壁较厚，富有弹性，血流速度快
静脉	血液从身体各部流回心脏的血管	管壁较薄，弹性小，血流速度较慢
毛细血管	物质、气体交换的主要场所	其管壁极薄，血流速度极慢

4. 血液循环

人体内的血液借助于心脏节律性搏动，经动脉、毛细血管、静脉，最后返回心脏的循环过程，称总血液循环。根据路径不同，总血液循环又分为体循环和肺循环，如图2-13所示。

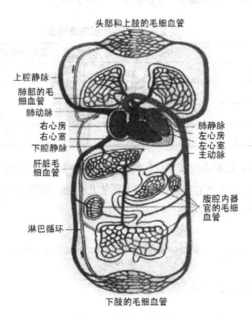

图2-13　循环系统

（二）淋巴系统概述

未被毛细血管所吸收的、可流动的少量组织液可以进入毛细淋巴管成为淋巴液，淋巴液在淋巴系统中运行称为淋巴循环。淋巴系统是由淋巴管、淋巴结、脾、扁桃体组成。

其主要功能是运输全身淋巴液入静脉。此外，淋巴结、扁桃体和脾还有生成淋巴细胞，清除体内微生物等有害物质和生成抗体等免疫作用。

> **知识拓展**
>
> **淋巴结的功能**
>
> 淋巴结为圆形或椭圆形结构，大小不一，存在于淋巴管经过的地方。其主要功能是产生淋巴细胞、抗体以及过滤淋巴液。淋巴细胞在淋巴结内成熟后，被淋巴液带入血液循环。当细菌、异物随淋巴液进入淋巴结时可被吞噬细胞吞噬，如果入侵细菌等数量大或毒性强时，可引起淋巴管炎，淋巴结炎。人体各处的淋巴结群，分别接受身体一定区域或一定器官的淋巴回流。某处淋巴结肿大，往往是由于它所属的区域或器官出现了一定的病变，如炎症等。因此，观察淋巴结肿大情况，可作为诊断疾病的参考。如颌骨下方的颌下淋巴结肿大，即表示口腔或鼻腔、面部有病变。

二、幼儿循环系统的特点

（一）幼儿血液循环系统的特点

1. 幼儿血液的特点

（1）血量相对比成人多，年龄越小，比例越大（见表2-5）。

表2-5　不同年龄的血液量

年龄	血量与体重的百分比（%）
新生儿	15
1岁	11
14岁	9
成人	7~8

（2）血浆含水分较多，含凝血物质较少。幼儿血液中血浆含水分较多，含凝血物质如纤维蛋白原和无机盐类较少，因此，幼儿出血时血液凝固较慢。新生儿出血，需要 8~10 分钟凝固；幼儿需要 4~6 分钟凝固；成人仅需要 3~4 分钟凝固。

> **想一想**
>
> 幼儿为什么出血凝固的较慢？

（3）白细胞中中性粒细胞比例较小，机体抵抗力相对较差，如表2-6所示。

表2-6　不同年龄中性粒细胞与淋巴细胞的百分比

年龄	中性粒细胞%	淋巴细胞%
新生儿	65	30
1~2岁	35	60

续表

年龄	中性粒细胞%	淋巴细胞%
4~6岁	50	50
成人	50~70	20~40

思考与讨论

表 2-6 中反映幼儿白细胞中中性粒细胞的数目有何变化特点? 这一特点对幼儿的身体产生什么影响?为什么?

知识拓展

白细胞的分类及主要功能

白细胞分五种:中性粒细胞、淋巴细胞、单核细胞以及嗜酸性粒细胞、嗜碱性粒细胞。中性粒细胞和单核细胞具有吞噬作用,能吞噬侵入体内的微生物和人体本身坏死、衰老和受损的细胞,嗜酸性粒细胞和嗜碱性粒细胞的功能尚不十分清楚,淋巴细胞具有免疫功能。

2. 幼儿心脏的特点

(1)心脏相对大于成人。新生儿心脏约占体重的 0.8%,成人为 0.5%。初生时,心脏约重 20~25克。1岁时心脏重60~75克,为出生时的 2~3 倍。5 岁时为出生时的 4 倍。9 岁时为 6 倍。青春期达到成人水平。

(2)心输出量较少。小儿心肌纤维细,弹性纤维少,所以,小儿的心室壁较薄,心脏的收缩力差,每搏输出量少,负荷力较差。幼儿不宜做时间较长或剧烈的活动。六七岁后,弹性纤维开始分布到心肌壁,增加了心脏的收缩功能和心脏的弹性。

(3)心率快。幼儿的心率较快。由于幼儿新陈代谢旺盛,需要更多的血液供给养料,而心脏的每搏输出量(心室每收缩一次射出的血液量)有限,因此只有增加心脏搏动的次数,才能补偿不足;同时幼儿的迷走神经兴奋性低,容易发生心跳加速。幼儿的心率随年龄的增长而逐渐减慢,如表 2-7 所示。

表 2-7 不同年龄的心率

年龄	新生儿	1~2岁	3~4岁	5~6岁	7~8岁	成人
平均心率 (次/分)	140	110	105	95	85	72

幼儿的心率极不稳定,易受各种内外因素的影响(如进食、运动、哭闹、发热等),因此,应在幼儿安静时测量。凡是脉搏显著增快,睡眠时不减慢者,应怀疑有器质性心脏病。

3. 幼儿血管的特点

(1)管径粗,毛细血管丰富。幼儿血管内径相对地较成人宽,毛细血管非常丰富,因此血流量大,供给身体各部分的营养物质和氧气充足，有利于幼儿的生长发育的需要。

（2）血管比成人短。幼儿的血管比成人短，血液在体内循环一周所需的时间短，如 3 岁为 15 秒，14 岁为 18 秒，成人为 22 秒。供血充足，有利于机体的新陈代谢。

（3）血压低。幼儿的年龄越小，血压越低，这与其心脏收缩力较弱，心输出量较少，动脉管径较大等有关。幼儿血压一般为 86～98/58～63 毫米汞柱。

（二）幼儿淋巴系统的特点

幼儿淋巴结尚未发育成熟，因此屏障作用较差，感染易于扩散，局部轻微感染就可使淋巴结发炎、肿大、甚至化脓。幼儿经常患的扁桃体炎、口腔炎、龋齿、中耳炎、头皮疖肿等疾病均可引起颈部淋巴结肿大。到十二三岁时，淋巴结才发育完善。

三、幼儿循环系统的保育要点

（一）防治贫血

幼儿正处在生长发育时期，要供给充足的营养，多进食含铁和蛋白质丰富的食物，如瘦肉、黄豆、芝麻酱、猪肝等，有利于血红蛋白的合成，可预防缺铁性贫血。维生素 B_{12} 和叶酸虽然不是直接的造血原料，但由于它们与红细胞的发育成熟有关，因而，也应该为幼儿提供含维生素 B_{12} 和叶酸丰富的食物，如奶、鱼、绿叶蔬菜等。

想一想

为什么要给幼儿提供含铁和蛋白质丰富的食物？

（二）服装宽松适度

过紧的服装、鞋帽影响幼儿的血液循环速度，不能使幼儿及时地从外界得到氧气，也不能及时把体内产生的二氧化碳排出体外。因此幼儿的服装、鞋帽要宽大舒适，有利于血液的循环。但也不要过于宽松，那样会影响幼儿的活动。

想一想

服装宽松适度对幼儿的循环系统有什么好处？

（三）一日活动要做到动静交替、劳逸结合

安排幼儿一日活动时，要注意劳逸结合、动静交替，避免长时间的精神紧张和剧烈运动，因此，要保证幼儿充足的睡眠时间，减轻心脏负担，因为长时间剧烈运，幼儿心脏跳动的速度加快。

（四）科学组织体育锻炼和户外活动

经常组织幼儿进行户外活动和体育锻炼，可使幼儿的心肌粗壮结实，提高心脏的工作能力和血管壁的收缩力，促进循环系统的发育。但如果组织不当，会适得其反。

思考与讨论

科学组织幼儿体育锻炼和户外活动，对幼儿的循环系统有哪些好处？

在组织幼儿活动和锻炼时要注意以下几点。

1. 活动量要适当

不要让幼儿过度疲劳而影响健康；也不要因活动量不足而达不到锻炼的目的。

知识拓展

通常如何判断幼儿的运动量是否适当

1. 观察法：主要是教师通过观察幼儿的面色、呼吸、汗量，幼儿的注意力，幼儿的情绪等方面来判断运动量是否合适。如幼儿面色十分苍白或红，呼吸急促、表浅、节律紊乱等，就判断该幼儿运动量过大。

2. 测量法：是一种比较客观的方法，它包括对脉搏、呼吸频率、肺活量、体温、尿蛋白等方面的测定。这些方法比较复杂，在幼儿园里主要采用的是脉搏测定法。通常认为正常的体育活动平均心率应在 140～170 次/分钟，不超过 180 次/分钟，最低不低于 130 次/分钟。

2. 活动程序要符合生理要求

组织幼儿活动前应做准备活动，结束时应做整理运动，尤其在剧烈运动时不应立即停止。因为活动时，心输出量剧增，如果突然停止运动，必然会影响肌肉内的血液流回心脏，此时，心输出量减少，血压降低，由于重力影响，血液不容易到达头部，可造成暂时性脑缺血，而表现为头昏、恶心、呕吐、面色苍白、心慌甚至晕倒等症状。

思考与讨论

为什么剧烈运动时不应该马上停止？

3. 剧烈运动后不宜马上喝大量的水

饮入大量的水分会影响横膈膜的运动，水分大量入血也会增加心脏的负担。但因为运动时大量出汗，失水和盐较多，会出现头晕、眼花、口渴等症状，严重时会晕倒，所以最好喝少量淡盐水。

4. 多在阳光下活动或睡眠

出生 2 周至 1 个月，就可以给小儿晒太阳。在日光照射下周围血管扩张，循环加快，可促进心脏功能，所以应经常带幼儿到户外进行活动和睡眠。

第四节 幼儿的呼吸系统

人体在新陈代谢过程中，要不断地消耗氧气并产生二氧化碳。机体吸入氧气和排出二氧化碳的过程称为呼吸。呼吸是通过呼吸系统的活动来实现的。

一、呼吸系统概述

（一）呼吸系统的组成和机能

呼吸系统由呼吸道和肺两部分组成。呼吸道是气体的通道，包括鼻、咽、喉、气管和支气管。肺是气体交换的场所，如图 2-14 所示。

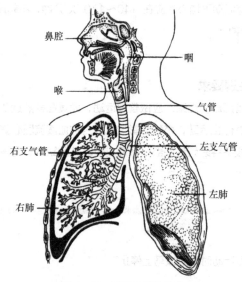

图 2-14 呼吸系统的组成

（二）呼吸运动

胸腔有节律地扩大和缩小称呼吸运动。这是呼吸肌在神经系统支配下，进行有节律地收缩和舒张所造成的。外界气体和肺泡内气体的交换是通过呼吸运动实现的。呼吸运动包括吸气和呼气两个过程。

知识拓展

呼吸运动的产生

呼吸运动在中枢神经调节下有节奏地进行。进入肺泡的氧气，进入血液，再进入组织。二氧化碳从组织进入血液，再到达肺泡。体内二氧化碳增多时，刺激呼吸中枢使呼吸变深变快，以增加二氧化碳的排出。当二氧化碳减低到一定量，呼吸就恢复常态。延髓控制呼吸的吸气中枢和呼气中枢，吸气和呼气中枢相互制约以保证呼吸有节奏地交替进行。此外，呼吸在大脑皮层的控制下，可以随意吸气和呼气。

（三）肺的通气量

正常人平静呼吸时，每次吸入或呼出的气体量约 500 毫升，称潮气量。尽力吸气后再尽力呼气所能呼出的气体量叫做肺活量。测量肺活量，可以判断健康人呼吸机能的强弱，在一定意义上反映了呼吸机能的潜在能力。肺活量随年龄、性别和健康状况而不同，成年男子肺活量为 3 500～4 000 毫升，女子为 2 500～3 500 毫升。

每分钟吸入或呼出的气体总量称为肺的每分通气量。肺的每分通气量等于潮气量与呼吸频率的乘积。肺的最大通气量反映了单位时间里肺与外界最大通气功能，肺的最大通气量大，表明肺的功能好。

二、幼儿呼吸系统的特点

（一）呼吸器官的特点

1. 鼻腔

小儿鼻和鼻腔相对短小，鼻腔狭窄，黏膜柔嫩，富有血管，没长鼻毛或鼻毛较少，故过滤空气的能力差，易受感染，感染疾病时，很容易引起鼻黏膜的充血、肿胀、流涕，造成鼻腔闭塞而张口呼吸。

想一想

幼儿呼吸道感染时，为什么会造成鼻腔闭塞而张口呼吸，导致进餐困难？

2. 咽

幼儿咽鼓管较宽、短，而且平直，上呼吸道感染时，易并发中耳炎。

3. 喉

幼儿喉腔狭窄，黏膜柔嫩，富有血管和淋巴组织，炎症时易于引起喉头狭窄，由于神经系统功能发育不完善，喉部保护性反射功能差，容易发生气管异物。

幼儿声门短而窄，声带短而薄，所以声调较成人高而尖。12 岁以后，男女孩的声带发育区别明显，男孩声带较女孩长，声调较女孩低。幼儿声带的弹性纤维及喉部肌肉发育尚未完善，声门肌肉容易疲劳，发炎或经常高声哭喊、唱歌时，声带容易充血水肿、变厚，出现声音嘶哑。

思考与讨论

为什么不能让幼儿长时间喊叫？

4. 气管、支气管

幼儿气管、支气管管腔较狭窄，管壁和软骨柔软，缺乏弹性组织，黏膜富于血管，黏液腺分泌黏液少，管腔较干燥，黏膜上的纤毛运动差，故易感染而发炎肿胀，引起呼吸困难。

5. 肺

幼儿肺的弹力组织发育差，间质发育旺盛，血管丰富，充血较多而含气较少。6～7 岁时，肺泡的组织结构与成人基本相似，但肺泡量较少，且易被黏液堵塞，所以容易发生肺不张、肺气肿和肺瘀血。

（二）呼吸运动的特点

1. 呼吸量少，频率快

婴幼儿胸廓短小呈圆桶形，呼吸肌较薄弱，肌力差，呼气和吸气动作表浅，故吸气时肺不能充分扩张，换气不足，使每次呼吸量较成人少。而该年龄段代谢旺盛，需消耗较多的氧气，因此只能通过加快呼吸频率来满足生理需要，年龄越小呼吸频率越快。不同年龄幼儿的呼吸频率（见表 2-8）。

表 2-8　不同年龄的呼吸频率

年龄	新生儿	1～3 岁	3～7 岁	7～14 岁	成人
呼吸频率 （次/分）	40～44	24～30	22 左右	20 左右	16～18

思考与讨论

为什么幼儿的呼吸量少，呼吸的频率快？

2. 呼吸不均匀

幼儿年龄越小，呼吸的节律性越差，往往是深度与表浅的呼吸相交替，这跟呼吸中枢发育不完善有关。

三、幼儿呼吸系统的保育要点

（一）保证幼儿胸廓的正常发育

幼儿胸廓发育是否健全，直接影响到肺的发育和呼吸运动的正常进行。为了使幼儿胸廓正常发育，除了教会其以正确的姿势来坐、站、走及睡眠，还要有适当的体育锻炼和户外活动，如做呼吸体操、游泳等。

知识拓展

加强适宜的体育锻炼和户外活动对呼吸系统有哪些好处

研究表明，人在安静状态下不需要深呼吸，大约只要二十分之一的肺泡张开，即能满足机体对氧的需要。在锻炼过程中，呼吸肌要有力地收缩、舒张，迫使更多的肺泡扩张，增加气体的输入量，提高气体交换率。所以，经常参加体育锻炼，可以加强呼吸肌的力量，扩大胸廓活动范围，使参加呼吸的肺泡增多，从而增加肺活量。

另外，经常参加体育锻炼，特别是利用冷空气等进行锻炼，还可增强呼吸器官的适应能力，降低呼吸道疾病的发病率。

（二）培养幼儿良好的卫生习惯

培养幼儿良好的呼吸卫生习惯，首先要培养他们用鼻呼吸，预防上呼吸道感染。其次，要通过谈话、唱歌等，培养幼儿均匀、有节律的呼吸，增强呼吸的深度。第三，教育幼儿不要用手指挖鼻孔，以防鼻腔感染或出血，同时要教会其正确地擤鼻涕方法，以防中耳炎。第四，培养幼儿每天携带手帕的习惯，打喷嚏或咳嗽时，要用手帕捂住口鼻，并且不要面向别人。

（三）保持室内空气新鲜

幼儿生活活动用房应经常通风换气。据测试：在门窗紧闭、空气污浊的居室内，每一立方米的细菌数可达数万个，而开窗通风对流后，显著减少。因此，新鲜空气里病菌少并有充足的氧气，能促进人体的新陈代谢，还可以增强幼儿对外界气候变化的适应能力。

（四）严防异物进入呼吸道

不要让幼儿玩、捡拾纽扣、硬币、玻璃球、药片、豆粒等物品，更要教育幼儿不准把这些物品放进口、鼻内含玩；吃饭、喝水时不要哭笑打闹。

（五）保护幼儿声带

说话、唱歌主要是声带及肺的活动。保护幼儿声带，教师应选择适合幼儿音域特点的歌曲（八度音）和朗读材料，培养幼儿用自然的声音唱歌和说话，避免长时间大声喊叫。唱歌的场所要空气新鲜，保持湿度，相对湿度为40%~60%，温度不低于18℃~20℃，避免尘土飞扬，更不能在冷空气中喊叫或唱歌。当咽部有炎症时，应减少发音，直到完全恢复。

第五节 幼儿的消化系统

机体在进行生命活动的过程中，不仅需要氧气，还必须不断地从外界环境摄取所需的营养物质，作为生长、修补和更新组织的材料以及供给人体活动所需要的能量。食物必须先在消化道内加工分解成为结构简单的小分子物质，才能为机体吸收和利用。在消化道内将食物分解为可以被吸收成分的过程叫消化。经过消化了的食物成分及水、无机盐、维生素等通过消化道壁进入循环系统的过程叫吸收。

一、消化系统概述

消化系统由消化道和消化腺组成，如图 2-15 所示。消化道包括口腔、咽、食道、胃、小肠、大肠和肛门。消化腺可分两类：一类是位于消化道外的大消化腺，如唾液腺、肝脏和胰腺，这类腺体通过导管开口于消化道；另一类是在消化道内的小腺体，这类腺体数目甚多，都直接开口于消化道如胃腺、肠腺等。消化腺能分泌消化液。

构成消化系统不同的器官有着不同的功能。口腔是消化道起始部分，口腔里有牙齿、舌和三对唾液腺的开口。牙齿是体内最坚硬的器官，主要功能是切断、撕裂和磨碎食物，此外还辅助发音，如图 2-16 所示。舌具有搅拌食物、辅助吞咽及发音的功能，还可感受化学物质的刺激，从而形成味觉。唾液腺分泌唾液，可以滋润口腔、湿润与溶解食物，便于吞咽；唾液中含的唾液淀粉酶能将食物中的淀粉分解为麦芽糖。

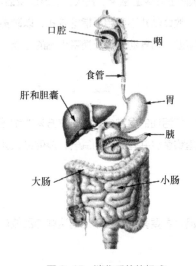

图 2-15 消化系统的组成

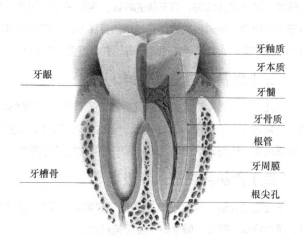

图 2-16 牙齿的结构

胃是消化道最为膨大的部分，暂时储存食物，还能吸收少量的水、无机盐、酒精、药物等小分子的物质。

小肠是消化道中最长的一段，是消化食物、吸收营养成分的重要器官。大肠的主要功能是暂时储存食物残渣和吸收残余的水分，还可吸收无机盐和部分维生素。

肝脏是人体内最大的消化腺，具有分泌胆汁、物质代谢、储藏养料及解毒等作用。胰腺兼具外分泌和内分泌的双重功能：外分泌功能为分泌胰液消化食物；内分泌功能为分泌胰岛素和胰高血糖素等，调节体内血糖浓度，保持血糖相对稳定等。

知识拓展

胃排空

食糜由胃进入十二指肠的过程叫胃排空。胃排空时间与食物的量、质和胃的运动状况有关。一般情况下水约需要 10 分钟，糖类物质约需要 2 小时以上，蛋白质较慢需要 2~3 小时，而脂肪则需要 5~6 小时。通常饮食为混合性食物，胃排空时间需要 4~5 小时。胃排空后，胃的蠕动会刺激胃壁上的神经，使之产生兴奋，人体就会有饥饿感。因此，两餐间隔的时间不要超过 5 小时。

二、幼儿消化系统的特点

（一）口腔

幼儿口腔较小，粘膜柔嫩，血管丰富，容易破损和感染。

1. 牙齿

（1）乳牙开始萌出。乳牙的牙胚在胎儿 5 个月时钙化，一般于生后 6~8 个月时萌出，大多于 2~2.5 岁出齐共 20 颗。幼儿乳牙萌出时，一般无痛苦，个别有短暂的睡眠不安、烦躁、流涎、喜咬硬物及手指等现象。乳牙的萌出可以帮助幼儿消化食物，促进颌骨的发育，有利于幼儿的发音。乳牙的发育好坏还直接影响到将来恒牙的发育。

（2）容易出现龋齿。乳牙的牙釉质较薄，牙本质较软脆，牙髓腔较大，所以更易患龋齿。残留在齿缝里的食物与口腔中乳酸杆菌、链球菌等产酸的细菌作用，使糖发酵生成酸，腐蚀牙釉质，引起脱钙，牙齿就出现龋洞即龋齿。

扫一扫

扫一扫——幼儿龋齿
图片

思考与讨论

为什么幼儿易患龋齿？

（3）出现换牙现象。在乳牙萌出过程中，恒牙已开始发育。在恒牙发育逐渐完成的过程中，乳牙牙根逐渐被吸收，乳牙逐渐松动脱落，恒牙露出牙槽，这个生理过程叫换牙。恒牙一般从 6 岁开始萌出，渐次与乳牙进行交换，13 岁左右全部交换完毕。恒牙中有 20 个与乳牙交换。还有 12 个磨牙是从乳牙后方增生出来的。12 个磨牙包括第一磨牙 4 个（六龄齿）、第二磨牙 4 个、第三磨牙 4 个（智齿）。智齿通常在 25 岁左右出齐，但有人终生不出。所以成人恒牙一般有 28 个~32 个。如果乳牙为龋齿，将影响乳牙牙根的吸收，使乳牙不能及时脱落，必然导致恒牙排列不齐。

扫一扫

扫一扫——乳牙和恒牙
的萌出时间顺序

2. 舌

幼儿的舌短而宽，舌下有系带与口腔底部相连，如系带过短，舌活动受限，则影响幼儿发音准确，导致其学习语言早期发音不清楚。由于舌头短，灵活性较差，对食物的搅拌及协助吞咽的能力不足，因此幼儿早期应以细碎、软烂食物为主。

3. 唾液腺

幼儿的唾液腺在初生时已形成，但唾液腺的分泌功能较差，3~6个月时逐渐完善。由于吞咽能力较差，加上口腔比较浅，所以唾液往往流到口腔外面，这种现象称为"生理性流涎"，可随年龄增长而消失。随着唾液量的增加，幼儿消化淀粉类食物的能力也逐步增强。

思考与讨论

一个 5 个月左右大小的婴儿，经常会出现流口水的现象，这是一种什么生理现象？导致这种现象的原因是什么？

（二）食道

幼儿的食道比成人的短而且狭窄，粘膜薄嫩，管壁肌肉组织及弹力纤维发育较差，易于损伤。

（三）胃

新生儿的胃呈水平位，至开始行走时，才逐渐变为垂直。由于贲门括约肌发育较弱，幽门括约肌发育较好，所以低龄乳儿吃奶时如果吸入空气或喂奶后振动胃部，容易溢奶。

想一想

哺乳期间的孩子为什么会经常出现溢奶的现象？成人应怎么做防止溢奶？

幼儿年龄越小，胃的容量越小，在供给食物时，应考虑不同年龄幼儿胃的容量。幼儿胃壁肌肉组织、弹力纤维及神经组织发育较差，蠕动能力不及成人。由于胃腺数目少，分泌的胃液在质和量上均不如成人，其酸度和酶的效能也没有达到成人的标准，所以消化能力较弱。

想一想

为什么幼儿应该少食多餐？

（四）肠

1. 吸收能力较强

幼儿肠管的总长度相对比成人长，其肠管总长度约为身长的 6 倍，成人则仅为 4 倍。幼儿肠粘膜的发育较好，有丰富的血管和淋巴管，因此吸收机能比成人强。

2. 消化能力较差

幼儿肠壁肌层及弹力纤维发育得不完善，肠的蠕动功能比成人弱，容易发生肠道功能紊乱。再加上幼儿小肠内各种消化液的质量差，所以小儿的消化能力较差。

3. 肠的位置固定较差

幼儿的肠系膜发育不完善，所以肠的位置固定较差，如坐便盆或蹲的时间过长容易出现脱肛现象。由于肠壁薄、固定性差，若腹部受凉、饮食突然改变、腹泻等，可使肠蠕动加强并失去正常节律，从而诱发肠套叠。

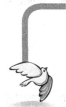

> **知识拓展**
>
> **肠套叠**
>
> 肠套叠是指一段肠管套入与其相连的肠腔内，导致肠内容物通过障碍。多发于婴幼儿，特别是 2 岁以下的幼儿，最主要症状为腹痛、呕吐和果酱般血便等。

（五）肝

幼儿肝脏相对比成人大。幼儿肝细胞发育不健全，肝功能也不完善，胆囊小，分泌胆汁较少，对脂肪的消化能力较差。糖原储存较少，饥饿时容易发生低血糖。肝解毒能力差，损害肝功能的药物要慎用。

（六）胰腺

幼儿的胰腺很不发达，胰腺富有血管及结缔组织，实质细胞较少，分化不全。随着年龄的增长，胰腺的结构与功能不断完善。

三、幼儿消化系统的保育要点

（一）爱护牙齿，注意用牙卫生

乳牙不仅是咀嚼的工具，而且对促进颌骨的发育和恒牙的正常生长很重要。乳牙要使用 6～10 年，因此，应采取切实有效的措施保护牙齿。

（1）保证充足的营养和阳光。钙、磷等是构成牙齿的原料，需要从饮食中提供。而钙、磷的吸收必须有维生素 D 的参加，维生素 D 主要是通过人体的皮肤经阳光中紫外线的照射而获取的。

（2）经常漱口和刷牙，保持口腔清洁。哺乳期间的孩子，在两次喂奶间喂点白开水，起到清洁口腔的作用。幼儿 2 岁左右，饭后可用清洁的水漱口。到 3 岁左右就开始刷牙，早晚各一次，饭后漱口。成人要教给幼儿正确的刷牙方法。

（3）预防牙齿排列不齐。应注意不要让幼儿吸吮手指、托腮、咬嘴唇、咬硬物等。换牙期间，如果乳牙还没脱落，恒牙已萌出，应及时拔掉乳牙。

扫一扫

扫一扫——刷牙的方法

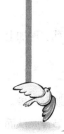

知识拓展

使用牙刷和牙膏应注意哪些事项

选择儿童牙刷，刷毛尽可能要柔软一些，刷牙前用热水将牙刷浸泡一会儿，牙刷最好使用2~3个月后及时更换。使用含少量氟的牙膏，因为氟可与珐琅质结合形成一层保护膜，从而防止酸对牙齿的腐蚀；但不可使用含氟过多的牙膏，因为过多的氟可使牙齿表面形成斑点。另外每次使用牙膏的量要少，以免幼儿吞咽体内。

（4）使用抗生素要十分谨慎。有些抗生素类的药会引起牙齿脱钙变黄，牙釉质发育不全。

（5）避免牙齿受外伤。乳牙牙根浅，牙釉质也不坚硬，所以牙齿容易被坚硬的食物伤害，受损伤后的牙齿易形成龋齿。

（6）定期检查。一般每半年检查一次幼儿牙齿，便于尽早发现问题并及时处理。

（二）建立合理的饮食制度，培养良好的饮食习惯

应为幼儿选择体积小，富含营养又易于消化的食物，还应培养幼儿细嚼慢咽、定时定量、不吃汤泡饭、少吃零食、不偏食、不吃过冷过热食物等的习惯。同时，还应避免吃食物时说说笑笑，以防食物呛入气管。

（三）注意饮食卫生，防止病从口入

注意个人卫生、饮食卫生和环境卫生，如餐具要消毒，水果应洗净削皮，买回的熟食要加热后食用，不吃腐烂变质的食物，饭前便后要洗手，餐桌、地面应保持清洁。

（四）保持愉快情绪，安静进餐

组织幼儿进餐时，可播放轻松愉快、悠扬悦耳的音乐，如果在餐厅就餐，餐厅的灯光应柔和，墙壁粘贴水果等壁画，释放香喷喷的气味等激发幼儿的食欲，促进副交感神经的兴奋，增强消化器官的功能。进餐前后不处理幼儿行为上的问题，以免影响幼儿的食欲。同时还要禁止幼儿在进餐时说笑打闹，以防食物误入气管。

思考与讨论

幼儿在幼儿园进餐时，教师怎样做才能保证孩子愉快进餐？能说明理由吗？

（五）饭前饭后不做剧烈活动

剧烈运动时，大部分血液涌向运动器官，从而消化器官的血液量减少；剧烈运动时，交感神经的兴奋性增强，使消化器官的功能减弱；尤其是饭后胃肠充满食物，剧烈活动将牵拉胃肠系膜，导致胃下垂等疾病的发生。因此饭前饭后半小时不进行剧烈运动。

思考与讨论

剧烈运动会对幼儿的消化系统产生哪些影响？

（六）养成良好的大便习惯

对 6 个月以后的婴儿应逐步训练其定时大便的习惯，既可以防止便秘的发生又有利于教师的管理。另外，平时应经常组织幼儿参加户外活动，多吃蔬菜、水果，多喝开水，预防便秘。

第六节　幼儿的泌尿系统

人体在新陈代谢过程中，不断地产生二氧化碳、尿素、尿酸、水、无机盐等。这些代谢物大多是无用或有害的，在体内积聚过多就会妨碍人体正常的生理功能，带来危害，甚至危及生命，必须及时排出体外。

排泄的途径有多种。例如，二氧化碳由呼吸系统排出；部分水、少量无机盐和尿素，可以通过皮肤随汗液排出；绝大部分代谢终产物是通过泌尿系统，以尿液的形式排出。其中通过泌尿系统排泄是主要途径。

想一想

人体代谢废物的排泄途径有哪些？

一、泌尿系统概述

泌尿系统由肾、输尿管、膀胱和尿道组成。肾脏是生成尿液的器官，输尿管、膀胱和尿道是排尿的通道，膀胱有暂时储存尿液的作用，如图 2-17、图 2-18 所示。

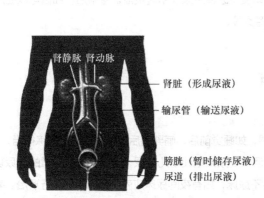

图 2-17　泌尿系统的组成

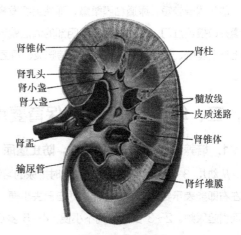

图 2-18　肾脏结构

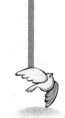

知识拓展

尿液的生成

当血液流经肾脏时，除血液中的红细胞、白细胞、血小板和大分子蛋白质外，血浆中的部分水分、无机盐类、葡萄糖、尿素、尿酸等物质，都可以通过肾小球滤出形成原尿。原尿经肾小管到达肾盂时，对人体有用的物质被重新吸收入血，而剩下的尿素、尿酸、部分无机盐和水，经肾小管流出，进入肾盂形成尿液。

二、幼儿泌尿系统的特点

1. 肾脏功能差

幼儿肾脏的重量相对地大于成人。肾脏在婴儿期和青春期两个阶段发育最快。年龄越小，肾小球的滤过功能和肾小管的重吸收功能越差，对尿的浓缩和稀释功能也越弱，所以新生儿和婴幼儿容易脱水或水肿。

2. 膀胱储尿机能差，排尿次数多而控制力差

幼儿新陈代谢旺盛，尿总量较多，而膀胱容量小，粘膜柔弱，肌肉层及弹性组织不发达，储尿功能差。所以年龄越小，每天排尿次数越多。由于幼儿神经系统发育不健全，对排尿的调节能力差，故幼儿在3岁以前主动控制排尿能力较差，年龄越小，表现得越突出，时常会出现遗尿的现象。

思考与讨论

为什么幼儿在3岁前会出现遗尿现象？

3. 尿道短，易感染

幼儿尿道较短，尿道粘膜柔嫩，弹性组织发育也不完全，尿道粘膜容易损伤和脱落。而且，女孩的尿道开口接近肛门，不注意保持外阴部的清洁就容易发生尿道感染而引起炎症。感染后，细菌可以经尿道上行到膀胱、输尿管、肾脏，引起膀胱炎、肾盂肾炎等。

三、幼儿泌尿系统的保育要点

1. 培养幼儿定时排尿的习惯，防止遗尿

从幼儿3个月起，就应培养其定时排尿的习惯，如睡觉前后、哺乳前后训练小便。若训练得当，1岁左右即能表示要大小便，并能主动自己去小便。但不要频繁地让幼儿排尿，否则会影响正常的储尿功能而引起尿频。2～3岁后夜间不小便，4～5岁后不尿床，如有夜间尿床应就医查明原因进行矫治。教

师在组织幼儿集体活动前，要提醒孩子排尿，要掌握好时间间隔，不要频繁。不要让幼儿憋尿，憋尿会使膀胱失去正常功能而发生排尿困难，并造成感染。

思考与讨论

怎样培养幼儿定时排尿的习惯？憋尿对幼儿有什么危害？

2. 保持会阴部的清洁卫生，预防尿路感染

每晚睡前应给幼儿清洗外阴部。不要让幼儿坐在地上，1岁以后不穿开裆裤，特别是女孩。教会幼儿便后擦屁股的方法，即从前往后擦。托幼机构的厕所和便盆要经常冲洗，定期消毒。

3. 每天让幼儿喝适量的水

人体的部分代谢产物必须溶解在水里才能排出体外，因此，每天让幼儿喝适量的开水，使体内的代谢产物及时随尿排出体外。另外，充足的尿液从上向下流动对输尿管、膀胱、尿道有清洗作用，可以减少上行性感染。但需要注意的是并不是让孩子喝无限量的水，因为喝水喝多了还会增加肾脏的负担。3～7岁幼儿每日水的需要量是90～110毫升/千克（体重）。

思考与讨论

为什么要保证幼儿适量的水分？

4. 要预防肾炎，保护肾脏的正常功能

禁止使用成人的药，慎用抗生素，避免诱发肾炎的因素，如上呼吸道感染、扁桃体炎等。

5. 纠正个别幼儿玩弄生殖器的习惯

个别幼儿有玩生殖器的现象，需要分析原因，及时纠正。

第七节 幼儿的生殖系统

一、生殖系统概述

人体生长发育成熟以后，就会生殖后代。后代的生殖是通过生殖系统完成的。生殖系统的主要功能为产生生殖细胞，繁殖后代，延续种族和分泌性激素以维持性的特征。

生殖系统根据性别分为男性生殖器和女性生殖器，生殖器分为内生殖器和外生殖器。女性的生殖细胞是卵细胞，是人体最大的细胞，成年女性正常每个月只排出一个卵细胞。男性的生殖细胞是精子，如图2-19、图2-20所示。

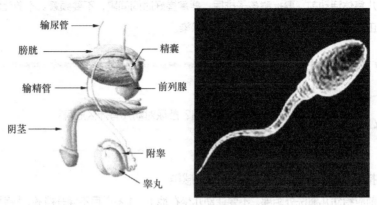

图2-19 男性生殖系统及生殖细胞

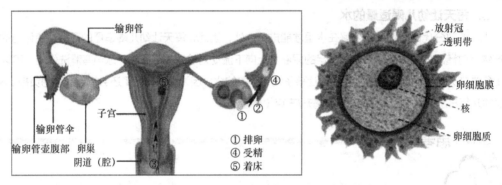

图2-20 女性生殖系统及生殖细胞

知识拓展

受精卵及胚胎的形成

卵细胞成熟以后，由卵巢排出，进入输卵管。在这里，卵细胞如果遇到精子，就会与精子结合，形成受精卵。受精卵由输卵管进入子宫，在进入子宫的过程中，不断进行细胞分裂，形成胚胎，并且埋入子宫内膜。

二、幼儿生殖系统的特点

人在十二三岁之前，生殖系统的发育是缓慢的。正常的幼儿，生殖系统只有生长没有发育。进入青春期后，发育迅速。

三、幼儿生殖系统的保育要点

幼儿期是形成性角色、发展性心理的关键时期。这一阶段幼儿对自己的身体和成人的身体的区别非常地好奇，在此时引导幼儿认识性器官和基本的性知识，幼儿可以非常自然地接受。可是进入小学以后，随着幼儿年龄的生长以及自己身体的变化，他们对性开始产生害羞、不好意思等心理状态，而这种心理状态将影响幼儿成年以后对性的认识。甚至有的青少年因为缺乏基本的性知识，男孩走上性犯罪的道路，女孩过早当上未婚妈妈。因此，成人要正确解答幼儿的"性问题"，满足幼儿对"性认识"的好奇，使幼儿从小就对性有一个正确的认识。

（一）性别认同

孩子出生后，无论性别如何，在取名、着装、生活用品的选择上都不应混淆，以免其从小对自己和他人形成性朦胧意识，从而影响其性取向。期望孩子是父母所盼求的性别，或双亲偏爱男孩或女孩，或有意地把女孩扮男装或将男孩扮女装，均会影响其性别的自认，导致后来性格和行为上的改变。

（二）性教育贯穿日常生活

当幼儿能听懂言语时，成人应把性教育贯穿在日常生活中，如在洗澡、着装、修整发型及玩具选择等方面要有明确的性别区分；还可通过书报、画册、影视、讲故事等去引导幼儿观察动物、植物的生长和繁殖，使其对生殖产生一种自然的认识，从而接受大自然、热爱人类、认识生命本质，使性自认得以完成。

扫一扫——大班阅读活动《小威向前冲》

（三）认识自己的身体

自由探索自己的身体是健康性教育的良好开端。教师应引导父母在家庭生活中选择适当时机，如洗澡、睡觉前等，自然地让幼儿认识自己的身体，尤其是要幼儿认识到生殖器官与人体其他器官一样并不神秘，而且引导幼儿要保持自体清洁，养成良好的卫生习惯。

（四）正面回答幼儿提出的性问题

幼儿提出有关性方面的疑问时，成人不应回避，宜用幼儿能理解和接受的言语和方式予以解答，使幼儿的好奇心和求知欲得到解决和满足。比如幼儿问人是怎样出生的？成人可以从植物开花结果讲起，接着联系到人的性与生殖，也可以从动物的生殖活动进行示范性比喻。浅显地介绍人类生殖的生理，有助于幼儿弄清问题。总之，对幼儿进行性教育时既要如实相告，又不能太复杂；既要鼓励幼儿的求知欲，又要把一些具体细节很自然地延迟到幼儿的未来生活中去了解。

最后还提醒成人加强对幼儿性的安全教育，即教育幼儿要有性的自我保护意识，教给幼儿基本的自我保护措施等。例如，告诉幼儿自己的身体尤其是性器官，除了父母或医生，其他人不可接触；防止"性骚扰"或"性侵犯"，保护自己的身体安全。

想一想

在小的时候，问妈妈自己是从哪里来的时候，妈妈是如何回答的？这种回答对吗？应该怎样做才正确？

第八节　幼儿的内分泌系统

 ## 一、内分泌系统概述

内分泌系统由许多内分泌腺组成，如图 2-21 所示。内分泌腺所分泌的物质叫激素，可以直接进入血管、淋巴管内，然后运送到全身，调节身体的代谢、生长发育、生殖、适应、应急和免疫机能。内分泌调节和神经调节一起，共同构成人体统一的调节控制系统，使身体各部分的活动协调一致，成为一个有机的整体。人体内主要的内分泌腺有：松果体、脑垂体、甲状腺、甲状旁腺、胸腺、肾上腺、胰岛、性腺等。对幼儿生长发育影响较大的内分泌腺是甲状腺、脑垂体、胸腺等。

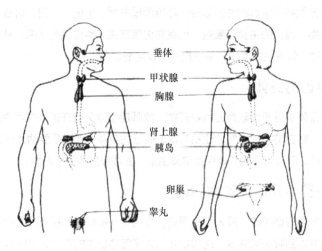

图 2-21　内分泌系统组成

 想一想

人体激素有哪些？你能至少说出四种激素的作用吗？

二、幼儿内分泌系统的特点

（一）对幼儿影响较大的内分泌腺

1. 甲状腺

甲状腺是人体最大的内分泌腺，重约 25 克，位于颈前部气管两侧，分左右两叶。甲状腺主要由甲状腺腺泡构成，腺泡能分泌含碘的甲状腺素，促进机体的新陈代谢，

扫一扫——甲状腺疾病

维持机体正常生长发育，尤其对于骨骼和神经系统的发育十分重要。甲状腺素分泌过多或不足都会影响上述有关生理功能。

如果年幼时甲状腺功能低下，会引起幼儿神经系统的发育不良，树突分支减少，因而智力低下反应迟钝；同时骨骼生长发育迟缓，身体矮小；性功能也不成熟。这种病称为呆小症，又叫克汀病。呆小症常常是先天的，是由于母体缺碘，胎儿甲状腺发育不全，或者是由于缺少合成甲状腺素的酶等因素所造成的。

知识拓展

甲亢

甲亢，就是甲状腺机能亢进，激素分泌过多，会出现两种情况：一是人体新陈代谢过于旺盛，虽然食量大增，身体却逐步消瘦、乏力；二是神经系统的兴奋性增高，容易激动、紧张或烦躁，有多语、失眠等现象。还有甲状腺肿大、突眼等症状。

2. 脑垂体

脑垂体位于颅内底部，与丘脑下部相连，重约 0.5~0.6 克，分前叶和后叶两部分。脑垂体是人体最重要的内分泌器官，能分泌多种激素，如生长素、促甲状腺素、促肾上腺皮质激素、促性腺素、催产素、催乳素、抗利尿激素等。这些激素不仅对人体的新陈代谢、生长发育和生殖等有重要作用，还能调节其他内分泌腺的活动。

脑垂体分泌的生长素，可加快组织生长的速度，特别是对骨骼的生长。幼年时，如果生长素分泌不足，就会引起侏儒症，即身材矮小，成年后也不会达到 130 厘米，性器官发育不全，由于生长激素对脑和智力的发育无明显的影响，因此侏儒症患者智力尚正常。这是与呆小症不同之处。如果生长激素分泌过多，儿童时期生长过速，成为巨人症。若成年以后则可有肢端肥大症。

扫一扫

扫一扫——脑垂体疾病

3. 胸腺

胸腺位于胸骨后面，分左、右两叶，胸腺在出生后两年内生长很快，以后随年龄而继续增长，至青春期后逐渐退化，成人胸腺组织被脂肪组织代替。胸腺与机体的免疫功能有密切关系。由骨髓所产生的淋巴干细胞不具有免疫功能，当这些细胞由血液循环到达胸腺，在胸腺停留一段时间后，在胸腺素的作用下就具有免疫功能，胸腺还是造血器官，能产生淋巴细胞，并运送到淋巴结和脾脏等处。

（二）幼儿内分泌系统的特点

1. 脑垂体分泌的生长激素较多

生长激素是由脑垂体分泌的。在昼夜间，垂体分泌激素的速度不均衡的，在睡眠时分泌量增加。由于幼儿的睡眠时间较长，脑垂体分泌的生长激素较多，这就加速了骨骼的生长发育。

想一想

作为幼儿园教师怎样做才能保证幼儿分泌更多的生长激素？

2. 缺碘影响甲状腺的功能

碘是合成甲状腺素的原材料，幼儿处在生长发育十分迅速的时期，对碘的需要量明显增加，容易缺碘。我国有 4 亿左右的人口居住在碘缺乏地区，由于碘的缺乏，严重影响幼儿甲状腺的功能，阻碍幼儿的正常发育。

3. 幼年时胸腺发育不全会影响免疫功能

由骨髓造的淋巴干细胞在胸腺素的作用下才具有免疫功能。幼年时如果胸腺发育不全，会影响机体的免疫功能，以致反复出现呼吸道感染或腹泻等疾病。

三、幼儿内分泌系统的保育要点

1. 供给幼儿科学合理的膳食

合理的营养，能促进幼儿内分泌腺机能的提高。如饮食缺碘，可使甲状腺机能不足，引起疾病。

想一想

生活中应常吃哪些食物以防止缺碘？试列举四种以上的食物。

2. 制定和执行合理的生活制度

根据幼儿身心特点合理安排一日生活，可使幼儿的生活丰富多彩、劳逸结合，保证幼儿的充足睡眠，能有效地促进幼儿内分泌系统的正常发育。

知识拓展

幼儿补碘的黄金期

0~2 岁是幼儿补碘的黄金时期。脑组织发育有准确的时刻表，这张时刻表，是从母亲肚子里有了小宝宝开始，一直延续到出生后两周岁以内，这段时间称为脑发育的关键时期。在关键时期内，大脑神经细胞的生长离不开甲状腺激素。为了制造出足够的甲状腺激素，甲状腺需要充足的碘，如果在此期间发生任何程度的碘缺乏，就容易导致克汀病，表现为智力低下、身材矮小等。发育期受到影响的大脑，再也不可能达到正常水平了。换句话说，关键期内因缺碘造成的脑发育不良问题，是不可康复的，一旦形成，抱憾终生。因此，这种疾病只有早期发现，早期治疗。

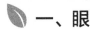

知识拓展

补碘不能一刀切

老百姓生活中有一种误区：应该多补碘，甚至有的人既要食补还要药补。老百姓的这种认识反而影响甲状腺的健康，导致不少人患内分泌系统疾病。

中国一度是世界上缺碘最为严重的国家之一，对于缺碘地区人群来说补碘是必要的。但是"一刀切"的政策使得另外 5 亿富碘地区人群的健康被忽视，"一人得病，全体吃药"的做法实行了很多年。事实上，唯有打破全民补碘制度，区别对待富碘和缺碘地区，开放无碘盐供应，才能让"补碘运动"回到正途。中国目前供应的含碘盐中碘的含量为 20～60mg/kg，若按每人每天食盐量 10～15g 计算，仅从碘盐中摄取的碘量达到了惊人的 220～850ug，远远超过世界卫生组织划定的 200ug/天的推荐标准。

第九节　幼儿的感觉器官

人体跟外界环境发生联系，感知周围事物的变化，要通过感觉器官的作用来实现。感觉器官包括眼、耳、皮肤、鼻、舌。

一、眼

（一）眼的概述

研究表明，在人体所获得的外界信息中，至少有 70% 是来自眼，通过眼，我们能感知外界物体的大小、形状、颜色、明暗、动静、远近等。双目失明会使患者失去绝大部分信息。

眼是由眼球及附属部分组成。附属部分包括眼眉、眼睑、睫毛、泪腺和动眼肌等。眼眉、眼睑、睫毛有保护眼球的作用；泪腺能分泌泪液，使眼球经常保持湿润；动眼肌可使眼球在眼窝里转动。眼球是眼的主要部分，是视觉形成的主要器官。眼球由眼球壁及其内容物构成，眼球壁由外膜、中膜、内膜构成（见图 2-22）；内容物包括房水、晶状体和玻璃体，三者均透明，与外膜中的角膜一起共同构成折光系统（见图 2-23）。

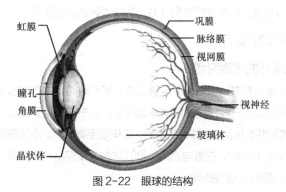

图 2-22　眼球的结构

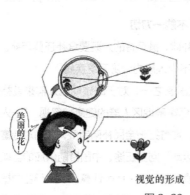

视觉的形成

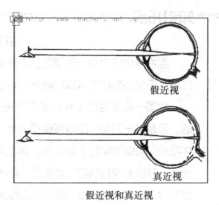

假近视

真近视

假近视和真近视

图 2-23　视觉的形成

知识拓展

维生素 A 缺乏与夜盲症

　　视网膜是眼球壁的最内层，是视觉器官最重要的部分。视网膜上有无数感光的神经细胞，能接受光的刺激，并形成物象。视锥细胞能接受强光和色光的刺激，辨色能力发生障碍时称"色盲"；视杆细胞主要在弱光下起作用，视杆细胞中含有一种感光的色素叫视紫红质。维生素 A 与视紫红质的合成有关，如果人体缺乏维生素 A，视紫红质合成不足，在弱光下看不清东西，即"夜盲症"。因此在生活中多吃一些含维生素 A 丰富的食物。

（二）幼儿眼球的特点

1. 眼球的前后径较短，呈生理性的远视

　　幼儿眼球前后轴较短，呈生理性远视。随着眼球的发育，眼球前后距离变长，逐渐转为正视。

2. 晶状体的弹性较大，易引发近视

　　幼儿晶状体的弹性好，具有很强的调节能力，所以他们能看清很近的物体。但较长时间看近距离的物体，会使睫状肌过度紧张而疲劳，引发近视。

3. 年龄越小视力越低

　　幼儿年龄越小，视力越低，6 岁时能达到 1.0，基本达到成人的水平。

（三）幼儿眼的保育要点

1. 教育幼儿养成良好的用眼习惯

　　不要在阳光直射或过暗处看书、画画；不躺着看书；不在走路或乘车时看书；集中用眼一段时间后，应望远或去户外活动，以消除眼疲劳；看书时姿势要端正，桌椅的高度比例要合适，眼睛与书本保持 33 厘米的距离；看电视要有节制，小班每次不超过半小时，中、大班不超过 1 小时，在看电视时，幼儿应与电视保持一定距离；幼儿的座位要隔一段时间进行调换，以防眼斜视。

扫一扫

扫一扫——婴幼儿视力标准

2. 为幼儿提供良好的采光环境、适宜的读物和教具

幼儿活动室的光线要适中，当幼儿画画、写字、阅读时，光线应来自左上方，以免造成暗影；幼儿读物，字体宜大，字迹、图案应清晰；教具大小适中，颜色鲜艳，还要有一定的对比度，画面清楚。

3. 注意眼的安全和卫生

教育幼儿不玩有可能伤害眼睛的危险物品（如竹签、弹弓、小刀、剪子等），不放鞭炮，不撒沙子；教育幼儿不要用手揉眼，自己的手绢、毛巾等要专用，并且保持清洁，保教人员要定期把这些物品消毒；教育幼儿最好用流动的水洗手、洗脸，以防眼病。

4. 培养和发展幼儿的辨色力

颜色鲜艳的玩具、教具，可以使幼儿色觉得到发展。因此，应组织幼儿进行辨认颜色的活动，使幼儿会区别近似的颜色并说出它们的名称。

5. 供给足够的营养

幼儿的饮食中要注意供给充足的维生素 A、胡萝卜素、钙等营养素。

查一查

生活中哪些食物含维生素 A 较多？

6. 定期检查幼儿的视力

要定期检查幼儿的视力，以便及时发现，及时矫治。幼儿期是视觉发育的关键时期和可塑阶段，也是预防和治疗视觉异常的最佳时期。

二、耳

（一）耳的概述

耳由外耳、中耳和内耳三部分组成。外耳包括耳廓和外耳道；中耳由鼓膜、鼓室和三块听小骨组成，鼓室有一条小管叫咽鼓管，与咽部相连；内耳由半规管、前庭、耳蜗组成。外耳和中耳是声波的传导装置，内耳是位听觉器官的主要部分，如图 2-24、图 2-25 所示。

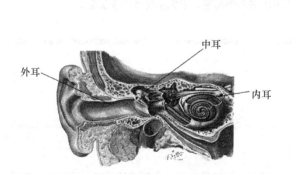

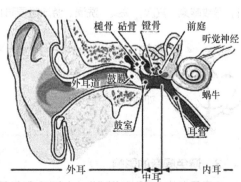

图 2-24　耳的结构

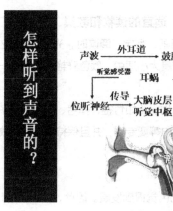

图 2-25 听觉的形成

（二）幼儿耳的特点

1. 外耳道壁骨化未完成

幼儿的耳正在发育过程中。5 岁前，外耳道壁还未完全骨化和愈合，因此一旦感染，容易扩散到附近的组织与器官，直到 10 岁，外耳道壁才骨化完成，12 岁听觉器官才发育完全。幼儿外耳道皮下组织少，感觉神经末梢丰富，皮肤与骨膜相贴甚紧，外耳道炎性肿胀会引起剧痛。

2. 咽鼓管短、粗，倾斜度小

幼儿的咽鼓管比成人的短、粗，位置水平，倾斜度较小，所以咽、喉和鼻腔感染时，容易引起中耳炎。

3. 脑膜血管与鼓膜血管相连

幼儿的脑膜血管与鼓膜血管相连，会由此感染脑膜炎或其他脑的疾病。

（三）幼儿耳的卫生

1. 禁止用锐利的工具给幼儿挖耳

挖耳可能引起外耳道感染，容易划破鼓膜。外耳道有丰富的感觉神经末梢，这样，不仅引起剧痛，还可能造成听觉障碍，甚至会引起脑部的炎症。另外，在正常情况下，耵聍会随着运动、侧身睡、打喷嚏等掉出来。若发生耵聍栓塞，可请医师取出。

2. 做好中耳炎的预防工作

首先，教会幼儿用正确的方法擤鼻涕。感冒时，擤鼻涕不要用力，否则会将鼻咽部的分泌物挤入中耳，导致感染。其次，洗头、洗澡、游泳时要防止污水进入外耳道，以免引起外耳道炎症。

思考与讨论

如何预防中耳炎？

3. 避免噪音的影响

噪音是指使人感到吵闹或为人所不需要的声音，它是一种环境污染，会影响幼儿听力的发展，同时也影响人的其他健康。噪声在 50 分贝以下，是比较安静的正常环境；60 分贝时就开始影响睡眠和休息；如果孩子经常处于 80 分贝以上的噪声环境中，就会有睡眠不足、烦躁不安、听觉迟钝等症状。

要防止幼儿受各种噪声的影响，幼儿园要建在远离噪音的地方，如远离工厂、交通要道等，平时成人与幼儿讲话声音要适中，不要大喊大叫，家电的声音勿开得太响。另外，教育幼儿听到过大的声音要张嘴、捂耳，预防强音震破鼓膜，影响听力。

4. 避免药物的影响

一些抗菌素如链霉素、卡那霉素、庆大霉素等会损害耳蜗，可致感音性耳聋。

5. 发展幼儿听觉

尽管幼儿的听觉较敏锐，但由于知识经验的贫乏，不能较好地分辨声音，因此，经常组织幼儿欣赏音乐、唱歌等活动，以培养幼儿的节奏感，丰富想象力；引导幼儿留心听一些大自然的声音如风声、雨声、鸟叫、汽车声等，以促进幼儿听觉的分化，从而学会辨别各种细微和复杂的声音。

三、皮肤

（一）皮肤的概述

皮肤分为表皮、真皮和皮下组织。表皮包括角质层和生发层，老茧位于角质层，黑色素位于生发层；真皮有丰富的血管、淋巴管和神经；皮下组织主要成分为脂肪组织，皮下脂肪的厚度随年龄、性别及身体部位的不同而有很大差异。此外皮肤还有附属物包括毛发、汗腺、皮脂腺、指（趾）甲等，如图 2-26 所示。皮肤身兼数职，具有多种生理功能。

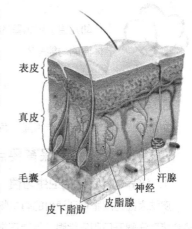

图 2-26　皮肤的结构

1. 保护机体

皮肤有保护身体内部使之不受外来刺激、损害的作用。皮肤的结构坚韧、柔软、富于弹性，能防御和缓冲外力打击、摩擦和挤压等机械性损伤。皮肤可以形成某些具有抗菌作用的物质，抑制和杀死细菌。同时，皮肤中的色素可吸收阳光中的紫外线，可以避免紫外线穿透皮肤而损伤内部组织。

2. 感觉作用

皮肤的真皮中有丰富的感觉神经末梢，能感受触、痛、冷、热、压、痒等刺激。

3. 代谢作用

皮肤中的 7-脱氢胆固醇在阳光紫外线的作用下，可转化成维生素 D。

4. 分泌与排泄作用

皮脂腺分泌皮脂，能滋润皮肤和毛发。汗腺分泌的汗液中大部分是水分，还有少量的无机盐、尿素等废物，有些药物也经过汗液排泄。

5. 调节体温

汗液的排泄对体温调节起主要作用。体温过高时，皮下血管扩张，汗腺分泌增多，可使体热散发；外界寒冷时，则血管收缩，汗腺分泌减少，可减少体热的散发，以利于保持恒定的体温。此外皮下脂肪有保温的作用。

6. 吸收作用

一些物质可以通过完整的皮肤吸收，如脂溶性物质、酒精和溶解在其中的物质等。因此，外用药往往制成油膏或酊剂涂敷在皮肤上，治疗疾病。但是对于人体有害的某些物质如敌敌畏等有机磷农药，也可以通过皮肤进入人体而引起中毒。

（二）幼儿皮肤的特点

1. 保护机能较差

幼儿表皮的角质层比较薄、嫩，皮肤的保护功能差，因此，若不注意皮肤的清洁和安全，皮肤很容易损伤和感染。

2. 调节体温的机能差

幼儿皮肤里毛细血管网较密，通过皮肤的血量相对比成人多；年龄越小，皮肤的表面积相对地比成人大，由皮肤散发的热量也相对比成人多；幼儿神经系统对体温的调节作用还不稳定，在外界温度变化的影响下，往往不能适应，这是婴幼儿易于患感冒的原因之一。

思考与讨论

幼儿易于患感冒的原因之一，是幼儿皮肤调节体温的功能差。为什么幼儿皮肤调节体温的功能差？

3. 皮肤的渗透作用强

幼儿的皮肤薄嫩，渗透作用强。有机磷农药、苯、酒精等都可以经皮肤被吸收到体内，引起中毒。

（三）幼儿皮肤的保育要点

1. 培养幼儿良好的卫生习惯

皮肤表面的皮脂和汗液里的有机物，是细菌生长繁殖的良好条件，而且这些物质在皮肤表面积聚过多会堵塞汗腺开口和皮脂腺，阻碍正常代谢；同时，清洁的皮肤具有杀菌作用。所以，每天都应用碱性小的肥皂洗幼儿身体的裸露部分，如脸、手、耳、颈等，并定期更换内衣。头发也要保持清洁，尤其在夏天，头上积聚的皮脂、汗液和尘埃更易使细菌繁殖。勤剪指甲，因为指甲过长会影响触觉，指甲缝里也容易藏纳污泥和细菌，容易污染食物而患消化道疾病。

知识拓展

清洁的皮肤具有杀菌的能力

如果把副伤寒杆菌分别放在清洁和不清洁的皮肤上，十分钟后清洁的皮肤上副伤寒杆菌死亡 85%，而不清洁的皮肤上只死亡 5%。因为清洁的皮肤可以分泌一种溶菌酶，不利于细菌的繁殖。

2. 注意衣着卫生

为幼儿挑选的衣料应是纯棉布，具有保温、吸湿、透气、质地柔软、轻便等特点，尽量不用化纤织品，以免发生皮肤过敏或皮肤病。幼儿的衣服应宽大舒适，式样简单大方，便于幼儿自己穿脱和活动。成人还要根据气候的变化和幼儿的活动情况，及时为幼儿增减衣服。

3. 经常组织婴幼儿户外活动

空气、阳光和水是大自然赋予人类维持生命、促进健康的三件宝。要充分利用这三件宝，锻炼幼儿对冷热的适应能力。经常在户外活动，可以改善幼儿皮肤的血液循环，增强体温调节能力，遇到冷热的刺激反应灵敏，使体温保持相对稳定，提高幼儿对冷热的适应能力，增强抵抗力。

4. 预防中毒

因为皮肤具有吸收的功能，因此，为保护幼儿的皮肤，不要让幼儿用有刺激性的化妆品和香皂，在皮肤上涂拭药物要注意药物的浓度和剂量，不得过量。让幼儿远离杀虫剂、农药等有毒物质。

四、鼻、舌（详看本章第四节、第五节）

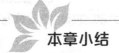

本章小结

人体是由八大系统组成的，即神经系统、运动系统、循环系统、呼吸系统、消化系统、泌尿系统、内分泌系统、生殖系统。每一个系统分别由不同的器官组成，各系统和器官有着不同的功能。由于幼儿神经系统没有发育完善，再加上幼儿生活经验有限，其认识客观世界主要是通过眼睛、耳朵、皮肤、舌头、鼻子等感觉器官来认识。幼儿处在生长发育迅速的时期，因此，身体各器官的结构和功能与成人相比，有着很大的差异及自身的特点。作为未来的幼儿教师必须在掌握幼儿各器官特点的基础上，选择科学的教育和保育措施，促进幼儿身体健康成长。

本章思考与实训

一、基础题

（一）填空题

1. 神经系统是由（　　）和（　　）组成的，前者包括（　　）和（　　），后者包括（　　）、（　　）和（　　）。

2. 神经系统活动的基本方式是（　　），又分为（　　）和（　　）。

3. 组成神经系统最小的结构和功能单位是（　　），又叫（　　）。具有（　　）的功能。

4. 运动系统是由（　　）、（　　）和（　　）组成的。

5. 骨的化学成分包括（　　）和（　　）。

6. 成人的脊柱有四个生理弯曲分别是（　　　　）、（　　　　）、（　　　　）和（　　　　）。

7. 泌尿系统是由（　　　　）、（　　　　）、（　　　　）、（　　　　）组成的，其中生成尿液的器官是（　　　　），暂时储存尿液的器官是（　　　　）。

8. 对幼儿影响较大的内分泌腺有（　　　　）、（　　　　）、（　　　　）等。

9. （　　　　）是人体最大的内分泌腺，分泌含（　　　　）的甲状腺素。年幼时如果严重缺乏甲状腺素，则影响神经系统和骨骼的生长发育，易患（　　　　），又名（　　　　）。

10. （　　　　）是人体最重要的内分泌器官，能分泌多种（　　　　）。它们对人体的新陈代谢、（　　　　）和（　　　　）等有重要作用，还能调节其他（　　　　）的活动。

11. 在生长发育期间，脑垂体分泌的生长激素不足，幼儿就会身材矮小，但智商正常，这种疾病叫（　　　　）；幼儿的骨骼生长迅速，成年后超出正常人很多叫（　　　　）。

12. 人体的感觉器官包括（　　　　）、（　　　　）、（　　　　）、（　　　　）和（　　　　）。

（二）选择题

1. 下列属于条件反射现象的是（　　　　）。

    A. 强光刺激眼睛引起眼睑闭合　　　　　B. 马戏团的动作表演
    C. 食物放入口中分泌唾液　　　　　　　D. 膝跳反射

2. "幼儿对某种活动感兴趣，注意力就比较集中"这体现了幼儿大脑皮层活动的规律是（　　　　）。

    A. 优势原则　　　　　　　　　　　　　B. 动力定型
    C. 镶嵌式活动原则　　　　　　　　　　D. 睡眠

3. 当人从事某项活动时，只有相应区域的大脑皮层活动，其他区域处于休息状态，这是大脑皮层的（　　　　）。

    A. 优势原则　　　　　　　　　　　　　B. 动力定型
    C. 镶嵌式活动原则　　　　　　　　　　D. 睡眠

4. 关于幼儿神经系统特点描述错误的是（　　　　）。

    A. 脑量迅速增长　　　　　　　　　　　B. 容易激动，自控能力差
    C. 年龄越小，脑细胞的耗氧量越小　　　D. 需要较长时间的睡眠

5. 婴幼儿腕骨骨化中心的出现是（　　　　）。

    A. 1个月　　　　B. 6个月　　　　C. 12个月　　　　D. 18个月

6. 婴幼儿腰曲的形成时间约是（　　　　）。

    A. 1个月　　　　B. 6个月　　　　C. 12个月　　　　D. 18个月

7. 关于幼儿运动系统特点描述错误的是（　　　　）。

    A. 关节囊松弛容易脱臼
    B. 骨的化学成分中有机物相对较多，容易变形
    C. 脊柱的四个生理弯曲还没形成
    D. 大肌肉群发育早，小肌肉群发育晚

8. 游离在血液中且能输送氧气的细胞为（　　　　）。

    A. 血小板　　　　B. 白细胞　　　　C. 红细胞　　　　D. 三者都对

9. 关于幼儿血液特点描述错误的是（　　　　）。

    A. 血液量相对比成人多　　　　　　　　B. 血浆含水分较多，凝血物质较少

C. 出生半年后出现生理性贫血　　　　　　D. 白细胞中中性粒细胞的数目较少

10. 关于幼儿心脏特点描述正确的是（　　）。

A. 心脏相对比成人大　　　　　　　　　　B. 心排血量较少

C. 年龄越小，心率越慢　　　　　　　　　D. 5~6 岁幼儿的心率为 95 次/min

11. 关于幼儿血管特点描述错误的是（　　）。

A. 血管管径细，毛细血管丰富　　　　　　B. 血管比成人短

C. 血管的管壁薄，弹性小　　　　　　　　D. 血压低

12. 关于幼儿呼吸系统特点描述错误的是（　　）。

A. 幼儿的咽鼓管窄而长　　　　　　　　　B. 肺泡的数量较少

C. 呼吸量少，频率快　　　　　　　　　　D. 呼吸的节律性差

13. 幼儿能主动排尿是在（　　）。

A. 6 个月以后　　　B. 1 岁以后　　　C. 2 岁以后　　　D. 3 岁以后

14. 关于幼儿泌尿系统特点描述错误的是（　　）。

A. 年龄越小，肾小球的滤过功能和肾小管的重吸收功能越差

B. 3 岁前幼儿易出现遗尿现象

C. 幼儿尿道短，但生长的速度快

D. 幼儿的肾脏相对比成人大，但功能差

15. 幼儿眼球前后径较短，物体的成像落在视网膜的后方称（　　）。

A. 正常视力　　　B. 生理性近视　　　C. 生理性远视　　　D. 近视

16. 看电视要有节制，小班每次不超过（　　）。

A. 30 分钟　　　B. 60 分钟　　　C. 90 分钟　　　D. 120 分钟

17. 关于幼儿耳的结构特点描述错误的是（　　）。

A. 外耳道壁骨化未完成　　　　　　　　　B. 咽鼓管短、粗，倾斜度大

C. 脑膜血管与鼓膜血管相连　　　　　　　D. 易患中耳炎

18. 关于幼儿皮肤特点描述正确的是（　　）。

A. 幼儿皮肤的角质层厚　　　　　　　　　B. 通过皮肤的血液量相对比成人少

C. 皮肤的散热功能比成人弱　　　　　　　D. 皮肤的保护功能差

（三）简答题

1. 幼儿的血液特点是什么？
2. 幼儿的心脏特点是什么？
3. 幼儿血管的特点是什么？

(四)连线题（将下列器官名称与功能用连线连接）

器官	功能
鼻	产生振动发出声音
咽	气体交换的场所
肺	能过滤、升温、湿润空气
喉	消化和呼吸的共同通道

（五）判断并改错

1. 乳牙的牙胚在出生 5 个月时钙化。
2. 乳牙共 32 颗。
3. 在乳牙萌出过程中，恒牙已开始发育。
4. 幼儿吸收能力较弱，消化能力较强，肠的位置固定较差，易出现肠套叠。
5. 对 12 个月以后的婴儿应逐步训练定时大便的习惯。

二、拓展题

（一）思考题

1. 幼儿的神经系统和成人相比有什么不一样？
2. 作为幼儿园教师怎样做才能保证幼儿神经系统的正常发育？
3. 幼儿骨骼为什么容易弯曲变形？如何培养幼儿正确的坐、立、行姿势？
4. 在幼儿园中幼儿使用的餐具以勺子为主，幼儿画画经常使用油画棒，结合本章所学的知识分析，这样做的生理原因是什么？
5. 举例说明如何防止幼儿贫血，并说明理由。
6. 测量一下幼儿在起床前安静时与剧烈运动时的脉搏，并进行分析。
7. 作为幼儿教师你认为应帮助幼儿养成哪些良好的卫生习惯，才能保护幼儿的呼吸系统？能说出理由吗？
8. 幼儿的肝脏有什么特点？生活中我们应该注意哪些事项？
9. 3 岁前的幼儿为什么会出现遗尿现象？
10. 怎样培养幼儿定时排尿的习惯？
11. 怎样对幼儿进行正确的性教育？
12. 怎样理解"既要给孩子补碘，但不是多多益善"这句话？
13. 如何保护幼儿的皮肤？

（二）案例分析题

1. "作为一名称职的幼儿园教师，从幼儿入园的第一天起就应该帮助幼儿形成各种良好的习惯，例如定时排便的习惯、按时进餐的习惯、按时睡眠的习惯等。"这样做符合幼儿大脑皮层活动的什么规律？怎样理解这一规律？

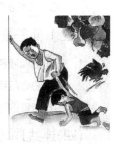

2. 右图中成人的做法对吗？结合本章所学的知识分析这样做的后果是什么？为什么？作为成人应该怎样做？
3. 生活中时常看到，有的家长给幼儿穿紧身的衣服，这种着装合适吗？结合循环系统所学的知识进行分析，幼儿服装的卫生与血液循环有什么关系？
4. 幼儿教师在创编幼儿早操时，在最后的一节都是整理运动，不能马上让幼儿停止运动。能说明理由吗？
5. 呼吸系统的疾病是幼儿常发生的疾病，尤其是冬春季节，幼儿时常会出现鼻塞、呼吸困难等症状，结合幼儿呼吸系统的特点分析，导致这种现象的原因是什么？在工作中作为幼儿教师应采取哪些措施保护幼儿的呼吸系统?

6.某幼儿早晨入园,在教师晨检时发现其口袋里带着小玻璃球,这样做对幼儿有什么危险?教师应该怎样做?

7.右图中是幼儿常见的一种牙齿疾病,这是什么疾病?导致这种疾病的原因是什么?作为幼儿教师能为家长提出该病的哪些预防措施?

8."宝宝妈妈在晚餐时,严厉指责孩子今天在幼儿园没听老师的话和小朋友抢东西",宝宝妈妈这样做对吗?为什么?家长应该怎样做才能保证孩子愉快就餐?

9."宝宝的妈妈,今天早上来幼儿园向老师反映'宝宝这几天小便有点黄,而且次数也不多,有时说小便时小屁股疼。'"作为幼儿园教师平时应该怎样保证幼儿泌尿系统的健康?

10.作为一名中班的的幼儿园老师,当孩子问:"我是从哪来?",该怎样回答孩子的问题?举例说明。尝试设计一个教育活动包括活动目标、活动方法、活动准备、活动过程。

11.如果一名孕妇在怀孕期间严重缺碘,那么宝宝出生后有可能患什么疾病?这种疾病的主要症状是什么?生活中应该怎样做才能预防这种疾病?

12.结合本章的知识分析,幼儿为什么要保证充足的睡眠?如果长期睡眠不足,幼儿有可能患什么疾病?这种疾病的主要表现是什么?

13."当今社会电视、电脑等多种电器已经走进普通百姓的家庭中,许多孩子把看电视、玩电脑游戏当作生活的主要部分,不少孩子过早地戴上小眼镜"。作为幼儿园教师应该如何做,才能更好地保护幼儿的眼睛?

14."由于药物、遗传、感染、疾病、环境噪声污染、意外事故等原因,每年约新生聋儿3万余名。听力障碍严重影响着这一人群的生活、学习和社会交往"。为了让广大人民群众重视耳的健康,1998年我们国家确定"爱耳日"。请问我国的爱耳日的时间是哪一天?作为一名幼儿园教师应怎样保护幼儿的耳?

15."季节交替的时候,特别是夏秋、秋冬交替的时候,幼儿会时常感冒,医院的大夫会嘱咐家长要及时给孩子增减衣服,否则容易导致孩子感冒。"结合本章所学的知识分析导致幼儿感冒的主要生理原因是什么?

第三章 幼儿的生长发育

引入案例

"宝宝刚出生时身高是 50.5 厘米，而到了 1 周岁，身高达到了 74.9 厘米，一年的时间宝宝长了将近 25 厘米。到了 3 岁时宝宝要入园查体，身高才达到 94.9 厘米，两年的时间宝宝身高才长了 20 厘米。宝宝妈妈对此有点紧张。"

其实宝宝的生长是一个正常的现象，绝大多数儿童的身高都是年龄越小生长的速度越快，这是幼儿生长过程中的一个普遍规律。在幼儿的生长过程中有许多普遍的规律。

问题 幼儿生长过程中有哪些规律？影响幼儿生长发育的因素有哪些？作为成人怎样判断幼儿生长发育是否正常？要回答这些问题，让我们进入本章的学习。

本章知识结构

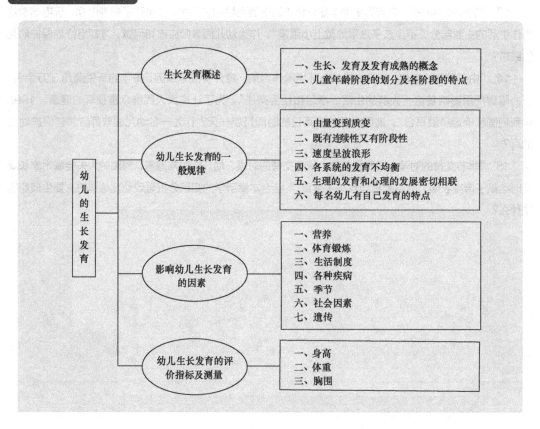

幼儿的生长发育
- 生长发育概述
  - 一、生长、发育及发育成熟的概念
  - 二、儿童年龄阶段的划分及各阶段的特点
- 幼儿生长发育的一般规律
  - 一、由量变到质变
  - 二、既有连续性又有阶段性
  - 三、速度呈波浪形
  - 四、各系统的发育不均衡
  - 五、生理的发育和心理的发展密切相联
  - 六、每名幼儿有自己发育的特点
- 影响幼儿生长发育的因素
  - 一、营养
  - 二、体育锻炼
  - 三、生活制度
  - 四、各种疾病
  - 五、季节
  - 六、社会因素
  - 七、遗传
- 幼儿生长发育的评价指标及测量
  - 一、身高
  - 二、体重
  - 三、胸围

第一节　生长发育概述

一、生长、发育及发育成熟的概念

生长是指细胞的繁殖和增大，表现为各组织器官大小、长短、重量的增加。发育是指组织器官在结构和机能上的改变。发育以生长为基础，生长是量的增加，发育是质的变化。发育成熟是指发育过程达到一个比较完备的阶段，标志着个体在形态、生理、心理上全面达到成人水平。

二、儿童年龄阶段的划分及各阶段的特点

根据儿童解剖生理特点一般将儿童生长发育划分为六个阶段。

（一）胎儿期

从受孕到娩出前的 280 天约 40 周，称为胎儿期。该期特点是胎儿完全依赖母体生存，组织器官正在形成，母体的身体和生活状况对胎儿健康影响较大。胎内前 3 个月称胚胎期，各系统器官在这期末几乎都已基本分化形成；中间 3 个月为内脏发育更趋完善时期；后 3 个月为四肢发育更加迅速的时期。应注意孕期保健工作。

（二）新生儿期

胎儿娩出到刚满 28 天称为新生儿期。新生儿期的主要特点是小儿从胎内依赖母体生活转到胎外独立生活，面临内外环境巨变，适应性差，死亡率高。应注意新生儿期保健，加强护理，如保暖、喂养、消毒、清洁卫生等。

（三）乳儿期

从出生后 28 天到 1 周岁称为乳儿期。这一时期的特点有下面几点。

（1）生长发育较迅速，一年中身高增加 20~25 厘米；体重增加 6~7 千克，是出生时（3 千克）的 3 倍。

（2）来自母体的免疫抗体逐渐消耗完，自身的免疫功能尚在形成中，对疾病的抵抗能力较弱，易得各种感染性疾病。

（3）需要的热量和营养素多，但消化功能尚不完善，易患营养不良及消化紊乱疾病。因此，这一时期的重点是要对婴儿进行合理喂养，重视预防接种，培养其良好的卫生习惯，加强教养和训练。

（四）婴儿期

1 周岁到 3 周岁为婴儿期。这一时期的特点有下面几点。

（1）体格发育速度减慢，中枢神经系统，包括第二信号系统发育加快。随着与周围环境接触的增加，幼儿言语、思维有了很大的发展。因此，对这一时期的幼儿，宜加强早期教育，为其今后的智力发展打下良好的基础。

（2）对外界的反应能力逐渐加强，喜欢运动，但对生活缺乏经验，不知道危险。成人要注意避免幼

儿发生中毒或碰伤等意外。

（3）已经断奶，成人要注意幼儿的营养和消化。

（4）活动多，与人交往多，接触面广，但免疫力低下，急性或慢性传染病的发病率比较高。必须加强预防接种。

（五）幼儿期或学龄前期

3周岁至6～7周岁为幼儿期或学龄前期，这一时期的特点有下面几点。

（1）大脑发育比较完善，智力发展快，理解能力逐渐加强，求知欲强，好奇，好问，好模仿，能用复杂的语言表达自己的思想和感情。

（2）各种运动器官的协调功能发育良好，可以做一些比较细致的手工，从事一些轻微的劳动，也能学习一些简单的文字、图画和歌谣。因此，这一时期应重视对幼儿的教育，培养其从小就具有社会主义的优良品质与文化知识。

（3）对疾病的抵抗力虽已增强，但由于生活范围扩大，得病和受伤的机会增多。成人仍需要注意预防幼儿得传染病、发生外伤事故，并加强幼儿的体格锻炼。

（六）学龄期

从6～7周岁至14周岁为学龄期。这一时期的儿童，除生殖系统外，其他器官的发育都接近成人水平；智力发育快，求知欲、理解力和学习能力大为增强。到了青春期（女孩多在12岁左右开始，男孩在13岁左右开始），此期儿童体格发育又突然增快，生殖系统发育也加快，性特征逐渐明显。儿童在青春期，生理和心理方面有很多重要的变化，成人应根据这些特点，加强卫生保健工作，保证儿童健康成长。

第二节　幼儿生长发育的一般规律

由于营养、体育锻炼等环境因素和遗传因素的不同，幼儿的生长发育会出现各方面的个体差异，但也存在着共性。幼儿生长发育中这种共性的东西就是一般规律。为了使幼儿生长发育的潜力得到最大的发挥，幼儿教育工作者必须了解幼儿从小到大生长发育的一般规律。

 ## 一、由量变到质变

幼儿的生长发育是由不明显的细小量变到根本的质变，不仅表现为身高、体重的增加，还表现为器官逐渐分化，技能逐渐成熟。幼儿生长发育的量变与质变经常是同时进行的。如消化器官，在形状变大、体积增重的同时，结构和技能也变得更复杂了。又如大脑，在体积增大和脑重增加的过程中，皮层的记忆、思维、分析等功能也在不断发展。

所以，幼儿和成人相比，不仅是身体比例小，而且身体的某些技能还没有成熟，对环境的适应能力和对自身的保护能力都比较差。因此在进行卫生保健工作时，必须结合幼儿生长发育的这一特点来考虑具体措施，绝不能脱离幼儿的实际，以成人的标准来要求。

二、既有连续性又有阶段性

幼儿的生长发育是有阶段性的，并且每一个阶段都有它独有的特点，但是，每一个阶段之间又是有联系的，是互相衔接的。前一阶段为后一阶段的发展打下必要的基础，后一阶段在前一阶段的基础上发展。任何一个阶段的发育受到阻碍，都会对后一阶段的发育起不良影响。就像学走路一样，学走路以前，一定要先学会站，学站以前一定要先学会坐，会坐以前一定要会直起头来。幼儿的动作发展是从头部开始的（抬头、转头），以后发展到上肢（取物），再发展到躯干（翻转与直坐），最后发展到下肢，学会站立和行走。从幼儿上肢的动作发展来看，又是从手臂到指尖的。初生时，上肢只会无意识地乱动，手几乎不起任何作用；四五个月时，能有意识地拿东西，但也只能用整只手一把抓；十个月左右，才会用指尖去拿东西；一岁左右，会灵巧地用两个手指捏起细小的物体。

根据这一规律，可以清楚地看到，如果在儿童发育的某一阶段，没有给予适当的条件使之加强锻炼，那么不仅会影响儿童这一阶段的发育，而且还必然会推迟以后一系列的发育。因此，幼儿教育工作者必须严格按照这一规律，为幼儿各阶段的发育创设一定的条件，使幼儿的发育迅速、顺利地从一个阶段走向另一个更高的阶段。

三、速度呈波浪形

人体的生长发育不是直线上升的，而是波浪式的，有时快些，有时慢些。以身高、体重为例，儿童出生后的第一年增长最快（如身高比出生时增长 53%，体重增长 2 倍）；第二年增长速度也比较快（身高增加 10 厘米，体重增加 2.5～3.5 千克）；以后，增长速度急剧下降（身高每年增加低于 5 厘米，体重每年只增加 1.5～2 千克）；到青春发育期，又出现第二次的突增（身高每年增加 7～8 厘米，最快的达到10 厘米，体重开始时增加 5～6 千克），发育成熟，骨骼钙化完成后，增长速度减慢，如图 3-1、图 3-2所示。又如，从出生到成人的发育过程中，头只增长 1 倍，躯干增长 2 倍，上肢增长 3 倍，下肢要增长4 倍，如图 3-3、图 3-4 所示。

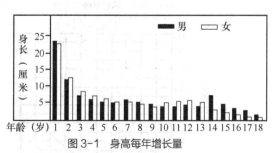

图 3-1 身高每年增长量

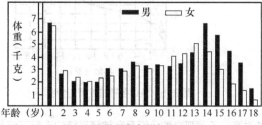

图 3-2 体重每年增长量

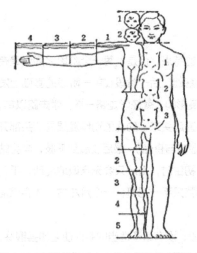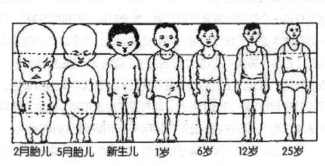

图 3-3　新生儿及成人身体各部分发育的比例　　　图 3-4　胎儿时期至成人身体各部比例

2月胎儿　5月胎儿　新生儿　1岁　6岁　12岁　25岁

根据这一规律，幼教工作者必须从幼儿发育的不同速度出发，注意安排各种不同的活动，提供各种丰富的营养，以促进幼儿的正常发育。

四、各系统的发育不均衡

人体各器官、系统的发育不是同时进行的。某一器官可能增长得快，另一器官可能增长得比较慢，还有的器官可能已趋于退化。如神经系统发育得最早，幼儿在 6 岁时脑重量已达到成人的 90%，呼吸、消化系统的发育与身高、体重的增长很相似，呈波浪形；淋巴系统的发育也比较早，10 岁左右达到高峰，10 岁以后就逐渐退化。而生殖系统的发育，在幼儿时期进展缓慢，到青春期非常迅速，很快达到成人水平，如图 3-5 所示。

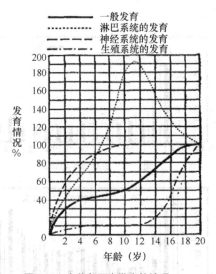

图 3-5　身体各器官发育的情况

人体各器官、系统的发育，不是孤立的，而是在神经系统的支配下相互关联的。某一器官的发育，可以促进另一些器官的发育。如组织幼儿进行适宜的体育锻炼，幼儿的骨骼、肌肉发育加快，会促进心脏和呼吸器官机能的成熟，有利于神经系统的发育。

 ## 五、生理的发育和心理的发展密切相联

人体生理的发育是心理发展的基础，心理的发展也能影响生理功能。例如：

（1）生理上的饥饿或疲倦，容易影响情绪。如幼儿没吃早饭就上幼儿园，很容易发脾气或精神不集中。

（2）情绪不佳影响生理功能。如幼儿情绪不佳时，母亲勉强他吃饭，引不起食欲，影响胃液及其他消化液的分泌，从而影响消化和吸收的效率。

（3）体格上的缺陷也会引起心理不正常。如幼儿斜视，未及时得到纠正，又时常受到成人或同伴的讥笑，就会产生自卑感，并主动闭上斜眼以掩盖自己的缺陷。结果不但没有纠正斜眼，还形成一只眼大，一只眼小。又如耳聋的幼儿，因为听不清楚别人的话而发音不准确，如果受到教师或父母的斥责，那么说话时就会犹豫不决，养成口吃的习惯。

（4）身体外形能反映情绪状况。情绪正常的幼儿一般是挺胸、抬头，坐、立、行的姿势正确，活泼，动作敏捷，积极参加幼儿园的各项活动。情绪不佳的幼儿，外表是病态的，站不直、弯腰、驼背、行动迟缓、精神不振、注意力不集中。

 ## 六、每名幼儿有自己发育的特点

由于先天、后天各种因素的不同，幼儿不可能长得一样，就是同年龄的幼儿，也有高矮、胖瘦、强弱、智愚之分。

先天因素为幼儿发育提供可能性，后天因素为幼儿发育提供现实性。在研究和评价孩子的发育时，不能教条地将某一幼儿的身高、体重数字，同标准平均数比较后马上做出片面的结论，而要结合某一幼儿以往的发育情况，将其现在和过去相比，全面分析、衡量以后，才可以谨慎地做出结论。根据幼儿生长发育的个别差异，幼教工作者要区别对待，不能强求所有幼儿生长发育的速度、标准等都一样。但是，应当充分发挥每一名幼儿的遗传潜力，使其都能够茁壮成长。

第三节　影响幼儿生长发育的因素

幼儿的生长发育有其自身的规律，但是外界环境、条件的好坏，也能影响幼儿的生长发育。影响幼儿生长发育的因素很多，主要有以下几方面。

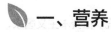 ## 一、营养

幼儿正处于迅速发育的阶段，需要足够的营养，保证同化过程超过异化过程。幼儿如果能不断获取

丰富的营养，并且各种营养成分的比例适当，那么就能促进其生长发育；反之，不仅影响发育，而且会导致某些疾病。例如，某地于 1978 年观察两名 8 岁的儿童，前者营养较好，骨骼发育相当于 9 岁的儿童；后者长期营养不良，骨骼发育只相当于 4 岁儿童。某些国家还在一些不发达地区观察发现，一些胎儿期和出生后营养极度不良的婴儿，大脑发育显然远远落后于正常婴儿，营养不良的程度越严重，时间越长，对婴儿的智力发展影响也越大。当前我国独生子女较多，营养条件一般较好，更应注意幼儿膳食中营养的全面和平衡，以保证幼儿的生长发育与健康。

二、体育锻炼

体育锻炼是促进人体发育，增强体质强有力的措施。参加体育运动后，不仅异化过程加强，更重要的是同化过程增强。经常锻炼的人在正常情况下，同化过程总是超过异化过程，因而促进了身体各部分的发育。参加体育锻炼，对骨骼和肌肉的影响最为明显：能促进骨骼钙化，增强肌肉力量，使肌肉长得更丰满、更有力；对提高呼吸系统和心脏的功能及神经系统的调节功能也有明显的促进作用。

三、生活制度

制定合理的生活制度，保证幼儿有足够的户外活动时间，组织幼儿进行适当的学习和游戏，定时进餐，保证充足的睡眠，让幼儿的生活有规律、有节奏，使幼儿身体各个部分，包括大脑皮层在内的活动与休息适当交替，对幼儿的生长发育有很大的促进作用。

四、各种疾病

任何疾病都能影响幼儿的生长发育。病中，尤其是体温过高时，幼儿正常的能量代谢遭到破坏，器官功能紊乱，不仅不能正常发育，还会出现体重减轻、动作和语言的产生和发展推迟等现象，影响以后的学习。因此，幼儿园要积极采取措施，做好各种防治急慢性疾病、传染病的工作。

五、季节

季节对人体发育有明显的影响。一般来说，春季身高增长快，3～5 月身高的增长量等于 9～11 月的2～2.5 倍；秋季体重增长快，9 月至来年 2 月体重的增长是 3～8 月的 2 倍。炎热的夏季，有的儿童疰夏，体重减轻。体重的增加，在出生后的前两年内，没有明显的季节差异。

六、社会因素

社会因素对幼儿生长发育的影响是综合性的，主要取决于父母的职业和经济情况。在资本主义国家，一般中上层的家庭可供给幼儿较好的营养、居住和医疗保健条件。我国解放后，人民的生活水平提高，幼儿的生长发育水平比解放前有显著提高。有人将北京市 1975 年与 1955 年的有关资料进行了比较，发现北京市各年龄组男学生的身高，20 年内增长了 2.0～5.7 厘米。

在同样的经济条件下，家庭人口的多少，尤其是子女的多少，对幼儿的生长发育也有明显的影响。在子女多的家庭里，无论是经济收入较高或较低，儿童的生长发育都受到显著的不良影响。因此，我国实行计划生育肯定有利于幼儿的生长发育。

幼儿的生长发育还明显地有城乡差异。无论是国内，还是国外，许多调查都说明：城区幼儿的发育水平高于近郊幼儿；近郊幼儿的发育又高于远郊农村。这是几千年来社会历史造成的城乡差异在幼儿生长发育上的反映。解放后，我国农村经济发展，卫生条件得到改善，农村幼儿生长发育的水平不断提高，与城乡幼儿生长发育水平上的差距正在缩小。

七、遗传

遗传对幼儿发育的影响是肯定的，不仅能预示子女的身高或体重，甚至决定子女的体型，并且在很大程度上还影响子女内分泌系统的发育。但是，后天各种因素的影响也是非常重要的。上面所说各国幼儿的生长发育都有长期加速的趋势，就说明了这一点。幼教工作者的责任就是要为幼儿创造最理想的条件，充分发挥幼儿遗传的潜力，使幼儿的生长发育达到最完善的地步。

小思考

在美国洛杉矶长大的日本幼儿，生活环境与美国白人相近，但其腿长却低于同等身高的幼儿，而和日本本土长大的幼儿相似。这是什么原因？

第四节　幼儿生长发育的评价指标及测量

对幼儿生长发育状况的评价要全面，应包括幼儿的形态发育、内部器官发育和心理发展及其他各方面的健康状况。对幼儿形态发育的评价比较常见。

幼儿的形态发育主要反映在身高、体重、胸围的变化上。幼儿园要定期测量幼儿的身高、体重和胸围，并将测得的数据与正常指标进行比较。如不正常，应寻找原因，进一步改进保健工作。

测量时，一定要注意量器的精确性，每次测量都要用统一的量器，方法、顺序也必须统一。测量时间，最好是在早晨空腹排便后，测量时，要求幼儿穿轻便衣裤，赤足。

一、身高

身高是反映幼儿骨骼发育的重要指标，是正确评价幼儿生长速度时不可缺少的依据之一。

身高是指从头顶至足底的垂直长度，其增长规律是年龄越小，增长越快。儿童出生时身高约 50 厘米；

出生后的前半年平均每月增长 2.5 厘米, 出生后的后半年平均每月增长 1.5 厘米, 1 周岁时身高 75 厘米; 第二年增长 10 厘米, 以后平均每年增长 5 厘米。2 周岁以后, 至 12 岁的身高计算, 可参考下列公式: 身高=[年龄×5+80 (或 75) 厘米]。

知识拓展

《3～6 岁儿童学习与发展指南》健康领域中身心状况目标 1: 具有健康的体态

3～4 岁	4～5 岁	5～6 岁
1. 身高和体重适宜。参考标准: 男孩: 身高: 94.9～111.7 厘米 体重: 12.7～21.2 千克 女孩: 身高: 94.1～111.3 厘米 体重: 12.3～21.5 千克 2. 在提醒下能自然坐直、站直。	1. 身高和体重适宜。参考标准: 男孩: 身高: 100.7～119.2 厘米 体重: 14.1～24.2 千克 女孩: 身高: 99.9～118.9 厘米 体重: 13.7～24.9 千克 2. 在提醒下能保持正确的站、坐和行走姿势。	1. 身高和体重适宜。参考标准: 男孩: 身高: 106.1～125.8 厘米 体重: 15.9～27.1 千克 女孩: 身高: 104.9～125.4 厘米 体重: 15.3～27.8 千克 2. 经常保持正确的站、坐和行走姿势。

注: 身高和体重数据来源: 《2006 年世界卫生组织儿童生长标准》4、5、6 周岁儿童身高和体重的参考数据。

二、体重

体重在一定程度上反映幼儿的骨骼、肌肉、皮下脂肪和内脏重量增长的综合情况。体重和身高的比例, 还可以辅助说明幼儿的营养状况。因此, 体重也是评价幼儿生长发育的重要指标之一。

幼儿体重增长的速度与年龄有关。幼儿出生时体重 3 千克左右; 出生后的前半年增长迅速, 平均每月增长 600 克, 出生后的后半年平均每月增长 500 克, 一周岁时体重约 9 千克; 第二年增长 2.5～3.5 千克, 以后平均每年增长 1.5～2 千克。2 周岁以后到 12 岁的体重计算, 可参考下列公式: 体重=[年龄×2+8 (或 7) 千克]。

三、胸围

胸围表示胸廓的容积, 反映胸部骨骼、肌肉和脂肪层的发育情况, 并在一定程度上反映身体形态及呼吸器官的发育情况, 以及体育锻炼的效果。营养差者胸围较小。显著的胸廓畸形可见于佝偻病、肺气肿、心脏病等。

出生时, 幼儿胸围为 31～33 厘米; 15～21 月时大约为 46 厘米; 2～12 岁, 平均每年增加 1 厘米。

胸围测量方法: 胸前以乳头为标准, 背后以肩胛骨为标准, 用软尺绕身体一周, 其长度为胸围数。

知识拓展

如何做好幼儿生长监测

做好幼儿系统体格检查，并不像有的人说的那样可有可无，它看似简单，其实里面大有学问。幼儿生长发育监测的基本内容包含以下方面：

1. 定期体格检查

（1）体格测量：主要包括体重、身高（长）、头围、胸围，必要时测量上臂围及坐高。

（2）全身体格检查：主要包括头颅及五官检查，胸廓及心肺检查，腹部、脊柱和四肢检查等。通过检查可以及早发现这些部位或器官的异常。

（3）实验室检查：一般在6个月时查一次血色素，1岁以后每年检查一次，以早期发现营养性贫血。1岁、2岁分别进行1次尿常规检查；2岁以后每半年检查一次大便，了解有无寄生虫卵。有条件的可测查血钙、锌、铜、铁等微量元素，进行膳食营养分析等。

2. 系统评价监测，早期发现生长偏离

通过询问养育史、测量、身体检查等方法，得到一些幼儿发育方面的数据资料。这些资料还要经过保健医师的分析、比较、判断，对幼儿生长发育和健康状况做出评价，并提出指导意见，指导家长及时进行干预和治疗，保证幼儿健康成长。

幼儿时期常见的体格生长偏离是多种多样的，例如较常见的：体重过重可见于肥胖症患儿、水肿患儿等；低体重可见于部分严重宫内营养不良的儿童，出生后体重未能追上同龄儿童，或因喂养不当、慢性疾病等因素造成营养不良；而身材偏高可见于家族性高身材、垂体性肢端肥大症等；矮身材则可由于体质性发育延迟、长期喂养不良、慢性疾病、生长激素不足等因素造成。

生长发育监测重要的是要系统连续地进行，因此，应定期到从事幼儿保健的专业机构去进行保健。

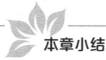

本章小结

生长是指细胞的繁殖和增大，表现为各组织器官大小、长短、重量的增加。发育是指组织器官在结构和机能上的改变。发育以生长为基础，生长是量的增加，发育是质的变化。儿童的生长发育阶段可以分为：胎儿期、新生儿期、乳儿期、婴儿期、学龄前期、学龄期和青春期。不同的发育阶段有不同的特点。幼儿的生长发育遵循由量变到质变、既有连续性又有阶段性、速度呈波浪形、各系统的发育不均衡、生理的发育和心理的发展密切相联，且每名幼儿有自己发育的特点。幼儿生长发育受到多种因素的制约，例如营养、体育锻炼、生活制度、各种疾病、季节、社会因素、遗传等。幼儿的形态发育主要反映在身高、体重、胸围的变化上。幼儿园要定期测量幼儿的身高、体重和胸围，并将测得的数据与正常指标进行比较。

● 本章思考与实训 ●

一、基础题

（一）填空题

1. 发育成熟是指发育过程达到一个比较完备的阶段，标志着个体在（　　）、（　　）、（　　）上全面达到成人水平。

2. 发育以（　　）为基础，生长是（　　）的增加，发育是（　　）的变化。

3. 影响生长发育的因素包括（　　）、（　　）、（　　）、（　　）、（　　）及社会因素和遗传。

（二）选择题

1. 下列哪句话的理解是错误的（　　）。

　A. 生长是指细胞的繁殖和增大，表现为各组织器官大小、长短、重量的增加。

　B. 发育指组织器官在结构和机能上的改变。

　C. 发育成熟是指发育过程达到一个比较完备的阶段，标志着个体在形态、生理、心理上全面达到成人水平。

　D. 生长以发育为基础，发育是量的增加，生长是质的变化。

2. （　　）的重点是要对婴儿进行合理喂养，重视预防接种。

　A. 胎儿期　　　　B. 新生儿期　　　　C. 乳儿期　　　　D. 婴儿期

3. 婴儿动作的发展顺序是（　　）。

　A. 抬头-翻身-坐-爬-站立　　　　　　　B. 翻身-抬头-坐-爬-站立

　C. 抬头-坐-翻身-爬-站立　　　　　　　D. 抬头-翻身-坐-站立-爬

（三）简答题

1. 儿童年龄阶段的划分及各阶段的特点是什么？

2. 影响幼儿生长发育的因素有哪些？

二、案例分析

有句老话说"三翻六坐八爬爬"，意思是 3 个月的宝宝会翻身，6 个月的宝宝会坐，8 个月就会爬了。这句话反映了婴幼儿生长的什么规律？如何理解这一规律？

三、章节实训

分组测量不同年龄班幼儿的身高、体重和胸围，并与正常值相对照进行分析和评价。

第四章 幼儿的生活制度

引入案例

"再过几天就是 9 月 1 日了，宝宝 3 岁 2 个月，要进入幼儿园开始过集体的生活，宝宝妈妈有点担心，担心孩子到幼儿园不会吃饭、不能独立睡觉、不适应幼儿园的如厕环境会出现尿裤子的现象等。小李老师刚刚送走大班的孩子，今年又重新迎接小班的孩子，根据以往的经验，她认为宝宝妈妈担心的现象在幼儿园的确经常发生，而且是一种普遍而正常的现象，不过进入十月份，一般的孩子都能独立进餐、睡眠，能独立如厕或者在如厕遇到困难时能主动寻求帮助，孩子每天能快快乐乐入园，高高兴兴回家。"

　　幼儿从家庭步入幼儿园，幼儿园的一切对其来说都是全新的：全新的周围环境，全新的人，全新的生活方式。此时幼儿园教师的任务非常艰巨，要尽快让幼儿适应幼儿园集体的生活方式，帮助幼儿形成进餐、睡眠、如厕、盥洗等良好的生活卫生习惯。要想帮助幼儿形成这些良好的生活卫生习惯，教师必须要为幼儿制定合理的生活制度。

问题　作为一名幼教机构的工作者，为什么要帮助幼儿制定合理的生活制度？又怎样为幼儿制定生活制度？幼儿一日的生活环节有哪些？每一环节的卫生要求分别是什么？要回答这些问题，让我们进入本章的学习。

本章知识结构

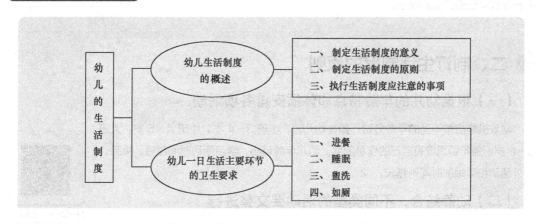

第一节　幼儿生活制度概述

　　合理的生活制度是根据幼儿的年龄特点，将幼儿一日生活的主要内容如睡眠、进餐、盥洗、活动、游戏等每个环节的时间、顺序、次数和间隔给予合理的安排。也就是通常所说的生活作息制度。

一、制定生活制度的意义

（一）合理的生活制度能促进幼儿的生长发育

合理的生活制度可以使幼儿一日生活有节奏的进行，从而使幼儿生活内容丰富多彩，身体各系统器官有劳有逸、健康成长。例如适当体育活动可以提高幼儿的心肺功能，使大脑得到充足的氧气，提高幼儿的免疫功能。充足的睡眠不仅可以缓解身体各器官的疲劳，还可以使幼儿脑垂体分泌更多的生长激素，从而促进幼儿骨骼的发育。

（二）正确执行生活制度有利于幼儿养成良好的习惯

生活中的一系列活动，按一定时间和顺序重复多次后，就会成为一种信号，形成条件反射，也就是形成习惯。幼儿在某个方面形成了习惯，他们的神经系统就形成了一种固定的条件反射。固定的教养方式和要求，可成为条件刺激在大脑皮层形成动力定型而养成习惯。如果每天按照一定的时间和顺序，安排幼儿的睡眠和进餐等活动，可以使幼儿在固定的时间内食欲旺盛，睡意浓浓。年龄越小，越容易建立起来动力定型，所以应从小培养幼儿良好的生活卫生习惯。

（三）生活制度是保证幼教机构保教人员做好工作的条件

组织好幼儿的一日生活，不但能使其身体健康、精神愉快、精力充沛，同时还能保证保教人员能有更多的时间通过教育活动、游戏、劳动和其他活动，使幼儿养成良好的生活、卫生、学习和行为等习惯。在托幼机构中，尤其是小班，由于每名幼儿刚刚来自不同的家庭，分别有着不同的生活习惯，只有统一的生活制度，才能保证幼教机构中教育教学活动正常进行。因此，生活制度是幼教机构完成促进幼儿全面发展教育任务的重要保证。

二、制订生活制度的原则

（一）根据幼儿的年龄特点和体质安排各项活动

幼教机构应按不同的年龄分班，如在幼儿园，小班3~4岁，中班4~5岁，大班5~6岁，各年龄班应有自己的作息制度。幼儿年龄越小，学习活动时间越短，休息、户外活动和睡眠的时间则越长。

扫一扫——7岁以内小儿一日生活活动时间分配

（二）动静结合，不同类型的活动要交替进行

幼儿进行活动时，应注意不同类型的活动交替进行，这样使大脑皮层各机能区的神经细胞和身体各系统、各组织得到轮流休息，防止神经细胞和肌肉等组织的疲劳，提高活动效率。例如在幼儿园当一天需要两次安排教育活动时，语言、科学最好与健康、艺术交叉进行。

（三）根据家长工作需要安排入园和离园时间

在安排幼儿一日生活制度时，应考虑方便家长，有利于他们的工作。托幼机构作息制度的规定，应服从家长从事劳动的时间和要求。为家长减轻负担，便于接送孩子，可根据家长上下班的时间，确定幼儿入园和离园的时间。幼教机构应与家长密切配合，协同一致地工作，保证合理的生活制度的实施，从

而获得良好的教育效果。

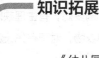

知识拓展

幼儿园的任务

《幼儿园工作规程》明确指出幼儿园的任务是实行保育与教育相结合的原则,对幼儿实施体智德美全面发展的教育。促进其身心和谐发展。同时为幼儿家长参加工作、学习提供便利条件。

（四）结合季节变化做适当的调整

由于一年四季的昼夜长短不一样,幼儿的作息制度可以进行适当的调整。夏季,早晨可早起床,中午延长午睡的时间。冬季早上可晚起床,晚上早上床,缩短午睡时间。进餐和其他活动时间,也需要随季节变化进行相应的调整。冬夏早操的时间有所不同,夏天可以提前,冬天可以推后。

扫一扫——青岛某幼儿园各年龄班秋冬季作息时间表

（五）不同地区的生活制度也有所不同

我国地域辽阔,纬度和经度相差较大,因此安排幼儿的生活制度应有所不同。同样是入园的时间,新疆地区幼儿园入院的时间肯定要比沿海城市的入院时间要晚;在北方的黑龙江地区和南方的海南岛地区户外活动的时间也是有所不同的,夏天海南地区的户外活动的时间要减少,冬天黑龙江地区的户外活动的时间也要减少。

扫一扫——青岛某幼儿园各年龄班春夏季作息时间表

三、执行生活制度应注意的事项

（一）保教人员必须自觉、严格执行生活制度

作息制度一旦制定,必须严格执行,持之以恒,不得随意更改。保教人员要明确分工、密切配合、统一要求,以保证生活制度的严格执行。

（二）家庭和幼教机构必须步调一致

现在不少家庭与托幼机构的教育严重脱节,教师为幼儿制定的生活制度在家庭中不能很好地实施。例如在幼儿园幼儿可以独立进餐、睡眠,而回到家里,由于种种原因,家长尤其祖父母们,往往对幼儿包办代替;幼儿的作息时间在家庭也发生了变化,本来一日三餐,可是周末回家变成一日两餐,或者改变就餐时间。许多幼儿因节假日贪食,玩得过累,周一时发烧、消化不良、感冒,这种现象称之为"星期一病"。因此,作为幼教机构的工作者,还必须争取家长的配合,让幼儿在家庭中也能做到"自己的事情自己做,不会的事情学着做,别人的事情帮着做"。

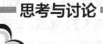

思考与讨论

幼儿园教师如何对家长开展教育,以谋求家长对幼儿园教育的配合?

（三）做到一般管理和个别照顾相结合

托幼机构的一切活动的安排都要照顾绝大多数幼儿的身心状况，但是对体弱多病，有生理缺陷或体力、智力较强的幼儿还要给予个别照顾。如气候变化，先给体弱多病幼儿增减衣物，对于有先天性心脏病的幼儿要限制户外活动的强度。睡眠时可以先让年龄小体质差的幼儿先上床等。

（四）贯彻预防为主的方针

幼儿对疾病的抵抗力差，在集体生活中接触密切，若发生传染病，很容易蔓延；幼儿好奇心重，探索欲望强，自我保护能力差，容易发生意外伤害。所以要采取积极措施，加强幼儿体格锻炼和户外活动，通过户外活动培养其自我保护能力，在活动中让幼儿知道什么可以做什么不可以做，培养幼儿的规则意识。平时要注意培养幼儿良好的卫生习惯，防患于未然，促使其健康成长。

第二节　幼儿一日生活主要环节的卫生要求

幼儿在幼儿园一日生活活动主要环节包括：晨检（午检、晚检）、进餐、睡眠、盥洗、如厕、教育活动、游戏和户外活动等。保教人员必须严格地执行生活作息制度，组织好各个环节，并对幼儿明确地提出具体的卫生要求，充分体现"一日生活即课程"的教育理念，培养幼儿各种能力，最终达到促进幼儿身心和谐发展。

 ## 一、进餐

1岁半以后幼儿每天应安排三餐两点（早、中、晚各一餐，再加两次点心）。正餐间隔的时间为3.5～4小时。

思考与讨论

用所学的卫生学知识分析，两餐的间隔时间为什么是3.5～4小时？

1. 做好餐前的各项准备工作

做好餐前的准备工作是保证幼儿愉快进餐的首要条件。第一，为幼儿创设安静、清洁、愉快的进餐环境，还可以播放愉悦舒缓的音乐；第二，提供适合幼儿使用的餐具，无论什么样的餐具，都要符合国家的卫生要求，拒绝使用一次性或者各种塑料制品的餐具，小班孩子可以使用勺子，中、大班可以使用筷子；第三，提供色香味俱全、可口的饭菜，饭菜的温度要适宜，避免烫伤孩子；第四，让孩子养成进餐前洗手的习惯；第五，饭前半小时禁止做剧烈的运动；第六，从中班开始可以安排幼儿做值日生，协助教师做好进餐的工作，以培养孩子的独立生活能力；第七，让幼儿根据要求自己独立取餐。

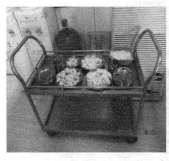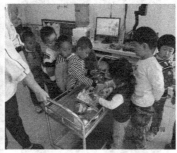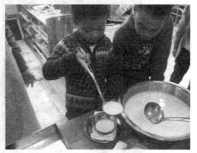

图 4-1　餐前准备

2. 进餐时教师要细心观察，指导幼儿正确用餐

第一，幼儿每餐进餐时间为 20～30 分钟，保证孩子吃饱吃好每餐；第二，禁止教师在幼儿进餐的过程中处理各种影响幼儿情绪的问题；第三，幼儿进餐时，教师应仔细观察每一名幼儿的进餐行为，观察幼儿进餐情绪、进餐速度、进餐量以及对食物的偏好，发现问题及时处理（如果个别幼儿出现食欲不好，进餐速度慢等问题要及时与家长沟通了解幼儿的身体情况的；第四，在进餐的过程中培养幼儿良好的饮食习惯，吃饭时安静进餐，不挑食，不吃汤泡饭，细嚼慢咽，按时、定量、定位就餐，保持桌面、地面的干净整洁；第五，鼓励幼儿独立进餐，对于小班刚入院的幼儿，有时需要成人的帮助，对于进餐速度非常慢的幼儿，进餐时可以让他提前就餐。

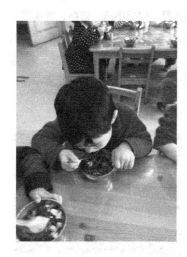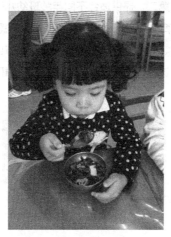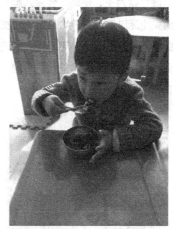

图 4-2　用餐方法

3. 做好就餐的结束工作

第一，就餐结束可以让幼儿独立收拾餐具，并将小椅子放回指定的位置；第二，让幼儿养成饭后漱口、洗手的习惯；第三，饭后半小时内不做剧烈的运动，可以让幼儿看看书，等待饭后的散步；第四，就餐结束要保持就餐环境的干净整洁；第五，洗刷餐具，并进行合理的消毒（如果使用紫外线消毒，让幼儿远离紫外线；如果使用消毒液消毒一定要冲刷干净，避免二次污染；最好使用高温蒸煮消毒）。

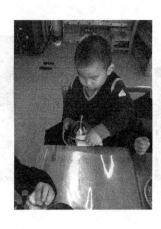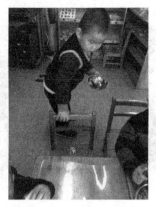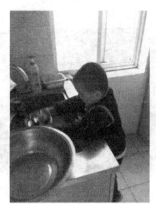

图 4-3　就餐结束

二、睡眠

　　充足的睡眠可以使孩子全身的器官得到很好的休息，特别是对大脑最好的保护，脑垂体在睡眠的情况下分泌的生长激素也最多，所以必须要保证幼儿充足的睡眠，从小培养儿童按时睡眠的好习惯。《托儿所幼儿园卫生保健工作规范》中明确指出 3~6 岁儿童的午睡时间可根据季节以 2~2.5 小时每天为宜。

1. 做好睡眠前的准备工作

　　第一，创设温馨舒适的睡眠环境，卧室要保持安静，空气清新，室温一般为 16~18℃，卧室的墙饰以暖色调为主，使幼儿容易入睡；第二，提供适合不同年龄班幼儿的卧具，包括小床、被褥、枕头等，避免小床过软，影响幼儿脊柱的发育；第三，睡前应开窗通风，被褥等应经常清洗、暴晒、消毒；第四，睡前不做剧烈运动，不喝茶、咖啡等刺激性饮料，不看惊险电视节目，安排幼儿睡眠动作要轻柔，态度要和蔼，使幼儿保持安定的情绪，这样有利于入睡，并减少睡眠障碍；第五，入睡前提示幼儿去小便；第六，教给孩子自己穿脱衣服。

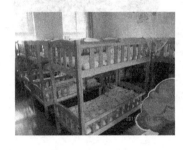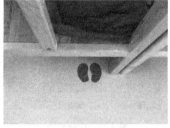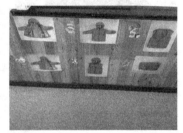

图 4-4　睡前准备

2. 睡眠过程教师要巡回观察，避免意外的发生

　　第一，教会幼儿正确的睡眠姿势，一般以右侧卧位或仰卧位为宜，不要俯卧，不蒙头，要用鼻子呼吸；第二，对于熟睡幼儿姿势不正确的，或者被子被踢掉的要给予及时的帮助；第三，有针对性地叫醒幼儿排尿，如果发现个别幼儿有尿床、吸吮手指、睡眠不安及玩弄生殖器等情况时，应分析原因，帮助纠正，但不可当众大声斥责，否则会伤害幼儿的自尊心，并会影响其他幼儿的睡眠；第四，排除噪声、光等影响睡眠的各种因素；第五，对于个别幼儿确实存在入睡难的问题，教师可让他延迟睡眠，以免影响他人，禁止用恐吓的方法逼迫幼儿入睡，可和家长沟通，寻找解决问题的办法。

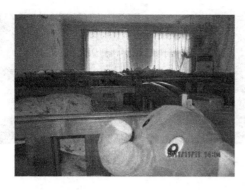
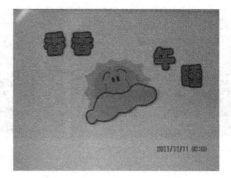

图 4-5 睡眠过程

3. 做好起床后的整理工作

第一，起床后保教人员指导幼儿自己穿衣服，叠被子，必要的情况下给予适当的帮助；第二，保教人员帮助幼儿整理仪容仪表，例如帮助女孩梳头；第三。可以播放舒缓愉悦的音乐。

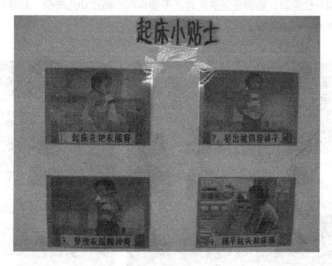

图 4-6 起床后

三、盥洗

幼儿盥洗是为了保持手脸及全身皮肤和毛发的清洁，增强皮肤抵抗力，养成爱清洁、讲卫生的好习惯。盥洗环节也是幼儿每天必不可少的重复多次又毫不起眼的一个环节，包括洗手、漱口等环节。在这看似简单而平凡的一环中却蕴含着许许多多的学问，养成良好的盥洗习惯，是保障幼儿身体健康的第一道防线。

1. 为幼儿创设盥洗的环境，做好盥洗前的准备工作

第一，根据《幼儿园工作规程》的要求，幼儿园的每个班级必须有专用的盥洗室，提供适合幼儿使用的设备包括水龙头、肥皂等，保证幼儿用流动的水洗手，肥皂应是中性的，碱性要小，避免伤害幼儿的皮肤；第二，用直观形象的手段，交给幼儿正确的盥洗方法，其中主要是洗手及漱口的方法；第三，为每个幼儿准备一条毛巾、一个漱口的杯子；第四，每天教师将消毒好的毛巾、杯子取回，可以让幼儿洗手后自己放在固定的位置。

扫一扫

扫一扫——儿童六步洗手法

075

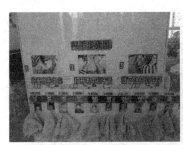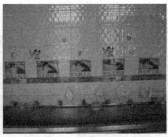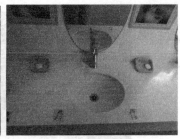

图 4-7　盥洗前

2. 在幼儿盥洗的过程中，教师要做一个观察者、指导者

第一，让幼儿养成饭前便后洗手、饭后漱口的习惯；第二，教师监督、指导幼儿用正确的方法盥洗；第三，提醒幼儿养成排队等候，不拥堵，节约用水等文明习惯。

3. 盥洗结束后，做好整理工作

在幼儿每次盥洗结束时，要保证盥洗室地面不要有水，防止幼儿摔倒，对幼儿每天使用的毛巾、水杯要进行高温蒸煮或者暴晒消毒。

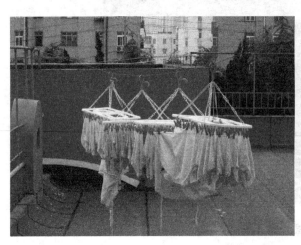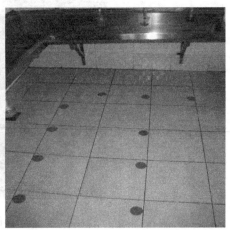

图 4-8　盥洗后

四、如厕

如厕环节能反映一个人最基本的生活自理能力和卫生习惯。从小培养幼儿的如厕能力，让幼儿养成良好的排便习惯，预防泌尿系统疾病，保证幼儿身心健康。

1. 为幼儿创设良好的如厕环境，做好如厕前的准备工作

第一，根据《幼儿园工作规程》的要求，幼儿园的每个班级必须有专用的厕所，提供适合男、女幼儿使用的便池，厕所所要有良好的通风条件；第二，用直观形象的手段交给幼儿正确的如厕方法，包括如何脱裤子、穿裤子，如何擦屁股；第三，为幼儿准备好如厕使用的卫生纸，放在固定的地方，一般纸宽约 10 厘米，纸长约 13 厘米，教育幼儿要节约用纸。

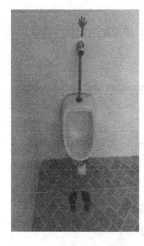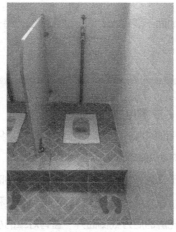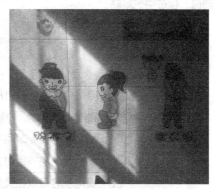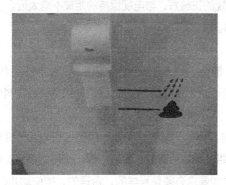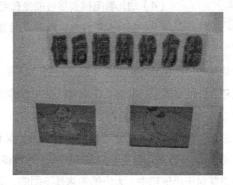

图 4-9　如厕环境

2. 在幼儿如厕的过程中，教师要做一个观察者、指导者

第一，在幼儿活动前后、睡眠前后，教师要提示幼儿如厕，培养幼儿定时排便的习惯，避免幼儿出现尿床、尿裤现象；第二，教师监督、指导幼儿用正确的如厕方法；第三，提醒幼儿养成文明如厕的习惯，例如便后要冲水，不在厕所拥挤、打闹等；第四，教师要注意观察幼儿的排便情况，包括排便的次数及粪便的颜色，如果幼儿出现异常及时和家长沟通；第五，教育幼儿不要憋尿，有小便要及时排出。

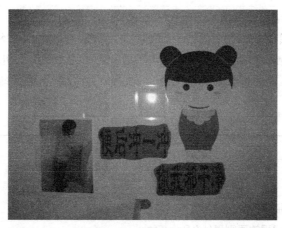

图 4-10　如厕后

3. 如厕结束后，做好整理工作

在幼儿每次如厕结束时，要保证厕所地面不要有水，防止幼儿摔倒，每天要对厕所进行消毒及自然通风，保证空气新鲜。

知识拓展

看电视的卫生要求

当今电视机基本走进幼儿园的每一个班，幼儿教师经常组织孩子看电视，因此必须保证幼儿看电视的卫生，保护幼儿的眼睛。

（1）幼儿看电视的时间不要太长，不同的年龄班看电视的时间不一样。

（2）幼儿看电视节目时，荧光屏上的图像要调清楚，亮度和黑白对比度要适中。

（3）看电视时可以在荧光屏的后方或侧面开一盏有灯罩的小灯。

（4）幼儿看电视要尽可能坐在电视的正前方，与电视保持的距离不能太近。

（5）多补充富含维生素 A 的食物。

幼儿一日的生活环节很多，除了进餐、睡眠、盥洗、如厕等活动，还包括来园、离园、教育活动、游戏和户外活动等，这些活动的具体要求将在今后《幼儿教育学》《幼儿园活动指导》等学科领域进行学习。

总之，幼儿一日生活环节既有教育任务，又有具体的卫生要求，幼儿园要根据幼儿生理和心理特点，结合《3～6 岁儿童学习与发展指南》的具体要求，对不同的年龄班应提出不同的要求。例如，同样是进餐对于小班和中、大班的要求是不同的，这些要求必须是科学的、合理的，能使幼儿在体、智、德、美几方面得到全面发展。同时，保教人员必须热爱自己的本职工作，热爱幼儿，注意通过自己的一言一行给幼儿潜移默化的影响，为幼儿树立榜样，这对培养幼儿良好的卫生习惯和优良品质都有不可估量的作用。

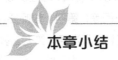

本章小结

每名幼儿来自不同的家庭，因此有着不同的生活习惯。来到幼儿园，幼儿园教师必须为幼儿制定合理的生活制度，对幼儿一日生活的各环节提出统一的要求，培养幼儿良好的生活卫生习惯，以便使幼儿更快、更好地适应幼儿园的集体生活，为将来更好地适应小学集体生活做准备。

● **本章思考与实训** ●

一、思考题

1. 合理安排生活制度的意义是什么？

2. 制定一日生活日程的原则是什么？

二、拓展题

（一）案例分析

"在幼儿园，许多幼儿周一入园的时候，会表现出焦虑、情绪低落、拒绝入园等心理问题，有的孩子还会出现感冒、发烧等生理问题"，有人把种现象称之为"星期一病"，导致这种现象的原因是什么？作为一名幼教工作者，怎样做好家园配合，预防"星期一病"的发生？

（二）章节实训

实训要求：

1. 选择优秀的幼儿园，最好是省、市级示范园作为实践基地，组织幼教学校的学生到幼儿园见习三周。

2. 见习幼儿园一日生活各环节的组织与指导，切实体会"一日生活即课程"的教育理念。

实训过程：

1. 学生可停课走进幼儿园，走进班级。

2. 结合所学的理论，协助幼儿园工作人员做好保育和教育工作。

3. 通过做一日活动的观察记录（见附表1、2），让学生逐步学会如何组织幼儿的一日生活。

实训评价：

学生见习结束要对学生见习结果进行评价，评价的方式是由幼儿园、学校两方面共同进行（见附录3）。

附录1

《幼儿卫生学》见习观察记录表（仅供参考）

亲爱的同学们：

当你初次踏进幼儿园，当小朋友第一次称呼你"某某老师"的时候，你也许有些激动，也许有些恐慌，甚至怀疑自己能做一名合格的幼儿教师吗。其实做一名合格的幼儿园老师很简单，只要你了解孩子，真心爱孩子，细心观察孩子，用心为孩子做事，耐心地守护着孩子，你就是一名合格的幼儿园老师。

在这短短的几周见习生活中，用心观察、虚心请教，把你眼中孩子一天的精彩生活记录下来，会给你带来很多的收获与思考。

见习幼儿园		班级	
人数		幼儿园指导老师	
一日活动	时间	具体做法	随记
入园			
早餐			
早操			
加餐			
盥洗			
户外活动			
区角活动			
午睡			
离园			

附录2

（　　　）幼儿园（　）班

幼儿夏季作息时间表　　　　（仅供参考）

记录人：

时　间	活　动
7:15—8:10	入园　早餐

附录3

《幼儿卫生学》见习评价（仅供参考）

见习幼儿园：　　　　　　　　　　见习时间：　　年　月　日 — 月　日

姓名		学号		班级	20　级　班	幼儿园指导教师	
见习总结							

（以下由带队教师负责填写）

出勤情况	病假		事假		迟到		早退	旷工
见习成绩	幼儿园打分（50分）		带队教师打分（40分）		学科作业得分（10分）		总分（100分）	
	幼儿园园长签字： 幼儿园（章）		带队教师签字：		指导教师签字：		学校意见： 学校（章）	

第五章 幼儿的营养卫生

引入案例

6岁的瑶瑶上幼儿园大班，"麦当劳"、"肯德基"是她的最爱，特别是炸鸡翅。因此妈妈经常带瑶瑶光顾这类"洋快餐厅"。幼儿园老师得知这个情况后，特意找到瑶瑶妈妈，跟她说明了"洋快餐"的危害，建议她尽量少带瑶瑶吃"洋快餐"。

从营养学角度讲，"洋快餐"具有"三高"和"三低"的特点，即高蛋白、高脂肪、高热量和低维生素、低矿物质、低纤维素。很多研究表明，我国超重、肥胖的儿童比例越来越高，能量过剩是重要原因之一。

问题 幼儿的生长发育需要哪些营养素？这些营养素又对生长发育起到怎样的重要作用？哪些营养素是身体能量的来源？怎样才能让幼儿吃得健康，长得强壮？通过本章的学习，我们一起来寻找答案。

本章知识结构

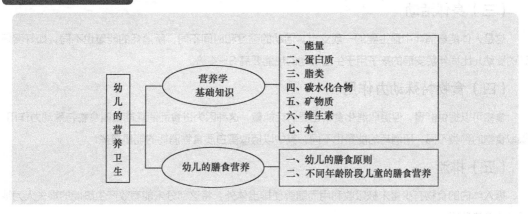

第一节 营养学基础知识

营养素是指能够维持机体基本生理活动、提供体力活动所需要的能量，并能促进机体生长发育的饮食中的化学物质。人体所需要的营养素包括蛋白质、脂类、碳水化合物、矿物质、维生素和水共六大类。

一、能量

人体维持基本的生命活动（如体温、心跳、呼吸）和日常的劳动、运动等，均需要消耗一定的能量，这种能量又称热能。食物中能产生热能的营养素有碳水化合物、脂肪和蛋白质。1g碳水化合物产生的热能为 16.7kJ（4Kcal），1g 脂肪产生的热能为 36.7kJ（9Kcal），1g 蛋白质产生的热能为 16.7kJ（4Kcal）。中国营养学会推荐我国居民碳水化合物的食物供给量占总能量的 55%～65%较为适宜，脂肪占 20%～30%，蛋白质占 10%～12%。

幼儿的热能消耗主要有以下几个方面。

扫一扫——不同年龄
儿童所需热量

（一）基础代谢

人体在安静、恒温条件下（18～25℃），禁食 12 小时后，保持静卧、放松而又清醒的状态，此时机体所消耗的热能为维持生命的最低能量消耗，称为基础代谢。

基础代谢受多种因素的影响，主要有年龄、性别、体型、环境因素等。儿童尤其是婴幼儿，身体表面积与体重的比值大于成人，热量的散失相对较多，故其基础代谢所占总热量的比例也大于成人。年龄越小，每日每千克体重需要的基础代谢的热能越多。

（二）生长发育

生长发育需要增加热能消耗，主要包括机体形成新的组织所需要的热能及新生成的组织进行新陈代谢所需要的热能。这部分热能所需与生长速度成正比，生长速度越快，所需热能越多。通常在一岁以内生长速度最快，生长所需的热能约占总热能的 25%～30%。

（三）身体活动

这是人体能量消耗中最主要的一项支出。活动的强度和时间不同，所消耗的能量也不同。如好哭好动的婴幼儿比同年龄安静的孩子用于生活活动的热能要高 3～4 倍。

（四）食物特殊动力作用

食物可以提供能量，但摄取消化食物也要消耗能量，这种因为进食而消耗能量叫食物特殊动力作用。摄取食物的种类不同，所消耗的能量也不同，其中以摄取蛋白质食物消耗的能量最多。

（五）排泄

摄入体内的食物有少量未被吸收利用而随粪便排出体外，将这部分未能有效产生热能的损失人为地看作热能的消耗。

思考与讨论

热能消耗中哪项为儿童所特有？

二、蛋白质

蛋白质是生物体的主要组成物质之一，是生命活动的物质基础，机体中每一个细胞和所有的重要组成部分都有蛋白质的参与。

（一）蛋白质的构成

氨基酸是构成蛋白质的基本单位。人体从食物中摄取蛋白质，经过消化，分解为氨基酸，再组合成人体多种多样的蛋白质。人体所需氨基酸可分为必需氨基酸和非必需氨基酸。必需氨基酸是指人体不能合成或合成速度不能满足机体需要，必须从食物中直接获得的氨基酸。成人所需要的必需氨基酸有八种，包括赖氨酸、色氨酸、蛋氨酸、苯丙氨酸、亮氨酸、异亮氨酸、苏氨酸、缬氨酸。一岁内儿童还应增加组氨酸。非必需氨基酸是指在人体内可以合成或由其他氨基酸转化而成的氨基酸。

（二）蛋白质的生理功能

1. 构成和修复机体组织

人体的任何一个细胞中都含有蛋白质。人脑中的蛋白质占其干重的50%，人脑功能越复杂的部位，蛋白质含量越高。皮肤、毛发、韧带、血液等都以蛋白质为主要成分。幼儿正值生长发育时期，要不断增加新组织、新细胞，此外，人体在新陈代谢过程中，旧的组织需要不断更新、修补，因此需要更多的蛋白质作为原料。

2. 调节生理功能

蛋白质是构成酶、激素、抗体等的基本原料，以上这些物质都具有调节生理功能的作用。如人体的各种化学反应几乎都是在酶的参与下进行的。

3. 供给热能

蛋白质是三大产热营养素之一，当碳水化合物和脂肪的摄入不足或蛋白质食物摄入过多时，蛋白质会被分解，提供热能。但不宜把蛋白质作为人体热能的主要来源。

（三）蛋白质的营养价值

蛋白质的营养价值要从"量"和"质"两个方面去评价。

1. 蛋白质的"量"（见表5-1）

表5-1 常见食物中蛋白质的大致含量

食物种类（500g）	蛋白质含量（g）	食物种类（500g）	蛋白质含量（g）
蔬菜类	5~10	蛋类	60
粮谷类	40	肉类	80
鱼类	50~60	豆类	150

2. 蛋白质的"质"

蛋白质质量如何，取决于必需氨基酸种类是否齐全、比例是否恰当。食物蛋白质中氨基酸的种类和比例越接近于人体蛋白质，其营养价值越高。如动物性食品中的鱼、肉、蛋、奶，以及植物性食物中的大豆类（尤其是黄豆），均属于优质蛋白。

蛋白质的质量还受其消化率的影响。蛋白质消化率是指食物蛋白质能够被机体消化酶分解的程度。蛋白质消化率越高，则被机体吸收利用的可能性越大，其营养价值也就越高。加工方式是影响蛋白质消化率的一个重要因素。如大豆整粒食用时消化率仅为60%，而加工成豆腐后消化率提高到90%以上。

知识拓展

什么是蛋白质的互补作用

将几种营养价值较低的蛋白质食物混合后食用，混合食物所含必需氨基酸的种类和数量得以取长补短，比单一食物更接近人体需要，从而提高蛋白质的利用率，称为蛋白质的互补作用。利用蛋白质的互补作用可以提高蛋白质的利用率。如幼儿膳食中可定期添加八宝粥、豆包、菜肉馅包子等食物，通过肉类和大豆蛋白弥补米面蛋白质中赖氨酸的不足。

（四）蛋白质的食物来源和供给量

蛋白质广泛存在于动植物性食品中。一般来说，动物性蛋白质的质量、利用率要优于植物性蛋白质，但前者富含饱和脂肪酸和胆固醇，因此要注意适当搭配。牛奶是优质蛋白质的重要来源，应大力提倡各类人群增加牛奶及其制品的摄入。此外，植物性蛋白中的豆类，尤其是黄豆，其营养价值接近于肉类，也属于优质蛋白质。

《中国食物成分表 2002》（中国疾病预防控制中心营养与食品安全所编著）提供的儿童膳食蛋白质推荐摄入量如表 5-2 所示。

表 5-2 幼儿每日膳食中蛋白质的推荐摄入量

年龄（岁）	蛋白质推荐摄入量（g/kg）	年龄（岁）	蛋白质推荐摄入量（g）
0~1	1.5~3.0	3~4	45
1~2	35	4~5	50
2~3	40	5~6	55

 ## 三、脂类

营养学上的脂类是脂肪和类脂的总称。脂肪是甘油和脂肪酸的化合物；类脂是磷脂、糖脂、固醇等化合物的总称。

（一）脂类的构成

脂肪酸是构成脂类的基本单位。人体所需脂肪酸可分为必需脂肪酸和非必需脂肪酸。必需脂肪酸是指人体自身不能合成，必须从食物中直接获得的脂肪酸，如亚油酸和亚麻酸。

（二）脂类的生理功能

1. 供给热能和储存热能

脂肪是食物中产热能力最强的营养素，1g 食物脂肪在体内约产生 36.7kJ（约 9kcal）能量。当人体摄入能量过多或不能及时被利用时，就转变为脂肪储存起来。

2. 保护机体

脂肪可以对身体器官起到固定和保护的作用，使其免受外力的撞击和震动而造成损伤。

3. 维持体温

脂肪的导热性能差，皮下脂肪可以起到隔热层的作用，防止体内热量大量散发，有助于御寒。

4. 构成机体组织

如磷脂和胆固醇是构成细胞膜的重要成分。此外胆固醇是合成胆汁、性激素、肾上腺素、维生素 D 的原料。

5. 提供脂溶性维生素

食物脂肪含有多种脂溶性维生素，如维生素 A、D、E、K 等。脂肪不仅是脂溶性维生素的重要来源，还能促进其在人体肠道内的吸收。

6. 增加饱腹感和食欲

脂肪能够减缓胃对内容物的排空，延长食物在胃中的停留时间，增加饱腹感。此外脂肪还可以改善食物的色、香、味、形，达到促进食欲的作用。

（三）脂类的营养价值、食物来源和供给量

膳食中的脂肪主要来源于各种植物油和动物脂肪。一般认为，植物油中必需脂肪酸的含量较高，营养价值较高；而动物脂肪中必需脂肪酸含量较少，营养价值较低。在日常膳食中，植物油和动物脂肪应该搭配食用。

知识拓展

膳食脂肪

膳食脂肪根据其结构不同可分为饱和脂肪酸和不饱和脂肪酸。动物脂肪如猪油、牛油、羊油等，含饱和脂肪酸相对较多。大部分植物油如花生油、豆油、菜籽油主要含不饱和脂肪酸。

饱和脂肪酸可使血液中的胆固醇增高，多余的胆固醇在血管壁上沉积下来，成为导致动脉粥样硬化的重要危险因素，也是许多心脑血管疾病的罪魁祸首。

世界卫生组织曾宣布心脑血管疾病、肿瘤等慢性非传染性疾病已成为导致人类死亡的主要因素。而这些疾病的发生和发展是一个长期过程。因此医学专家呼吁预防动脉粥样硬化要从儿童时期开始。

脂肪摄入过多，可导致肥胖、心脑血管疾病和某些癌症发病率的升高。限制和降低脂肪的摄入已成为很多国家预防此类疾病的重要措施。我国营养学会推荐成人脂肪摄入量应控制在总热能的 20%～30%。一般认为必需脂肪酸的摄入量应不少于每日总热能供给量的 3%。根据中国居民膳食营养素参考摄入量，幼儿每日膳食中脂肪的推荐摄入量如表 5-3 所示。

表 5-3　幼儿每日膳食中脂肪的推荐摄入量

年龄（岁）	脂肪（占总热能的百分比）	年龄（岁）	脂肪（占总热能的百分比）
0～0.5	45～50	1～6	30～35
0.5～1	35～40	6～	25～30

四、碳水化合物

碳水化合物是一类含有碳、氢、氧元素的化合物，又称糖类。

扫一扫

扫一扫——第七类营
养素

（一）碳水化合物的分类

食物中所含的碳水化合物，一部分可被人体吸收，如葡萄糖、果糖、蔗糖、麦芽糖、乳糖、淀粉等。另一部分则不能被人体消化吸收，如粗纤维、果胶等，总称膳食纤维。

（二）碳水化合物的生理功能

1. 储存和提供能量

碳水化合物是人体热能的主要食物来源，每日由碳水化合物供给的热能占总能量的 50% 以上。

2. 参与构成机体组织

碳水化合物是构成机体的重要物质之一。如细胞膜表面的糖蛋白、遗传物质中的核糖等。

3. 节约蛋白质的作用

人体碳水化合物供给不足时，机体会将内蛋白质转化为葡萄糖，可能对人体器官造成损害。节食减肥的危害也与此有关。

（三）碳水化合物的食物来源和供给量

食物中的碳水化合物主要来源于谷类、根茎类、蔗糖（白糖、红糖、砂糖等）、乳糖（母乳中较多，牛乳中较少）、蜂蜜等，水果、蔬菜可提供少量果糖。

中国营养学会编著的《中国居民膳食营养素参考摄入量》建议：除 2 岁以下的儿童外，碳水化合物所提供的能量应占人体所需总能量的 55%～65%。

 五、矿物质

人体组织中约有 20 余种元素为人体所必需，其中碳、氢、氧、氮组成有机物，其余元素称为矿物质。根据人体的需要量，矿物质可分为常量元素和微量元素。常量元素是指人体每日需要量大于 100mg 的元素，如钙、磷、钠、钾、氯、镁、硫等。微量元素在人体内存在数量极少，但承担着重要的生理功能，且必须通过食物摄取。通常幼儿较易缺乏的矿物质有钙、铁、锌、碘等，如表 5-4 所示。

表 5-4　幼儿所需部分矿物质的生理功能及供给

矿物质名称	主要生理功能	缺乏症	食物来源	每日供给量
钙	1. 构成骨骼和牙齿 2. 促进体内酶的活动 3. 降低神经肌肉的兴奋性等	佝偻病、骨质疏松症、龋齿	奶及奶制品、虾皮、海带、豆类、绿色蔬菜等	0～6 个月：300mg 7～12 个月：400mg 1～3 岁：600mg 4～7 岁：800mg
铁	1. 参与体内氧的运送 2. 维持正常造血功能等	缺铁性贫血	猪肝、瘦肉、鸡蛋、鱼类、禽类等	0～6 个月：0.3mg 7～12 个月：10mg 1～7 岁：12mg

续表

矿物质名称	主要生理功能	缺乏症	食物来源	每日供给量
锌	1. 多种酶的重要组成成分和激活剂 2. 参与蛋白质合成，促进机体生长发育 3. 维持正常味觉、增进食欲等	食欲减退、生长发育停滞	贝壳类海产品、红色肉类、动物内脏等	0~6 个月：1.5mg 7~12 个月：8mg 1~3 岁：9mg 4~7 岁：12mg
碘	1. 促进蛋白质合成和神经系统发育 2. 促进糖和脂肪代谢等	呆小症、甲状腺肿大	海带、紫菜、干贝、海参等	0~3 岁：50μg 4~7 岁：90μg
氟	1. 构成牙齿的重要成分 2. 维持骨骼和牙齿稳定等	龋齿	茶叶、紫菜、海带、海鱼等	0~6 个月：0.1mg 7~12 个月：0.4mg 1~3 岁：0.6mg 4~7 岁：0.8mg

六、维生素

维生素是维持人体正常生理功能所必需的一类微量的低分子有机化合物。维生素既不是构成人体组织的成分，也不是机体能量的来源，但它在机体物质代谢的过程中承担着重要的生理作用。

维生素根据其溶解性可分为脂溶性维生素和水溶性维生素两类。前者包括维生素 A、D、E、K；后者包括 B 族维生素和维生素 C。脂溶性维生素常与食物中的脂类共同存在，其吸收也与脂类的吸收密切相关。过量摄入脂溶性维生素易导致其在体内蓄积，引起中毒。水溶性维生素在体内仅有少量储存，因此不易引起中毒。通常幼儿较易缺乏的维生素有维生素 A、维生素 C、维生素 D 等（如表 5-5 所示）。

表 5-5　幼儿所需部分维生素的生理功能及供给

维生素名称	主要生理功能	缺乏症	食物来源	每日供给量
维生素 A	1. 维持正常视觉 2. 参与上皮细胞的生长和分化	夜盲症、皮肤干燥	动物肝脏、全奶、深绿色和红黄色蔬菜等	0~1 岁：400μg 1~3 岁：500μg 4~7 岁：600μg
维生素 C	1. 促进胶原形成，有利于创伤修复 2. 有利于铁的吸收 3. 有利于防治心血管病	坏血病、伤口愈合缓慢	新鲜蔬菜和水果	0~6 个月：40mg 7~12 个月：50mg 1~3 岁：60mg 4~7 岁：70mg
维生素 D	促进钙磷吸收	佝偻病、骨质疏松、手足痉挛	肝脏、蛋黄、海鱼	0~7 岁：10μg

七、水

（一）生理功能

水是人体维持生命活动、促进新陈代谢的重要营养素之一，其主要功能有：

1. 构成机体组织

水是构成人体组织的必需物质，如细胞内液（约占体重的 40%）、血液、淋巴液、组织液、脑脊液、房水等。

2. 参与机体代谢

水不仅是人体新陈代谢的重要媒介，还是物质吸收和转运的重要载体。

3. 调节体温

体表水分蒸发是人体散热的重要途径之一，可以带走体内多余的热量，维持体温恒定。

4. 润滑作用

如眼泪、唾液、关节滑液等，可以减少由于机体组织间摩擦的所导致的损害。

（二）水的来源和供给量

人体水的来源主要有三种：饮水和食物以及代谢产生的水。最理想的饮用水是白开水。白开水的理化性质与人体细胞内的水相似，因此也更容易被机体吸收。

幼儿新陈代谢旺盛，需水量相对大于成人。不同年龄段幼儿每日每千克体重水的供给量不同。1~3岁幼儿每日每千克体重水的供给量约为 100~150ml；4~6 岁幼儿每日每千克体重水的供给量约为 90~110ml。

第二节　幼儿的膳食营养

 一、幼儿的膳食原则

（一）符合食品安全和卫生要求

食品安全是幼儿园一项重要工作，教师、家长和社会对此十分关注。因此，从食物的采购、储藏、加工各环节都应严格遵守食品安全和卫生要求。

（二）符合幼儿的营养需要

食物中各类营养素的种类齐全、比例恰当、供应量适宜，能够满足幼儿的生长发育所需。

（三）选择适当的烹调方法

幼儿消化器官功能尚未完善，因此食物种类和烹调方法的选择应充分考虑其消化系统的特点。

（四）培养良好的饮食习惯

良好的进食规律和饮食习惯不仅是幼儿营养均衡、身心健康发育的重要保证，同时对于预防幼儿成年后的疾病也有着重要意义，如图 5-1 所示。

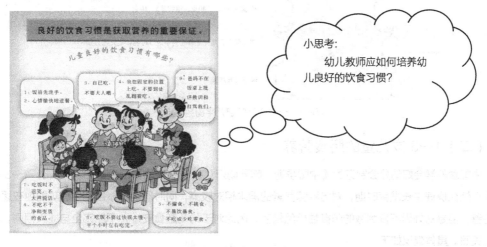

图 5-1　幼儿良好的饮食习惯

二、不同年龄阶段儿童的膳食营养

（一）0～1 岁儿童的膳食营养

母乳是 6 个月以内婴儿最理想的食品。世界卫生组织提倡 0～6 月龄的婴儿应坚持给予纯母乳喂养。由于某些原因不能纯母乳喂养时，应首选婴儿配方奶粉。

随着婴儿的生长发育，对于 6 月龄后的婴儿，单纯乳类喂养已不能满足其生长发育需求，因此一方面仍要以乳类作为其营养的主要来源，另一方面应逐步从纯乳类食物向固体食物转换（也称辅食添加）。

扫一扫

扫一扫——母乳喂养的
方法和好处

食物转换应注意以下几个问题：第一，每次添加一种食物；第二，添加食物时遵循由少到多、由稀到稠、由细到粗，循序渐进的原则，如表 5-6 所示；第三，添加过程中应注意婴儿进食技能的培养。

表 5-6　婴幼儿添加辅食的顺序

月龄	食物性状	食物种类
4～6	泥状食物	谷类、根茎类蔬菜、水果等
7～9	末状食物	蛋类、肉类、鱼类、豆类等
10～12	块状食物	动物肝脏、动物血、鱼虾、鸡鸭肉、牛羊肉等

中国营养学会妇幼分会结合不同年龄段幼儿膳食的要求、各类食物营养素的分布和含量特点，把平衡膳食的原则转化为各类食物的重量，并以直观的宝塔形式表现出来，便于在日常生活中实行。其中，6～12 月龄婴儿平衡膳食宝塔如图 5-2 所示。

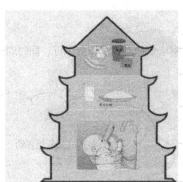

逐渐添加辅助食品，至12月龄时，可达到如下种类和数量：

谷类40～110克，蔬菜类和水果类各25～50克，鸡蛋黄1个或鸡蛋一个

鱼/禽/畜肉25～40克，植物油5～10克

婴儿配方食品补足母乳的不足（母乳，婴儿配方奶600～800毫升）

继续母乳喂养

图5-2　6～12月龄婴儿平衡膳食宝塔

（二）1～3岁儿童的膳食营养

中国营养学会妇幼分会制订的《中国孕期、哺乳期妇女和0～6岁儿童膳食指南》指出，1～3岁的幼儿正处在快速生长发育时期，对各种营养素的需求相对较高，同时幼儿机体各项生理功能也在逐步发育完善，但是对外界不良刺激的防御性仍然较差，因此对于幼儿膳食安排，不能完全与成人相同，需要特别关照。具体建议如下：

（1）继续给予母乳喂养或其他乳制品，逐步过渡到食物多样。

（2）选择营养丰富、易消化的食物。

（3）采用适宜的烹调方式，单独加工制作膳食。

（4）在良好环境下规律进餐，重视良好饮食习惯的培养。

（5）鼓励幼儿多做户外游戏与活动，合理安排零食，避免过瘦与肥胖。

（6）每天足量饮水，少喝含糖高的饮料。

（7）定期监测生长发育状况。

（8）确保饮食卫生，严格餐具消毒。

依据《中国孕期、哺乳期妇女和0～6岁儿童膳食指南》所制定的1～3岁儿童平衡膳食宝塔如图5-3所示。

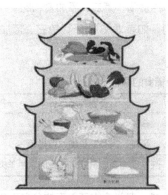

植物油20～25克

蛋类，鱼虾肉，瘦畜禽肉等100克

蔬菜类和水果类各150～200克

谷类100～150克

母乳和乳制品，继续母乳喂养，可持续至2岁；或幼儿配方食品80～100克

图5-3　1～3岁儿童平衡膳食宝塔

（三）3～6岁儿童的膳食营养

中国营养学会妇幼分会《中国孕期、哺乳期妇女和0～6岁儿童膳食指南》指出，与婴幼儿时期相比，

3～6岁学前儿童生长速度减慢，各器官持续发育并逐渐成熟。供给其生长发育所需的足够营养，帮助其建立良好的饮食习惯，为其一生建立健康膳食模式奠定坚实的基础，是学龄前儿童膳食的关键，具体建议如下。

（1）食物多样，谷类为主。

（2）多吃新鲜蔬菜和水果。

（3）经常吃适量的鱼、禽、蛋、瘦肉。

（4）每天饮奶，常吃大豆及其制品。

（5）膳食清淡少盐，正确选择零食，少喝含糖高的饮料。

（6）食量与体力活动要平衡，保证正常体重增长。

（7）不挑食、不偏食，培养良好的饮食习惯。

（8）吃清洁卫生、未变质的食物。

思考与讨论

在幼儿园配置膳食时，为什么不宜供给大量甜食？除了正餐，幼儿园会给幼儿加一定量的点心和新鲜水果，这样做的依据是什么？

依据《中国孕期、哺乳期妇女和0～6岁儿童膳食指南》所制定的3～6岁学前儿童平衡膳食宝塔见图5-4。

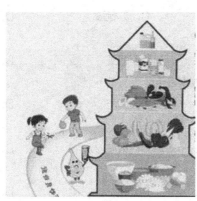

植物油25～30克

乳类及乳制品300～400克 大豆类及坚果类25克

鱼虾类40～50克 畜禽肉类30～40克 蛋类60克

蔬菜类200～250克 水果类150～300克

谷类180～260克 适量饮水

图5-4 3～6岁儿童平衡膳食宝塔

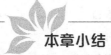

本章小结

营养是维持生命与生长发育的物质基础，也是幼儿健康成长的重要影响因素。幼儿生长发育迅速，合理营养一方面将为其一生中体力和智力发展打下良好的物质基础，同时对于某些成年疾病的预防也具有重要作用。

人体所需的营养物质包括六大类：蛋白质、脂类、碳水化合物、矿物质、维生素和水。各种营养物质对幼儿的生长发育都有着不可替代的作用。营养素摄入过多或缺乏以及各类营养素摄入不均衡都有可能阻碍幼儿的生长发育，并导致营养相关疾病的发生。

中国营养学会妇幼分会《中国孕期、哺乳期妇女和 0～6 岁儿童膳食指南》依据儿童的年龄特点制定了不同年龄段学前儿童喂养指南及平衡膳食宝塔。膳食对健康的影响是长期结果，这就需要老师和家长培养幼儿养成良好的饮食习惯并坚持不懈，才能充分体现其对健康的重要作用。

● 本章思考与实训 ●

一、基础题

（一）选择题

1. 通过甲状腺激素实现其生理功能的矿物质是（　　）。
   A. 钙　　　　　　B. 铁　　　　　　　C. 碘　　　　　　D. 锌

2. 富含钙的食物是（　　）。
   A. 猪肝　　　　　B. 牛奶　　　　　　C. 胡萝卜　　　　D. 西红柿

3. 1 岁以内儿童应多补充（　　）。
   A. 赖氨酸　　　　B. 色氨酸　　　　　C. 苏氨酸　　　　D. 组氨酸

4. 下列哪种食物属于优质蛋白质（　　）。
   A. 大米　　　　　B. 小麦　　　　　　C. 薯类　　　　　D. 大豆

5. 能够促进维生素 A、D、E、K 吸收的营养素是（　　）。
   A. 蛋白质　　　　B. 碳水化合物　　　C. 脂肪　　　　　D. 水

6. 碳水化合物的主要来源是（　　）。
   A. 红薯　　　　　B. 牛奶　　　　　　C. 猪油　　　　　D. 白菜

7. 引起手足搐搦症主要是由于缺乏（　　）。
   A. 钙　　　　　　B. 磷　　　　　　　C. 铁　　　　　　D. 锌

8. 缺乏下列哪种元素可导致呆小症（　　）。
   A. 钙　　　　　　B. 碘　　　　　　　C. 铁　　　　　　D. 锌

9. 以下哪种维生素可促进铁吸收（　　）。
   A. 维生素 A　　　B. 维生素 D　　　　C. 维生素 C　　　D. 维生素 K

10. 经常晒太阳可以使身体获得更多的（　　）。
    A. 维生素 A　　　B. 维生素 B1　　　 C. 维生素 B2　　　D. 维生素 D

11. 婴儿添加辅食应开始于（　　）。
    A. 1～3 个月　　　B. 4～6 个月　　　 C. 7～9 个月　　　D. 1 周岁后

（二）思考题

阅读表格，回答问题。

年龄	粮（g）	油（g）	蔬菜水果（g）	豆制品（g）	蛋（g）	肉类（g）	牛奶（g）	白糖（g）
1～3岁	150	25	150～200	50	50	50	250	10～12.5
4～6岁	180	25	250～500	50	50	50～100	250	10～12.5

问题：

（1）根据上表，说明幼儿膳食的原则有哪些？

（2）上述食品分别提供哪些营养素？

二、案例分析

妮妮刚上小班，遇到自己喜欢吃的东西时，就会吃得很快也很干净。遇到不喜欢吃的东西时，她就会一直坐着，不动一口。最重要的一点就是吃饭的时候不专心，很容易被别的事情所吸引，注意力不集中，就餐习惯很不稳定。

请分析：1. 作为幼儿教师应注意培养幼儿哪些良好的饮食习惯？

2. 假设你是妮妮的老师，应如何帮助妮妮改正这些不良习惯？

三、章节实训

请结合本章所学营养基础知识，为幼儿园中班小朋友设计一份食谱。

要求：1. 时间：周一至周五。

2. 餐次包括早餐、上午加点、中餐、下午加点。

3. 食谱设计应符合幼儿膳食原则及平衡膳食宝塔的要求。

4. 食谱中应标明食物种类和数量。

第六章　幼儿园的安全教育及常见意外的处理

✍ 引入案例

"明明在幼儿园户外活动，和小朋友追逐时不小心摔倒，导致膝盖、手掌等多处皮肤擦伤流血。"类似这样的意外事故，在托幼机构中时有发生。

组织幼儿户外活动时，尽管教师做了方方面面的准备，但由于幼儿的自我保护能力较差，对危险的判断能力也较差，经常会出现摔伤、挫伤、骨折等意外事故。遇到这些紧急的事情教师既要沉着冷静又要采取一定的处理方法，及时妥善地处理突发的意外事故，把事故对幼儿的伤害最小化。

❓ 问题　作为一名幼教工作者，应怎样减少幼儿意外事故的发生？如果幼儿出现擦伤、摔伤、挫伤、烫伤、鼻出血等意外，简单的处理原则及方法是什么？要回答这些问题，让我们进入本章的学习。

☰ 本章知识结构

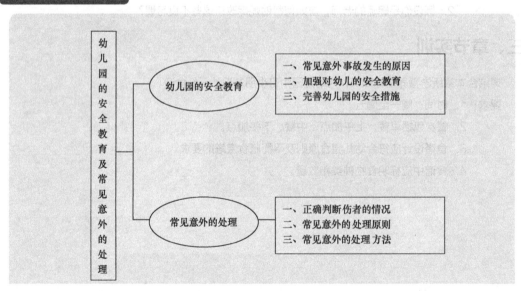

第一节　幼儿园的安全教育

🍃 一、常见意外事故发生的原因

案例分析

案例一　2000年4月21日，还差3个月才满6周岁的小朋友湛某，在广州市一家中英文幼儿园上课时，老师叫他上前交作业本，也许他刚完成了"任务"而有点兴奋，

案例分析

走得快了些，不慎绊倒，头部撞在了写字台边上，致使其眉间、鼻背均被碰伤。幼儿园老师抱起小湛，马上赶去医院治疗，并垫付了医疗费 211 元。经医治，小湛的伤痛消除了，但遗憾的是其两眉之间留下了明显的疤痕。小湛的父亲向幼儿园提出索赔。

案例二 一天午睡时，不满 6 岁的幼儿刘某从幼儿园寝室的高低床的上铺摔到地板上。经当地公安机关的法医鉴定，刘某右锁骨骨折及头部受伤，并出现阵发性失明、失听、抽搐、记忆力下降、反应迟钝。刘某的家长因与幼儿园就赔偿问题协商不成，一纸诉状将幼儿园告上法庭，要求幼儿园承担赔偿责任。近来不少幼儿园都发生了午睡时幼儿从上铺摔下致伤的事件，引起了一些法律纠纷。

幼儿在托幼机构中出现意外的主要原因如下。

（一）保教人员安全意识不强，安全措施不落实

幼儿园发生意外事故，很多时候是由于保教人员的安全意识不强，安全措施不落实造成的。如有的教师在幼儿活动时远离活动区域，疏于照顾，造成幼儿摔伤、骨折等现象；有的保育员将盛满滚烫菜汤的汤桶放到幼儿正在活动的活动区内离去，造成幼儿烫伤；有的对于剪刀、针等"危险"工具，事先不检查工具的情况，不对幼儿进行安全教育，活动期间又不仔细照顾，造成幼儿刺伤、扎伤等。

（二）幼儿缺乏生活经验，对"危险"的认识肤浅

因幼儿年龄小，缺乏对周围生活的正确认识，对危险的事物认识不清，而强烈的好奇心又使他们对一切事物都想亲自尝试，因而很容易发生意外事故。如误食药物、变质食物、异物等，用手指摸电源插座的小孔等，导致触电事故等。

（三）幼儿运动系统发育不完善，平衡能力差

由于幼儿的骨骼、肌肉、关节及控制和调节运动的神经系统发育不完善，动作的协调性较差，反应不灵敏，而幼儿又好动，因此很容易发生骨折、跌伤、扭伤等事故。

（四）托幼机构中存在某些安全隐患

幼儿园存在某些安全隐患，也是引起意外事故发生的主要原因。如有的幼儿园中幼儿数量多，活动时拥挤，活动场地紧张，活动场所的地面不平整，家具、墙角、玩具等有锋利的锐角等，这些都会引发意外事故。

二、加强对幼儿的安全教育

幼儿身体的各个器官、系统尚处于不断发育的过程中，其机体组织比较柔嫩，发育不够完善，机体易受损伤，易感染各种疾病。同时，幼儿的认知水平较低，缺乏自我保护意识，不知道哪些事能做，哪些事不能做，且他们又活泼好动，因此，极易发生意外伤害事故。所以，对幼儿进行初步的安全知识教育和安全自救技能培养极为重要。

（一）加强交通安全教育

交通安全教育主要包括以下几个方面。

（1）了解基本的交通规则，如"红灯停、绿灯行"，走人行横道，走路靠右行，不要在马路上踢球、玩滑板车、奔跑、做游戏等。

（2）认识交通标记，如红绿灯、人行横道线等，并且知道这些交通标记的意义和作用。

（3）教育幼儿从小要有交通安全意识，养成遵守交通规则的良好习惯。

（二）加强消防安全教育

对幼儿进行消防安全教育，主要包括以下内容。

（1）要让幼儿懂得玩火的危险性。

（2）让幼儿掌握简单的自救技能。如当发生火灾，自己被烟雾包围时，要用防烟口罩或干、湿毛巾捂住口鼻，并立即趴在地上，在烟雾下面匍匐前进。

（3）带幼儿参观消防队，看消防队员的演习，请消防队员介绍火灾的形成原因、消防车的作用、灭火器的使用方法及使用时应注意的事项等。

扫一扫

扫一扫——幼儿园安全教育

（4）可以进行火灾疏散演习，事先确定各班安全疏散的路线，让幼儿熟悉托幼机构的各个通道，以便在发生火灾时，能在老师的指挥下统一行动，安全疏散，迅速离开火灾现场。

思考与讨论

作为一名幼儿园教师，应该怎样对幼儿进行消防安全教育？

（三）加强食品卫生安全教育

孩子爱吃零食，也喜欢将各种东西放入口中，因而容易引发食物中毒。托幼机构除了要把好食品采购、储藏、烹饪等方面的卫生关外，还应对幼儿进行以下方面的教育：

（1）教育幼儿不吃腐烂的、有异味的食物。

（2）教育幼儿不随便捡食和饮用不明物质。

（3）教育幼儿不能随便吃药，一旦要服药，一定要按医生的嘱咐在成人的指导下服用。

扫一扫

扫一扫——某幼儿园被曝给孩子集体服药

（4）饮食安全教育的另一方面是饮食习惯的培养。如教育幼儿在进食热汤或喝开水前必须先吹一吹，以免烫伤；吃鱼时，要把鱼刺挑干净，以免鱼刺卡在喉咙里；进食时不嬉笑打闹，以免食物进入气管等。

（四）加强幼儿园玩具安全教育

游戏是幼儿的天性，玩具是幼儿的最爱。幼儿在幼儿园的一日生活与活动中，几乎有一半时间是在和玩具打交道。因此，对幼儿进行玩具安全教育十分重要。幼儿玩不同的玩具，应有不同的安全要求和规则。例如玩大型玩具滑梯时，要教育幼儿不拥挤，前面的幼儿还没滑到底及离开时，后面的幼儿不能往下滑；幼儿不能拿玩具和同伴打闹，更不能抓、咬、打同伴等。

（五）加强幼儿生活安全教育

这一类的安全教育，必须家园配合同步进行。无论是家庭、幼儿园，还是公交车、商场等公共场所，处处有安全的隐患，因此，成人必须从生活中的点滴小事做起，提高幼儿对安全的认识。例如：幼儿知道自己的姓名、园名、家长姓名、单位、家庭住址、电话，会表达清楚，紧急情况知道如何保护自己；乘车时不在车上来回走动，手和头不伸出窗外；不轻信陌生人的话，未经允许不跟陌生人走，更不要让陌生人碰自己的身体；当幼儿独自在家，有陌生人叫门时，不随便开门等。

（六）加强自然灾害自救教育

这一类的安全教育要求托幼机构，应该反复练习，家长反复重申。最近两年的自然灾害呈上升趋势，中国是世界上自然灾害最多的国家，地震、洪水、泥石流、台风、海啸、雷电、浓雾、冰雹都时有发生，因此幼儿应该从小要有这些自救意识。

知识拓展

地震、洪水、雷雨天等灾害来时如何自救

1. 震时就近躲避，震后迅速撤离到安全地方，是应急避震较好的办法。避震应选择室内结实、能掩护身体的物体下（旁）、易于形成三角空间的地方，空间小、有支撑的地方；室外开阔、安全的地方。

2. 洪水到来时，要就近迅速向山坡、高地、楼房、避洪台等地转移，或者立即爬上屋顶、楼房高层、大树、高墙等高的地方暂避。

3. 在雷雨天，应尽量留在室内，不要外出，关闭门窗，防止球行闪电穿堂入室，尽量不要靠近门窗、炉子、暖气炉等金属的部位，也不要赤脚站在泥地或水泥地上，脚下最好垫有不导电的物品坐在木椅子上，在外不要在孤立的大树、高塔、电线杆下避雨。

扫一扫

扫一扫——地震逃生

（七）教给幼儿学会使用常见的急救电话

在日常生活中，幼儿要知道报警电话"110"，火警电话"119"，急救电话"120"等以及它们的使用方法。

三、完善幼儿园的安全措施

（一）提高安全意识、建立建全规章制度

事故的发生许多是因为机构内各项规章制度不健全，工作人员安全意识不强，安全措施不到位造成的，应健全各项规章制度，加强全体保教人员的职业道德教育，牢固树立"安全第一"的思想，明确岗位职责，克服麻痹思想，经常检查督促，杜绝事故发生。

（二）组织好幼儿的活动

每次活动前做好充分的准备工作，向幼儿提出活动的具体注意事项，配备足够数量的保教人员。活动过程中，保教人员要全面细致地照顾幼儿，确保幼儿在保教人员的视线范围内从事活动。

建立幼儿园接送制度，防止走失，防止冒领。交接班时应清点人数。

（三）环境设施要安全卫生

托幼机构的建筑设备及用具要符合安全卫生要求，并定期检修，发现问题及时处理。运动器械如滑梯、木马、转椅、秋千要随时检查，并保持表面光滑和坚固。房屋、门窗、地板、楼梯、栏杆要定期检修，确保幼儿安全。

城乡建设环境保护部、国家教育委员会颁布的《托儿所、幼儿园建筑设计规范》规定了幼儿园房舍的建筑要求。

（四）加强特殊物品的管理

建立严格的药品保管制度。内服药、外用药、消毒剂均需要标签清楚、分开放置、专人保管，不给幼儿造成可信手拈来的机会。给幼儿用药前，要仔细核对姓名、药名、剂量，切勿拿错药或服过量。

避免让幼儿近距离接触有毒物品，如各类消毒剂、杀虫剂、油漆、卫生球等。在为幼儿物品消毒时，要注意降低消毒剂的浓度。使用杀虫剂时，要让幼儿暂时离开喷洒杀虫剂的环境。

化妆品颜色鲜艳，常诱使幼儿品尝它的滋味，以致中毒。要妥善保管化妆品，勿让幼儿拿到手。

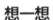

想一想

1. 导致幼儿出现意外事故的常见原因有哪些？

2. 为了保证幼儿的安全，托幼机构中应完善哪些安全措施？

3. 查一查除了"120"、"119"、"110"等常见急救电话，还有哪些急救电话（包括国际上）？

案例分析

"英国三岁小孩报警成功救母。英国 3 岁男孩儿杰克•汤姆森在妈妈癫痫病发作的时候，拨打紧急报警电话，挽救了母亲的生命。小杰克的妈妈说，自己患有癫痫病，杰克两岁时，她和丈夫特意教会了儿子在妈妈突然发病，身边又没有其他成人可以帮忙的情况下，如何尽快拨打"999"报警电话，请求援助。让妈妈没想到的是，时隔一年，儿子真的用这种办法挽救了自己的生命。当地警方赠送给小杰克一顶警帽，作为他聪明机智救妈妈的奖励。"这一案例告诉我们托幼机构中的安全教育是非常重要的，那么你认为对幼儿而言，应对他们进行哪些方面的安全教育？尝试设计一次集体的安全教育活动，例如不许和陌生人说话，如何使用报警电话等。

第二节 常见意外的处理

 一、正确判断伤者的情况

意外事故有大有小，伤势有轻有重，在最初的几分钟里，要迅速判断出病情的轻重，以及采用何种应急处理的办法。

（一）根据发生意外的原因判断

托幼机构中发生的幼儿意外事故是多种多样的，大致可以分为两大类：一类是迅速危及生命的，如溺水、触电、外伤引起的大出血、气管异物、车祸、中毒等，这一类必须在现场进行争分夺秒的抢救，防止可能出现的死亡。另一类意外伤害虽然不是立即致命，但是若不及时抢救或处理不当，可能导致死亡或终生残疾，如烧伤、烫伤、骨折等。

（二）根据伤者的情况判断

1. 呼吸

垂危患儿的呼吸可变得不规则，时快时慢、时深时浅，有明显的呼吸困难。呼吸停止，立即做人工呼吸。

2. 脉搏

严重创伤、大量失血等患儿，心跳增快，力量减弱，脉搏细而快。心跳停止，立即进行胸外心脏按压。

3. 瞳孔

正常瞳孔一般直径 3 毫米，左右两侧瞳孔大小相同，遇到光线能迅速收缩。当患儿头部受到严重伤害时，左右两侧瞳孔可大小不同，用光照射反应不灵敏，都是危险信号。

总之，当遇到幼儿出现意外时先要做出正确的判断，然后才能做出准确的处理，把意外带来的伤害降到最小化。

 二、常见意外的处理原则

1. 抢救生命

幼儿园的幼儿遭遇意外事故，特别是一些情况严重的事故，抢救生命是第一原则。如患儿呼吸、心跳发生严重障碍时，只是机械地等待医生或送医院，往往会造成不可挽回的后果。

2. 防止残疾

在处理时应尽量防止并发症的出现和可能产生的后遗症，避免因抢救不当或延误抢救造成的终生残疾。如幼儿摔伤或脊柱骨折，处理不当容易导致终生残疾。

3. 减少痛苦

意外事故对幼儿会造成强烈的恐惧和剧烈的疼痛，若抢救不及时，会加重病情，引起休克或精神损伤。因此，在抢救的过程中要尽量减轻患儿的痛苦，动作轻柔，语言要温和，注意疏导和缓解患儿的紧张心理和恐惧感。

三、常见意外的处理方法

（一）小外伤

1. 擦伤

摔跤等皮肤极易被擦伤并常伴伤口污染，应先用流动凉水冲洗伤口，除去污物；然后涂碘酒消毒，盖上纱布。

2. 挫伤

受到撞击或受到石子、弹弓子等的打击，皮肤未破损，但伤处肿痛、青紫，在损伤初期可局部冷敷，防止皮下继续出血。24 小时后可热敷或用伤湿止痛膏等外贴患处。对严重者应限制受伤的肢体活动。

3. 割伤

削铅笔等常不慎将手割破出血，可先用棉签压迫止血，然后用碘酒消毒伤口，通常伤口较小，可用创可贴包裹伤口。

4. 扭伤

多发生在四肢的关节部位，肌肉、韧带等组织因过度牵拉而受损伤。损伤的局部充血、肿胀和疼痛，活动受到限制。初期应停止活动减少出血，采用冷敷，以达到止血、消肿、止痛的目的。1~2 天后，可用热敷促进消肿和血液的吸收。中药七厘散外敷伤处有良好效果。

扫一扫

扫一扫——脚扭伤的处理方法

（二）出血

1. 鼻出血

幼儿鼻出血原因很多，最常见于用手抠挖鼻痂，发热及空气干燥时，也可见于罹患某些传染病时。处理措施如下：

（1）安慰幼儿。不要紧张，安静坐下，头略向前低。

（2）压迫止血。捏住鼻翼，一般压住 5~10 分钟即可止血。前额、鼻部用湿毛巾冷敷。

扫一扫

扫一扫——鼻出血的处理方法

（3）止血后，2~3 小时内不做剧烈活动，避免再出血。

（4）若幼儿有频繁的吞咽动作，一定让他把"口水"吐出来，若吐出来的是鲜血，说明仍然继续出血，应尽快送医院处理。

（5）若幼儿常发生鼻出血，应去医院做全面检查。

2. 创伤出血

少量外伤出血不会有很大危险，但若遇到动脉损伤，就会引起大出血。发生大出血要立即采取止血措施。止血法如下。

（1）较小伤口：对伤口较小的静脉或毛细血管出血，可用干净的纱布紧压出血处，即可止血。

（2）较大伤口：用干净的纱布、棉花垫在伤口上，用绷带包扎。

（3）指压止血：用于动脉出血的临时止血方法。用拇指压住出血血管的上端（即近心端），压闭血管，阻断血流。迅速送患儿去医院做进一步处理。

扫一扫——指压止血法

3. 内出血

内出血常于腹部受伤、肝脾破裂后发生。伤者脸色苍白、出冷汗、手脚发凉、呼吸急促、心慌、心跳快而弱。内出血为闭合性损伤，血液流入组织或体腔内，无外伤，容易被忽略，而延误诊治。怀疑有内出血，应迅速送医院就诊。对受到撞击或跌落的幼儿，虽无外伤，但应注意观察有无内出血发生。

（三）骨折

骨折的现场急救原则是首先要注意观察伤者的全身情况，若有大出血，先止血。同时，应限制伤肢再活动，避免断骨进一步损伤周围组织，此称为"固定"。

1. 肢体骨折

使用薄木板将伤肢固定，木板的长度必须超过伤处的上、下两个关节。在伤肢下垫一层棉花或布类，用三角巾或绷带把木板固定在伤肢上，将伤肢的上、下两个关节都固定住。例如，前臂骨折，要将腕关节和肘关节都固定，使骨折处不再有活动的可能。露出手指或脚趾，以便观察肢体的血液循环。若指（趾）苍白、发凉、发紫或发麻，是绷带捆得太紧，要放松绷带，重新固定。

没有薄木板可就地取材，选用竹片、硬纸板、雨伞等，甚至可利用健肢做固定。例如一侧股骨骨折，可将双下肢固定在一起，以免伤肢再活动。对开放性骨折，不要把断骨强行还纳回去。可盖上干净纱布（伤口上不要涂红药水），然后做简单固定，进行转运。

2. 肋骨骨折

仅肋骨骨折，未伤及肺，伤者不觉呼吸困难，可用宽布带将断骨固定。让伤者深呼气，用宽布带缠绕断骨处的胸部，以减少呼吸运动的幅度。若伤者感到呼吸困难，可能已伤及肺，不要处理断骨，速送医院。

3. 颈椎骨折

先在颈下垫一小枕，保持颈椎的生理屈曲度，再在头的两侧各垫一小枕，并固定在担架上，以避免头部晃动。搬运时不可硬搬头部，应将头部、背部同时抬起，保护颈部。

4. 腰部骨折

凡伤及腰部，应严禁伤者弯腰、走动，也不得搀扶、抱持伤者而使其腰部弯曲。应有数名救护者动作一致地托住伤者的肩胛、腰和臀部，使伤者的腰部不致弯曲，将伤者"滚"到木板上，伤者俯卧，用宽布带将其身体固定在木板上。千万不能用帆布、绳索等软担架运送，一定要保持脊柱挺直位置，更不能扶持伤员试图行走。如果处理不当，可造成脊髓神经损伤，导致截瘫，在运送过程中，要尽量平稳。怀疑伤及骨盆，也要选用木板做担架。

扫一扫——骨折处理方法

（四）烧伤、烫伤

在幼儿烧（烫）伤中，因开水、热粥、热汤等烫伤者占首位；火焰烧伤次之，石灰烧伤、电器击伤等也时有发生。

1. 烫伤处理

烫伤发生后，应立即将伤处置于冷水中，以使血管收缩达到减少渗出的目的。对着衣部位，先要用冷水使烫伤处冷却20~30分钟，然后剪开衣服，并脱下来，注意保持创伤面的清洁。对烫伤严重、面积较大的患儿，应给予简单处理后迅速送医院治疗。

扫一扫——烫伤的处理办法

2. 烧伤处理

立即扑灭患儿身上的火焰，脱去或剪去已着火的衣服，用干净被单包裹烧伤部位，不要弄破水泡，不要弄脏烧伤部位，立即转送医院治疗。

3. 化学烧伤的处理

被腐蚀性药品烧伤，应立即用大量冷水冲洗创面。被生石灰烧伤，应先将生石灰颗粒从创面除去，再用水冲洗，否则，生石灰遇水生热，更加重伤势。

（五）异物

1. 鼻腔异物

幼儿常无意中将小物件塞入鼻孔，以纸团、小珠子、豆粒、花生米、果核等为多见。异物可引起鼻塞，日久鼻腔会有臭味并流有血性或脓性的鼻涕。

若发现幼儿将异物塞进鼻孔，处理方法为：当即嘱咐其用手按紧无异物的鼻孔，用力擤鼻，将异物排出。切勿用镊子去夹圆形异物，因为用镊子很难夹住异物，却容易使其深陷。豆粒等异物在鼻腔内泡涨，也不容易去除。不易取出时应去医院处理。

2. 气管异物

气管异物是比较常见的幼儿意外急症，是引起幼儿非正常死亡的常见原因之一。引起气管异物的原因主要有：幼儿把纽扣、玻璃球、硬币等放进口中，或吃豆类、果核、带皮花生、瓜子等时，不慎将食物吞进气管；在进食时，因说话、嬉笑导致食物呛进气管；以及有些家长给幼儿喂药时，不注意方法，捏紧幼儿的鼻子喂药，结果导致药粒进入幼儿的气管等。

当异物呛入幼儿气管时，成人不要惊慌失措，也不要用手掏异物，可采用下列两种方法尽快清除。

（1）倒立拍背法：成人可立即倒提幼儿两腿，使其头向下垂，轻拍其背部。这样可通过异物的自身重力和幼儿呛咳时胸腔内气体的冲力，迫使异物向外咳出。

（2）推压腹部法：让幼儿取坐或站位，家长站在其身后，用双手臂抱住幼儿，手握成拳形，大拇指向内放在学前幼儿的肚脐与剑突之间，用另一只手掌压住拳头，有节奏地向上向内推压，以促使幼儿膈抬起，压迫肺底，让幼儿肺内产生一股强大的气流，使异物从气管内向外冲出，并随气流达到口腔。

扫一扫

若上述方法无效或情况紧急，应及时送到医院请医生诊治。

扫一扫——气管异物处理方法

3. 吞咽异物

（1）误服药物。已经清楚误服的药物的品种、分量、服下的时间等，如药性不严重可给幼儿喝一些牛奶或清水，以减低胃内药物的药性；若较严重或对所服何种药品不清楚，应立即送医院观察处理。

（2）吞下纽扣、硬币等类似物品。硬币等可以用X线照出，而胶质纽扣等用X线亦难照出，这些物品可通过胃肠的蠕动随大便排出，只需要留意幼儿的大便，确认已经排出体外就可以了。如果吞下纽扣、硬币等，幼儿出现咳嗽、呼吸困难等就说明异物进入了气管，此时应立即送医院抢救。

（六）眼外伤

眼睛是一个精细而娇嫩的器官，遭受外伤后视力即受影响，严重的可致失明。

要耐心教育幼儿，使其懂得珍爱自己的眼睛，懂得自我保护，学会躲避危险。同时，保教人员要了解一些有关处理眼外伤的常识，当不测发生时，能进行现场救护，这对保护幼儿的眼睛和视力是十分重要的。各种眼外伤，从小至眼内掉进一颗沙粒大到眼受到严重的外伤，都要认真对待。

1. 角膜异物和结膜异物

对附在角膜上的异物，可用清水清洗掉。如果沙子、铁屑等异物已嵌在角膜上，应送医院处理。如果异物已嵌入角膜或结膜不易清除，则应速送医院处理，不得自己用针等锐物去挑拔异物。因为异物细小，须在良好的照明、严密的无菌条件下进行操作，方能防止角膜损伤和预防感染。

沙子、谷皮、小飞虫等进入眼中，嘱咐幼儿不要用力挤眼、揉眼，要安静地等着家长来处理。粘在眼表面的异物，翻开眼皮后，可用干净的手帕或棉签轻轻擦去。

2. 钝挫伤、刺伤、划伤

认真观察病情。对轻者，可立即用毛巾冷敷，以减少眼内出血；对重者，应用消毒纱布覆盖，速送医院处理。

3. 酸、碱烧伤

碱、硫酸等溅入眼内可致眼严重烧伤，一旦发生应立即用大量清水彻底冲洗，分开上下眼睑，将结膜穹窿部也冲洗到，以免残留化学物质。边冲洗边令伤者眼球向各方转动。

若是生石灰进入眼睛，既不能用手揉眼睛，也不能直接用水冲洗，因为生石灰遇水会生成碱性的熟石灰同时产生热量，处理不当反而会灼伤眼睛。此时应用棉签或干净手绢将生石灰粉拨出，然后再用清水反复冲洗受伤的眼睛，至少要冲洗 15 分钟。冲洗后还应去医院检查治疗。

4. 鞭炮炸伤

逢年过节，孩子都喜欢放鞭炮。生活在矿区的孩子偶尔在煤堆中捡到废旧的雷管玩耍，常因此引起眼爆炸伤。爆炸的冲击力对眼球往往是严重的震荡并伴有穿通伤，处理方法见刺伤、划伤的处理。眼科医生曾多次呼吁，不要放鞭炮，放鞭炮有百害而无一利。

（七）晕厥

晕厥是由于短时间的大脑供血不足，而失去了知觉，突然晕倒在地。常由于疼痛、精神紧张、空气闷热、站立时间过久等引起。

晕厥发生前，多有短时间的头晕、恶心、心慌、眼前发黑等症状，然后摔倒在地。患儿常出现面色苍白、四肢冰冷、出冷汗等症状。让患儿平卧，松开衣领、腰带，头部可略放低，脚略抬高。一般经过数十秒，脑部血液供应改善后，即可恢复。患儿清醒后，可喝一些热饮料。

（八）抽风（又称惊厥）

（1）幼儿抽风发作时，家人不要慌张，应尽快让幼儿安静下来，同时禁止给其不必要的刺激。让幼儿平卧，头偏向一侧，并清理出口腔内异物，如食物、分泌物、呕吐物等，以免吸入气管，引起窒息或吸入性肺炎。

（2）当患儿躺在床上时，家长动作轻缓地解开患儿的衣服，免得妨碍呼吸。为了防止患儿因抽风时咬伤舌头，可用布包裹筷子头，放在牙齿之间，并压住舌头，这样就能保持呼吸通畅。

（3）对抽风严重的患儿，可用指头掐上唇中间的"人中"穴以及双眉中间的"印堂"穴及拇、食指之间的"合谷"穴。注意不要太用力，以免掐伤皮肤。

（4）如果抽风是由于高烧引起，可用冷湿毛巾敷在患儿额头，在冬春季，也可用温水擦身，但尽量避开前胸、后背等部位；在夏秋季，还可用冷水擦四肢；若用25%～50%的酒精加一半水擦皮肤，退热效果比较理想，但酒精擦浴时要注意用量和擦拭部位，尽量不要擦颈后、颈前、前胸、后背等部位，以免发生意外。体温逐渐下降即可停止擦浴。

（九）煤气中毒的急救

一般所说的煤气中毒，实际上是急性一氧化碳中毒。家庭中发生煤气中毒的原因，在北方，主要是由于冬天用煤炉取暖，门窗紧闭导致排烟不良和炉灶、烟囱漏气等。当一氧化碳吸入人体后，与血液内的血红蛋白结合成碳氧血红蛋白，且不易解离，导致人体缺氧而发生中毒。婴幼儿在同样环境条件下较成人易于中毒。其处理原则如下：

（1）立即打开门窗或尽快将患儿移至通风良好的房间内或户外，呼吸新鲜空气。

（2）注意保暖。给患儿盖好被子，防止受寒发生感冒、肺炎。

（3）对中、重度中毒者，速送医院，接受高压氧治疗。

（十）起死回生的急救术

1. 口对口吹气法

呼吸是人生命存在的征象。种种意外伤害造成呼吸困难甚至停止时，都要及时进行急救，一旦呼吸停止4分钟以上，生命就濒临死亡。人工呼吸就是用人为的力量来帮助伤员进行呼吸，最后使其恢复自主呼吸的一种急救方法。操作的步骤如下。

（1）保持呼吸道通畅

尽量清除患儿口鼻中的污泥、血块、痰涕等。解开患儿衣领，脱掉紧身内衣，以利胸廓活动。要将患儿的颈部垫高，头部往后仰，使后坠的舌根抬起，保持呼吸道通畅。

（2）口对口吹气

① 对小婴儿：用嘴衔住婴儿的口鼻，往里吹气，以2~3秒间隔吹一次。吹气时不要太用力，见到其胸部隆起，便把嘴松开，再压其胸，帮助呼气。这样有节奏地进行，直至将患儿送到医院，或患儿又恢复了匀称的呼吸。若吹气后不见胸部隆起，可能呼吸道仍不通畅，要及时纠正自己的动作，并清除呼吸道分泌物。

② 对较大的患儿：救护者深吸一口气，捏住患儿的鼻孔，用嘴贴紧患儿的嘴，向里吹气。吹完一口气，嘴离开，放松患儿鼻孔，按压其胸部，帮助呼气。这样有节奏地进行，每隔3~4秒吹一次。如果患儿牙关紧闭，也可对着鼻孔吹气，方法与口对口吹气法一样。

在操作过程中，随时观察患儿是否已恢复自主呼吸，一旦出现，人工呼吸应按自主呼吸的节律坚持数分钟，以防呼吸再次停止。

2. 胸外心脏按压法

任何原因导致的心脏跳动停止，首先要进行的就是心脏按压术。胸外心脏按压，顾名思义是在胸廓外用人工的力量通过胸壁间接地压迫心脏，从而使心脏被动收缩和舒张，挤压血液到血管维持血液循环，使心脏重新跳动。具体的操作方法如下：

（1）患儿仰卧，背部有硬物支撑

将患儿脸朝上躺在平直的木板或平整的地面上，这样才能使心脏按压有效。背部有硬物支撑，切勿躺在软床或帆布担架上。

（2）胸外按压心脏

① 对新生儿：用双手握住其胸，用拇指按压胸骨（乳头连线的中央）下 1/3 处，使胸骨下陷约为胸部前后径的 1/3，然后放松，每分钟按压至少 100 次。

② 对 3 岁以下患儿：左手托其背，右手用手掌根部或用中指和无名指垂直按压胸骨偏下方，使胸骨下陷约 4 厘米。如此，每分钟按压 80～100 次。

③ 对年长患儿：救护者双手重叠于胸骨偏下方，每分钟按压 60～80 次。在进行胸外心脏按压时，要垂直向下用力，按压面积不可过大，以免伤及肋骨，更不能按压左胸乳头处，该处为坚硬的肋骨，非但起不到按压心脏的效果，还可能造成肋骨骨折，刺伤肺脏，使病情加重。另外，同时存在新发生的肋骨骨折，不能施行胸外心脏按压。

扫一扫

扫一扫——岁以上幼儿心肺复苏术

（3）与口对口吹气同时进行

垂危患儿，呼吸、心跳常同时停止，胸外心脏按压与口对口吹气须同时进行。由一名急救者做 2 次人工呼吸，另一名急救者做心脏按压 4～5 次。为了避免吹气与按压互相干扰，吹气时，按压的动作暂停。若仅一名救护人员，可先吹两口气，再做 8～10 次心脏按压，如此重复进行，也能收到较好的抢救效果。

扫一扫

扫一扫——婴幼儿心肺复苏术

总之，幼儿意外事故时有发生，面对事故既要沉着冷静，迅速采取相应的急救措施，同时还要根据伤者的危险情况考虑是否求救专业急救部门，这样可以大大减少意外事故造成的伤害。但应该强调的是，对待意外事故最好的处理方式是"防患于未然"，加强预防，杜绝一切安全隐患，尽量避免意外事故的发生。

本章小结

托幼机构是幼儿集中的地方，各种意外时有发生，导致这些意外的原因很多，要想减少意外事故的发生，必须防患于未然。教育工作者要查找并消除托幼机构中存在的一切安全隐患，加强对幼儿食品卫生、消防、防走失等方面的安全教育，完善托幼机构中各种制度、环境设施、物品管理等安全措施。由于幼儿自我判断能力和保护能力较差，擦伤、骨折、烫伤、鼻出血等意外事故经常发生，遇到这些事故，工作者要迅速根据患儿呼吸、心跳、血压等方面判断伤情的轻重，在第一时间采用最佳的处理方法。工作者不仅自己要掌握一定急救知识，还要把简单的急救技能通过各种途径传授给幼儿。

本章思考与实训

一、基础题

（一）填空题：

1. 判断伤者的危险情况一般观察伤者的_____、_____、_____三个方面。

2. 对幼儿急救的原则是_____、_____、_____。

3. 骨折的现场急救原则是_____。

4. 烫伤冷敷一般是_____分钟。

（二）选择题：

1. 下列小外伤处理方法错误的是（　　）。

    A. 擦伤先用流动水冲洗伤口 　　　　B. 挫伤先局部热敷，24 小时以后冷敷

    C. 割伤可先用棉签等物品压迫止血 　　D. 扭伤先采用冷敷，24 小时后热敷

2. 下列止血处理方法错误的是（　　）。

    A. 安静坐下，头略向后仰 　　　　　B. 捏住鼻翼

    C. 前额、鼻部可用湿毛巾冷敷 　　　D. 止血后 2~3 小时内不进行剧烈运动

3. 下列眼外伤处理方法正确的是（　　）。

    A. 沙子进入幼儿的眼睛，让幼儿用力揉眼 　B. 眼睛轻微挫伤可采用冷敷的办法

    C. 碱、硫酸等溅入眼睛不应用清水冲洗 　　D. 生石灰进入眼睛可直接用水冲洗

二、拓展题

（一）案例分析

1. "明明在幼儿园户外活动，在和小朋友追逐时不小心摔倒，导致膝盖、手掌等多处皮肤擦伤流血。"作为教师在现场应进行怎样的处理？

2. "宝宝今天在幼儿园，下楼梯时不慎被另外一个小朋友碰到，摔伤手臂，宝宝疼痛难忍。"作为教师进行现场判断，宝宝可能会出现哪种意外？处理这种意外的原则是什么？

（二）章节实训（可以参考视频）

1. 上肢骨折的模拟包扎训练

模拟对象（学生姓名）	使用的材料	具体的操作步骤	发现并分析存在的问题	搜集模拟的图片资料

2. 心肺复苏的模拟训练

模拟对象	使用的材料	具体的操作步骤	发现并分析存在的问题	搜集模拟的图片资料
特制塑料娃娃或人体模型				

第七章　幼儿传染病、常见病及其预防

📑 **引入案例**

　　午餐时幼儿园老师发现其他小朋友都在专心吃饭，而雯雯却迟迟不动筷子。原来雯雯的口腔里长出了很多小米粒大小的水泡，水泡周围红红的，还有些水泡已经破了。怪不得雯雯不想吃饭。老师赶紧把雯雯送到幼儿园保健室。保健医发现雯雯的体温也偏高（38°），扁桃体也有些红肿。保健医生怀疑雯雯得了一种儿童常见的传染病。

❓ **问题**　雯雯得了什么病？什么是传染病？幼儿常见的传染病有哪些？如何预防呢？在幼儿园中发现了传染病又该如何处理？通过本章的学习，我们一起来寻找答案。

📋 **本章知识结构**

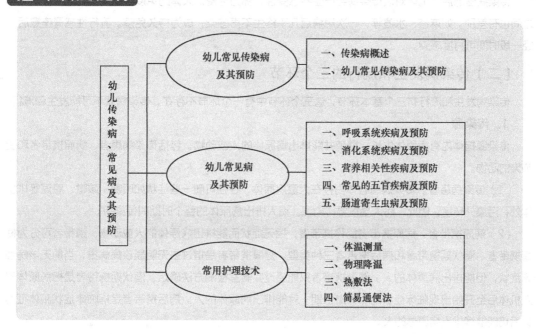

第一节　幼儿常见传染病及其预防

　　传染病是由病原体引起的能在人与人、动物与动物或人与动物之间相互传播的疾病，它是许多种疾病的总称。《传染病防治法》将全国发病率较高、流行面较大、危害严重的 38 种急性和慢性传染病列为法定管理的传染病，并根据其传播方式、速度及其对人类危害程度的不同，分为甲、乙、丙三类，实行分类管理。

　　由于幼儿对疾病的抵抗力弱，在集体生活中，又接触密切，容易发生传染病传播，且可造成流行。因此，积极预防和管理传染病，是幼儿园中一项重要的保健工作。

扫一扫
扫一扫——国家法定传染病分类

一、传染病概述

（一）传染病的特性

1. 有特异的病原体

传染病是由病原体所引起的一类疾病。病原体主要为细菌、病毒等病原微生物。每种传染病都有其特异的病原体。如麻疹的病原体是麻疹病毒，结核病的病原体是结核杆菌。

2. 有一定传染性

病原体能通过一定途径感染他人，引起传染病的发生。所有传染病都具有一定的传染性。

3. 有一定流行病学特征

传染病的流行过程在时间、空间和人群分布等方面表现出各种特征。例如，水痘多发生在冬春季节；流行性乙型脑炎多发生在夏秋季节，而且多发生在农村。

4. 有免疫性

传染病痊愈后，机体对该传染病会产生不感受性，称为免疫。人体的免疫状态因病而异，不同个体之间也有差别。如麻疹、水痘等，一次患病后几乎终生不再感染，成为持久免疫。流行性感冒痊愈后，经一段时间可再度感染。

（二）传染病发生和流行的三个环节

传染病发生和流行有三个基本环节，这三个环节中有一个环节不存在，传染病就不可能发生和流行。

1. 传染源

传染源指体内有病原体生长、繁殖并能排出病原体的人或动物。包括传染病患者、病原携带者和受感染的动物。

（1）传染病患者。传染病患者体内存在大量病原体，往往可随一些症状如喷嚏、咳嗽、腹泻等排出体外，污染外环境。因此，病人是重要传染源。病人排出病原体的整个时期叫传染期。

（2）病原携带者。病原携带者简称携带者，指无症状而能排出病原体的人或动物。携带者可分为健康携带者、潜伏期携带者和病后携带者三种类型。健康携带者是指过去无明显该病病史，当前无该病临床症状，但能排出病原体的人。健康携带者只能通过实验室检测方法确定。潜伏期携带者是指病原体侵入机体后至开始出现临床症状前（即潜伏期）就能排出病原体的人。病后携带者是指临床症状和体征消失后仍能继续排出病原体的人。

思考与讨论

三种携带者中哪种最应该引起重视？为什么？

（3）受感染的动物。由受感染的动物所传播的疾病称为人畜共患病。如狂犬病、流行性乙型脑炎等。猪感染流行性乙型脑炎病毒后，多呈病原携带状态，可通过媒介蚊将病毒传给人。猪是流行性乙型脑炎的传染源。

2. 传播途径

病原体从传染源传给易感者，在外界环境所经历的全部过程，称为传播途径。主要的传播途径有以下几种。

（1）空气飞沫传播。病人或携带者经咳嗽、喷嚏使病原体随同飞沫被喷到周围的空气中，易感者吸入这种含有病原体的空气飞沫而形成新的传染，这种传播称为空气飞沫传播。如麻疹、百日咳、结核、流行性感冒等呼吸道传染病均可经空气飞沫传播。

（2）饮食传播，又称消化道传播。病原体污染了食物或饮水，经口进入易感者体内，形成新的感染。常见的有伤寒、细菌性痢疾、甲型肝炎等。

（3）虫媒传播。病原体通过媒介昆虫（如蚊、白蛉、蚤、虱等）直接或间接地传入易感者体内，造成感染。经虫媒传播的疾病主要有：蚊—流行性乙型脑炎、疟疾；白蛉—白蛉热；蚤—鼠疫；虱—斑疹伤寒。

（4）接触传播。病原体随同病人或携带者的排泄物或分泌物排出体内以后，可污染周围的日常用品，如衣被、毛巾、玩具、食具等。这些物品上的病原体再通过人的手或其他方式传播到易感者的口鼻或皮肤上，而使之受到感染。

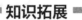

知识拓展

为什么要养成饭前便后要洗手的习惯

手在接触传播中具有十分重要的意义。这是因为手在日常生活中与环境频繁接触，很容易被带有病原体的排泄物或分泌物所直接污染，而进食、饮水都需要用手来完成，并且许多人都有用手触摸口、鼻的习惯，故极易因手不及时清洗而传染疾病。例如，肠道传染病经手传播尤为常见。因此，养成及时洗手，尤其是餐前便后一定洗手的良好习惯非常必要。

（5）医源性传播。如献血员为乙型肝炎病毒携带者，受血者极易感染乙型肝炎病毒而罹患乙型病毒性肝炎。药物或疫苗注射时不换针头、注射器或消毒不严格，亦可造成某些疾病的传播。

（6）母婴传播。包括胎盘传播、分娩损伤传播、哺乳传播和产后母婴密切接触传播。

3. 易感人群

对某种传染病缺乏特异性免疫力，被传染后易发病的人，为对该种传染病的易感者。人群中对某种传染病的易感者越多，越容易发生该传染病的流行。

（三）传染病的预防

传染病的预防应针对构成传染病流行过程的三个基本环节采取综合性措施。

1. 保护易感者

（1）非特异性保护措施。坚持体育锻炼和户外活动，提供合理的营养，培养幼儿良好的个人卫生习惯，全面增强幼儿的体质及对疾病的抵抗能力。

（2）特异性的保护措施。主要采用预防接种的方法，提高幼儿的特异性免疫功能。预防接种又称人工免疫，指将特定的疫苗通过适当的途径（口服、注射等）接种到人体内，使人体产生对该传染病的抵抗力，从而达到预防该种传染病的目的。例如注射乙肝疫苗预防乙肝，注射卡介苗预防结核病等。

知识拓展

计划免疫知多少

　　为了提高人群免疫水平，控制和消灭传染病，国家推行计划免疫工作，对适龄人群特别是儿童，进行系统的有计划有组织的预防接种。对下列七种传染病的预防纳入了全国统一的计划免疫系统，它们是结核病、脊髓灰质炎、麻疹、百日咳、白喉、破伤风和乙肝。地方政府的卫生行政主管部门根据当地的实际情况，可对预防的病种有所增加。

　　（1）基础免疫。根据不同年龄阶段幼儿的免疫特点和幼儿常见传染病的发病情况，有重点地选择数种对幼儿威胁较大的传染病预防疫苗，按照规定程序接种到幼儿体内，使其获得对这些传染病的免疫力，并为今后的免疫打下基础，这种初次接种叫做基础免疫。有的疫苗只需要接种一次就可达到基础免疫的效果，而有的疫苗要达到基础免疫的效果必须接种几次才行。

　　（2）加强免疫。基础免疫后，体内获得相当的免疫力，经一段时间后，免疫力会逐渐下降。此时，若重复接种一次，就可使免疫力再度提高，达到巩固免疫效果的目的，这种复种称为加强免疫。

扫一扫——儿童免疫程序表

2．切断传播途径

经常性预防措施有以下几点。

（1）兴建或扩建幼儿园时，应有合理的卫生设施。

（2）保持环境清洁，室内经常通风换气，保持空气新鲜，注意饮食卫生，培养幼儿个人卫生习惯。

（3）做好经常性的消毒工作。常用的消毒方法有物理和化学消毒法。无论使用何种消毒的方法一定要保证保教人员和幼儿的安全。

知识拓展

常用消毒方法

　　（1）物理消毒法：该法简便易行、较为有效。可分为机械消毒法、热力消毒法和辐射消毒法等。

　　机械消毒法指通过对房间的通风换气、衣物的洗涤等方法，排除全部或部分病原体，但不能有效地杀灭之。

　　热力消毒法是将被消毒的物品全部浸入水中煮沸，一般致病菌在煮沸 1～2 分钟后即可被杀死，甲型或乙型肝炎病毒需要煮沸至少 15～30 分钟。各种耐热的餐具、玩具等均可煮沸消毒。

　　辐射消毒法是利用日光中紫外线消毒灭菌。多数附着在衣服、被褥等物品表面的病原体，在阳光下暴晒 3～6 小时即可被杀死。流感、百日咳、流脑、麻疹等病原体的杀灭，在阳光直射下需时很短。

　　（2）化学消毒法：常用的化学消毒剂有以下几种。

发现传染病患者后应采取的措施如下：

（1）立即隔离病人：一旦发现传染病病人或可疑病人，应立即利用隔离室给予隔离，并有专人负责，以切断传染给其他幼儿的传播途径。

（2）进行终末消毒：根据病人罹患传染病的种类，对其隔离前所待过的场所或所用过的物品有重点地进行一次彻底的消毒。

3. 控制传染源

（1）早发现病人。

多数传染病在疾病早期传染性最强，及早发现病人是防止传染病流行的重要措施。

① 幼儿入园、所前必须进行健康检查。凡传染病患者、接触者暂不接收。

② 工作人员参加园、所工作前须进行健康检查，经医疗保健机构证明健康合格者，可参加工作。

③ 入园、所后，无论幼儿还是工作人员都应定期进行健康检查。

④ 一定要认真做好幼儿的每日晨间检查及全日健康观察。

（2）早隔离病人。

一旦发现处于传染期的病人，应立即给予隔离，限制其活动范围，避免其与无关人员接触，并对其造成的污染采取必要的消毒等卫生措施，以防止传染病的传播。隔离工作进行得越早越好。

托幼机构可根据自己的条件建立隔离室，使传染病患者及可疑传染病患者及时得到隔离和个别照顾。隔离室工作人员不要与健康幼儿接触，不进厨房。隔离室的用具应专用。注意病人排泄物和分泌物的消毒。

（3）对传染病的接触者进行检疫。

凡与传染源有密切接触的健康人，从脱离接触后至该病的最长潜伏期，为检疫期限。托幼机构内一旦发现传染病，同班的幼儿是接触者，因各种原因与病人有过接触的其他人也是接触者。检疫的目的是尽可能缩小传染的范围，并尽早发现病人。

检疫期间，不接收新生入班，一日生活安排照常进行，但该班单独活动。要对接触者进行必要的医学观察，详细了解其在家中的饮食、睡眠、大小便状况等。通过晨间和午间检查注意有无疾病的早期症状。如有可疑发病征象，立即隔离观察。检疫期间可对接触者进行防护，如给麻疹接触者注射丙种球蛋白，给流行性脑脊髓膜炎接触者服磺胺类药物等。检疫期满，未发现新病人，则检疫解除。

扫一扫

扫一扫——常见急性传染病的潜伏期、隔离期和检疫期限

知识拓展

如何对幼儿进行"察颜观色"

1. 精神状态。健康幼儿活泼好动，眼球活动灵活，脸色红润。相反，身体不适的幼儿没精神，易疲劳，眼神呆滞，面色发白或发黄。

2. 食欲。一般幼儿生病会影响食欲。如果出现食欲不振，还要留心是否有其他反常现象，如脸色、尿液颜色等。

3. 大便。应注意幼儿大小便的次数、性质有无异常。如大便带鲜血，且血与大便不混合，可能为肛门裂。若大便为脓血便，大便次数增多，伴有里急后重，怀疑为细菌性痢疾。若大便呈柏油样，可能有上消化道出血。

4. 小便。正常小便清晰透明，淡黄色，若尿液颜色出现明显异常，则可能是疾病的信号。

5. 睡眠。健康幼儿上床后较快入睡，睡得较沉，没有鼾声，可能有微汗。若是出现入睡困难、起床后精神很不好、多汗、鼾声伴有张口呼吸等情况，则有可能是疾病的信号。

二、幼儿常见传染病及其预防

（一）水痘

1. 病因

水痘是由水痘-带状疱疹病毒引起的呼吸道传染病，是幼儿常见急性传染病。

2. 症状

水痘平均潜伏期 14 天。发病初期 1~2 天有低热，之后迅速出现皮疹，皮疹为红色小点，1 天左右后变为水泡（见图 7-1）。水泡呈向心性分布，先是颜面部，后出现于躯干和四肢近端，手掌和足底较少。3~5 天后疱疹干缩结痂。干痂脱落后，皮肤上一般不留疤痕。出疹期间常因瘙痒导致幼儿烦躁不安。

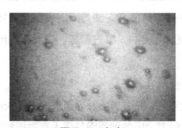

图 7-1　水痘

3. 流行特点

水痘多发于冬春季节，患者是唯一的传染源，病毒通过鼻咽分泌物排出体外，出疹前 1~2 天至疱疹完全结痂都有传染性。水痘传染性很强，易感幼儿接触后 90%会发病。主要通过直接接触水痘疱疹液和空气飞沫传播。水痘主要见于幼儿，病后免疫力持久，一般不再发生水痘。

4. 护理

患病期间应注意水分和营养的补充，避免抓伤导致皮肤感染。

5. 预防

患儿应在家隔离至皮疹全部干燥结痂。托幼机构宜采用紫外线消毒，并注意开窗通风。此外，注射水痘减毒活疫苗也可降低疾病的发生。

扫一扫

扫一扫——水痘的预防

（二）流行性腮腺炎

1. 病因

流行性腮腺炎是由腮腺炎病毒引起的急性呼吸道传染病。

2. 症状

平均潜伏期 18 天。部分患者可有发热、头痛、食欲不振等症状。发病 1～2 天后腮腺肿大，一般一侧腮腺肿大，1～2 日后对侧也肿大。肿大后以耳垂为中心向周围发展，导致下颌骨边缘不清，疼痛明显，尤其吃酸性食物时疼痛加剧，如图 7-2 所示。腮腺肿大 2～3 天达到高峰，持续 4～5 天后逐渐消退。

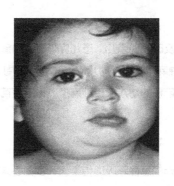

图 7-2　流行性腮腺炎

3. 流行特点

早期患者及病毒携带者为传染源，主要通过空气飞沫传播。感染后可获得终身的免疫力。

4. 护理

卧床休息，多饮开水，选择流质食物，避免进食酸性饮料。注意口腔卫生，饭后可用生理盐水漱口。腮部可用冰袋冷敷。

5. 预防

患儿隔离至腮腺完全消失后 3 天。也可应用疫苗对易感幼儿进行主动免疫。

（三）麻疹

1. 病因

麻疹是由麻疹病毒引起的急性呼吸道传染病，冬春季多见。

2. 症状

潜伏期约为 10 天。病初 3～4 天可有发热、咳嗽、流涕、畏光、流泪等现象。发热后 1～2 天，在口腔两侧的粘膜上，有灰白色的小点，针头大小，外周红晕，这是早期诊断麻疹的重要依据。发热后 3～4 天，开始出皮疹。先见于耳后、头颈部，渐至躯干、四肢，最后手心、脚心出疹。皮疹为红色，高出皮肤，压之褪色，如图 7-3 所示。出疹后 3～5 天，发热开始减退，全身症状明显减轻，皮疹逐渐消退。

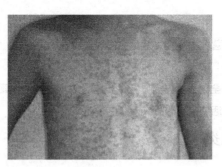

图 7-3 麻疹

3. 流行特点

患者是唯一传染源，主要通过空气飞沫直接传播，人群普遍易感，病后可获得终身免疫力。

4. 护理

患儿住室要保持空气新鲜、室温恒定。保持眼、鼻、口腔清洁，鼓励其多饮水，饮食应宜消化且富于营养。

5. 预防

托幼机构应加强晨间检查，及时发现患儿。患儿应隔离至出疹后 5 天，症状严重者应隔离至出疹后 10 天。对接触麻疹的易感幼儿应隔离检疫 3 周。麻疹流行期间，避免易感幼儿到公共场所。未患过麻疹的幼儿应接种麻疹减毒活疫苗。

扫一扫

扫一扫——麻疹的预防

（四）流行性感冒

1. 病因

流行性感冒是由流感病毒引起的急性呼吸道传染病，多在冬末春初流行。

2. 症状

起病急、高热、寒战、头痛、咽痛、乏力、眼结膜充血。以胃肠道症状为主者，可有恶心、呕吐、腹痛、腹泻等症状。以肺炎症状为主者，发病 1~2 日后即出现咳嗽、气促、喘憋等症状。部分患儿有明显的精神症状，如嗜睡、惊厥等。常会并发中耳炎。

3. 流行特征

流感患者和病毒携带者为主要传染源，传播途径为空气飞沫传播，人群普遍易感，病后虽具有一定的免疫力，但病毒变异后，人群重新易感而反复发病。

4. 护理

高热时应卧床休息。患儿居室应有阳光、空气新鲜，饮食易消化、有营养，多饮水。护理者应戴口罩，护理患儿后洗手。

5. 预防

流感流行时，应尽可能隔离患儿，并加强托幼机构的环境消毒，同时尽量减少带幼儿参加公众集会。冬春季应尽量保持居室温度恒定、空气流通，并注意经常带幼儿进行户外活动，以增强身体耐寒力。

扫一扫

扫一扫——流感知多少

（五）流行性脑脊髓膜炎

1. 病因

流行性脑脊髓膜炎（简称流脑）是由脑膜炎双球菌引起的呼吸道传染病，多在冬春季节流行。

2. 症状

病初类似感冒，发热、寒战，剧烈头痛，肌肉酸痛，频繁呕吐，病情严重的患儿可出现抽风、昏迷，发病数小时后，皮肤可出现皮疹，压之不褪色，颈部有抵抗感。

3. 流行特征

流脑患者和带菌者是主要传染源，主要经空气飞沫传播，人群普遍易感，5 岁以下幼儿发病率较高，感染后可产生持久免疫力。

4. 护理

高热时应用物理降温，及早住院隔离治疗。

5. 预防

托幼机构应经常开窗通风，保持空气新鲜；冬春季节，尽量少去人多的公共场所；可接种流脑疫苗提高幼儿的免疫力。

（六）猩红热

1. 病因

猩红热是由乙型溶血性链球菌引起的呼吸道传染病，多在冬春季节流行。

2. 症状

起病急，发热、咽痛，可有呕吐。发病后 1~2 天出皮疹，皮疹从耳后、颈部、腋下出现，迅速波及躯干和四肢。皮疹为小米粒大小，高于皮肤，压之褪色。面部潮红，口唇周围明显苍白。病后舌乳头肿大突出，似杨梅果，故称"杨梅舌"，如图 7-4 所示。病后一周左右皮疹消退，味觉恢复正常。

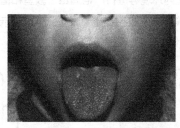

图 7-4 杨梅舌

3. 流行特征

猩红热患者和带菌者是主要传染源，主要经空气飞沫传播，人群普遍易感，5～15 岁儿童发病率较高。

4. 护理

患儿应卧床休息，清淡饮食，鼓励多喝水；注意口腔清洁，可用淡盐水漱口；皮疹消退可有皮肤脱屑，避免患儿撕破皮肤引起皮肤感染。

5. 预防

对患儿应进行 6 日隔离治疗，对接触者应密切观察 7 日；托幼机构应经常开窗通风，保持空气新鲜；冬春季节，尽量少去人多的公共场所。

（七）手足口病

1. 病因

手足口病是由肠道病毒引起的幼儿常见传染病。

2. 症状

起病较急，病毒主要侵犯手、足、口、臀四个部位。病初为皮疹，很快发展为水疱，口腔内侧水疱易破溃形成糜烂，可因疼痛影响进食，如图 7-5 所示。约 8～10 天水疱干涸。

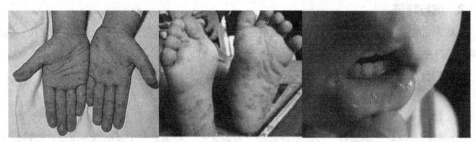

图 7-5　手足口病

3. 流行特征

潜伏期 2～10 天，患者和病毒携带者为主要传染源。可通过消化道、呼吸道和日常接触等途径传播，主要发生于 5 岁以下幼儿。

4. 护理

患儿应卧床休息，清淡饮食，鼓励其多喝水；注意口腔和皮肤清洁，可用淡盐水漱口。

5. 预防

托幼机构应严格执行晨检制度，发现可疑患儿立即送诊；每日对玩具、餐具、个人卫生用具（水杯、毛巾等）、室内环境等进行严格消毒；教室和宿舍等场所要保持良好通风；教育幼儿养成正确洗手等良好的卫生习惯，如图 7-6 所示；手足口病流行期间，不宜带幼儿到人群密集的公共场所。

扫一扫

扫一扫——手足口病的预防

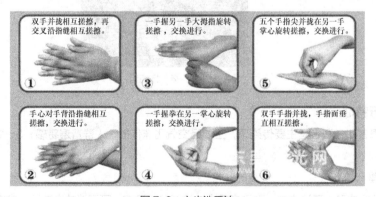

图 7-6　六步洗手法

（八）病毒性肝炎

病毒性肝炎是由多种肝脏病毒引起的以肝脏损害为主的全身性传染病。目前已经确定的有甲型肝炎、乙型肝炎、丙型肝炎、丁型肝炎、戊型肝炎等。儿童肝炎以急性甲型肝炎和慢性乙型肝炎较为多见。

1. 甲型肝炎

（1）病因。由甲型肝炎病毒引起。

（2）症状。一般起病较急，消化道症状和呼吸道症状较明显，如全身乏力、食欲减退、恶心、呕吐等。发病1周左右，皮肤、巩膜出现黄疸，尿色加深、肝脾肿大。出现黄疸后2～6周，黄疸消退，食欲、精神好转，肝功能逐渐恢复正常。

（3）流行特征。急性期患者和病毒携带者是主要传染源，主要经食物和水等途径传播。

（4）护理。患儿应卧床休息，低脂肪饮食，适量增加蛋白质和碳水化合物的摄入量，多吃蔬菜水果。

（5）预防。患儿应隔离治疗至病毒消失；禁止感染者从事托幼保育工作；托幼机构应严格做好环境、食品以及幼儿个人物品的定期消毒，防止病从口入。幼儿可接种甲型肝炎减毒活疫苗以获得主动免疫。

2. 乙型肝炎

（1）病因。由乙型肝炎病毒引起。

（2）症状。一般可有发热、乏力、恶心、呕吐、头晕等症状，一般不出现黄疸。

（3）流行特征。患者和病毒携带者是主要传染源。传播途径为垂直传播、血液和体液传播。婴幼儿是获得乙肝病毒感染最危险的时期。

（4）护理。病情较重的患儿应卧床休息，低脂肪饮食，适量增加蛋白质和碳水化合物的摄入量，多吃蔬菜水果。

扫一扫——乙肝的
预防

（5）预防。患儿应隔离治疗至病毒消失；禁止感染者从事托幼保育工作；献血员应经过严格筛选，不合格者不得献血。托幼机构应严格做好环境、食品以及幼儿个人物品的定期消毒。新生儿应普遍接种乙肝疫苗。

第二节　幼儿常见病及其预防

幼儿处于生长发育的关键时期，但由于其机体对外界环境的适应能力较弱，容易在致病微生物的作用下引起呼吸道、消化道、寄生虫等感染性疾病。此外，幼儿一些不良的饮食习惯和卫生习惯也容易导致营养性疾病、五官疾病的发生。这些疾病的发生不仅影响到幼儿的正常活动，还可能阻碍其正常的生长发育。因此，幼儿教师和家长都应掌握幼儿常见病的预防、病因、症状等基本知识，促进幼儿的健康生长。

 ## 一、呼吸系统疾病及预防

（一）上呼吸道感染

1. 病因

大多数由呼吸道病毒或细菌引起。

2. 症状

一般有流涕、鼻塞、打喷嚏、咽痛，多伴有高热（体温 39℃以上），甚至因高热引起惊厥。若高热持续不退、咳嗽加剧、出现喘憋等症状，应考虑并发肺炎。

3. 预防

加强幼儿体育锻炼，增强身体抵抗力；保持室内空气清新，呼吸道疾病高发季节减少或避免到公共场所活动；一旦发生上呼吸道感染要防止转成肺炎，必须注意隔离。

（二）支气管炎

1. 病因

多由感冒、咽炎等病蔓延而起，由细菌侵犯到支气管引起炎症。

2. 症状

病情较轻的一般表现为发热、咳嗽，常伴有胃口不好、精神不安，发热经 3~4 天即退；病情较重的表现为发热、咳嗽加重，可吐出黄色脓样痰，并伴有呕吐或气急等症状。

3. 预防

幼儿平时应多参加户外活动，患感冒和咽炎时应积极治疗，尽量不接触患有呼吸道疾病的患者，出门要戴口罩。

（三）肺炎

1. 病因

肺炎是幼儿常见的一种呼吸系统疾病，细菌和病毒均可致病。

2. 症状

发病前常有上呼吸道感染史，发病时高热、烦躁不安、鼻翼扇动、呼吸急促，咳嗽加重有痰。严重时口唇发青，昏沉入睡。

3. 预防

加强体育锻炼；呼吸道感染流行季节不去公共场所，出门戴口罩；不接触患病儿童；增加营养，注意休息。

二、消化系统疾病及预防

幼儿消化系统疾病以腹泻最为常见。

1. 病因

饮食不科学、不规律，如饮食量过多、食物不宜消化、饮食不定时等；食物或食具被细菌污染，引起胃肠道感染；患有感冒、中耳炎、肺炎等疾病，引起消化功能紊乱而导致的腹泻。

2. 症状

一日泻数次，出现水样泻。如一日泻 10 次或更多，可引起患儿不同程度的脱水：眼窝凹陷、口唇干裂、口渴、精神极差。

3. 预防

膳食合理，食量适当，不随便吃零食和生冷食品；注意食物和食具的消毒，养成良好的个人卫生习惯；注意腹部保暖，避免腹部受凉，导致肠蠕动增强，引起腹泻。

三、营养相关疾病及预防

（一）肥胖症

1. 病因

多食、少动，遗传因素，内分泌失调和精神因素等都可导致肥胖症。

> **知识拓展**
>
> **儿童肥胖症的诊断指标**
>
> 儿童肥胖症的诊断指标尚未完全统一，常用指标如下。
>
> 1. 身高体重法。一般以小儿体重超过同性别、同身高正常儿童均值 20% 以上者作为诊断肥胖的界值点。超过 20% 为轻度肥胖，超过 30% 为中度肥胖，超过 50% 为重度肥胖。
>
> 2. 体重指数法。体重指数（BMI）是指体重与身高的平方之比。我国提出的中国成人 BMI 界限值是 24.0～27.9 为超重，≥28 为肥胖。小儿 BMI 受年龄和性别的影响，评价时需要查阅图表，如 BMI 值≥在 85%～95% 为超重，超过≥95% 为肥胖。

2. 症状

食欲奇佳，食量超过一般儿童甚多，喜欢淀粉类和油脂类食品；体格发育较正常儿童迅速，智力正常，性发育正常；体脂聚集以乳房、腹部、臀部、肩部尤为显著（见图 7-7）；因肥胖而行动不便，不喜欢活动，怕热，多汗，易疲劳，呼吸浅快。

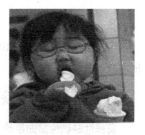

图 7-7　肥胖儿

3. 预防

避免过度饮食，特别避免过多进食碳水化合物，尤其是糖果、饼干、甜饮料、油炸食品等，对有肥胖倾向的幼儿，更要控制食量，饥饿时多吃蔬菜和水果；鼓励幼儿经常参加体力活动，进行体育锻炼。

> **知识拓展**
>
> **儿童肥胖症的病因**
>
> 1. 遗传因素。肥胖具有一定的遗传倾向性，父母皆肥胖的子女肥胖发生率高达 70%～80%；父母中一方（尤其是母亲）肥胖者，子女肥胖发生率约为 40%～50%；而父母正常的子女其肥胖发生率仅为 10%～14%。
>
> 2. 饮食因素。如进食较多的动物性脂肪、蛋白质，而富含膳食纤维和微量元素的蔬菜、水果摄入较少；喜爱高脂肪、高热量的快餐食品；进食过快；婴儿期过早添加固体食物或断奶过早等。
>
> 3. 活动量过少。这是引发肥胖的重要原因之一。由于能量消耗过少，即使摄食不多也可引起肥胖。而肥胖幼儿动作不灵活，因而导致其更不愿意运动，造成恶性循环。
>
> 4. 继发性因素。由于某些疾病，如内分泌、遗传代谢性疾病，导致体脂分布不均，常伴有相关病的临床表现。

（二）维生素 D 缺乏性佝偻病

1. 病因

因日光照射不足，皮肤不能合成足量的维生素 D；生长过快，贮存在体内的钙和后天营养供给量不能满足机体生长发育的需要；疾病的影响，如慢性腹泻等；钙的吸收、利用发生障碍等引起。

扫一扫

扫一扫——佝偻病的
预防

2. 症状

佝偻病的早期以烦躁、夜啼、多汗、摇头和枕后秃发等表现为主；佝偻病进入活动期会出现骨骼改变，如方颅、串珠肋、鸡胸、脊柱弯曲、下肢弯曲等；动作发育迟缓，如图7-8 所示。

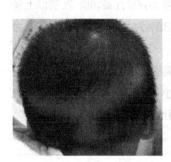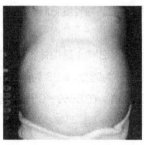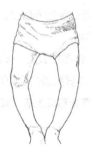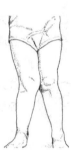

图 7-8　佝偻病患儿

3. 预防

增加营养，多补充钙和维生素 D；安排幼儿在户外活动，多晒太阳，接受阳光中紫外线的照射；及时治疗某些疾病。

（三）营养性缺铁性贫血

营养性缺铁性贫血是幼儿一种常见病，是因体内缺乏铁，影响血红蛋白的合成所致。

1. 病因

由于先天铁不足、饮食中铁的摄入量不够、生长发育过快、疾病的影响等原因都会造成营养性缺铁性贫血。

2. 症状

因贫血使幼儿的皮肤、粘膜苍白，肝、脾和淋巴结也有不同程度的肿大；呼吸、脉搏次数增加，活动后感觉心慌、气促；由于组织缺氧，胃肠蠕动及消化酶的分泌功能受到影响，因而出现食欲不振、恶心、腹胀等症状，少数幼儿会有异嗜癖；大脑供氧不足，可出现头晕、耳鸣等症状，精神不振，注意力不集中，易激动。

3. 预防

妊娠后期，孕妇应增加含铁丰富的食物，或服补血药物；坚持母乳喂养；注意给幼儿提供合理膳食，供给含铁丰富的饮食，并注意纠正偏食的习惯；保持清洁卫生，减少患各种感染性疾病的机会。

四、常见的五官疾病及预防

（一）龋齿（见本教材第二章第五节消化系统相关内容）

（二）斜视

斜视是指人眼在注视某一方向时，两眼视轴不能同时注视同一目标，仅一眼视轴指向目标，另一眼视轴偏向目标之外的现象。

1. 病因

遗传因素、炎症、损伤、B 族维生素缺乏、眼部肌肉的力量不平衡、屈光不正、弱视以及不良的用眼习惯均可能导致斜视。

2. 症状

部分斜视幼儿久视后可出现头痛、眼酸痛、畏光；阅读时会出现字迹模糊不清或重叠、串行；不能精确地判定空间物体的位置和距离等。

3. 预防

加强体育锻炼，做好眼睛卫生保健；避免幼儿长时间看电视或玩游戏；早期矫正屈光不正；早期治疗弱视；早期矫正斜视。6 岁前矫正效果较为理想。

（三）弱视

弱视是指眼球没有器质性病变，配戴矫正镜片后视力仍不能达到正常的现象。

1. 病因

（1）斜视性弱视。因斜视引起复视和视觉紊乱，视觉中枢会主动抑制由斜视眼传入的视觉冲动，该眼视功能长时间受到抑制，导致弱视。

（2）屈光参差性弱视。两眼的屈光状态在性质或程度上有显著差异，如一眼近视，另一眼远视或散光；又如一眼屈光不正的度数高，另一眼屈光不正的度数低。视觉中枢会抑制屈光不正较严重的那只眼传入的视觉冲动，导致该眼发生弱视。

（3）形觉剥夺性弱视。

婴幼儿时期如因某些疾病如白内障、上睑下垂等，导致光线不能充分进入眼内，视网膜得不到足够的刺激，形成弱视。

（4）先天性弱视。

2. 症状

两侧瞳孔距离和正常视力的幼儿不一样；双眼或单眼球经常上下翻动；看东西常常皱眉头，眯起眼睛；看东西总喜欢拿到眼前；视线与目标不统一；在做需要手、眼配合的动作时感到吃力；常有要排除眼前障碍物的动作；读书、写字时喜欢歪头、斜视或单闭一目；对需要有立体感、运动感的活动明显感到吃力等。

3. 预防

定期检查视力，及时发现弱视。弱视的治疗，4 岁前大多能获得良好的效果。

扫一扫——弱视的矫治方法

五、肠道寄生虫病及预防

（一）蛔虫病

1. 病因

感染性虫卵污染了食物、饮水、手，幼儿吸吮手指或饭前不洗手，生吃未洗净的瓜果、蔬菜，喝生水，可将虫卵吞入。

2. 症状

成虫在肠道内寄生，由于机械刺激常引起脐周围阵发性疼痛，片刻可缓解；蛔虫寄生在肠道内，影响肠道功能，可以引起营养不良；蛔虫寄生所产生的毒素刺激神经系统，可致睡眠不安、磨牙、烦躁不安等症状；过敏性体质的幼儿常会发生荨麻疹、皮肤瘙痒等过敏现象；可能引起严重的并发症，如胆道蛔虫病、蛔虫性肠梗阻、蛔虫性阑尾炎等。

3. 预防

粪便无害化处理，消除蛔虫卵；教育幼儿讲究饮食卫生和个人卫生，防止感染；每年可集体驱蛔，因其感染率极高，应隔3～6个月再给次药。

（二）蛲虫病

1. 病因

虫卵污染了幼儿的手、食物、食具等，经口进入人体，已患蛲虫病的幼儿可重复感染，因雌虫产卵致肛门周围瘙痒，幼儿用手抓痒，手指上沾上虫卵，则反复引起感染。另外，虫卵也可借污染的衣物、被子、床单等直接或间接地引起感染。

2. 症状

肛门周围和会阴部奇痒；由于搔伤，可使局部皮肤糜烂；睡眠不安，易烦躁。

3. 预防

教育幼儿饭前便后洗手，不吸吮手指；因蛲虫寿命很短，只要避免重复感染则可自愈。

第三节 常用护理技术

对于幼儿教师和家长而言，掌握一些常用的护理技术不仅有利于生病的幼儿早日恢复健康，同时也可发现幼儿身体不适的信号，从而及早进行治疗。

一、体温测量

人体体温测量部位有三种：腋窝、口腔和直肠，最常用的测量部位为腋窝，正常腋温范围为36.0℃～37.4℃。测量工具一般采用水银柱体温计。

测量前，应首先检查体温计内的水银柱降到35℃以下。测量时先将腋窝的汗擦干，然后把体温计的水银端放在幼儿腋窝中间，教师或家长辅助其夹紧体温计，测量时间为10分钟。测量后，取出体温计呈水平方向置于检查者眼前约20厘米处，根据刻度准确读数。

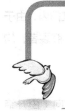

知识拓展

如何判断体温

正常体温：36.0℃～37.4℃　　低热：37.5℃～37.9℃　　中度发热：38.0℃～38.9℃

高热：39.0℃～39.9℃　　　　超高热：40.0℃以上

二、物理降温

患儿体温升至 38.5℃以上，应及时采取物理降温。尤其对于 6 个月以下婴儿应用物理降温的方法更为安全。物理降温是用冷敷、酒精擦拭等方法降温。

冷敷法：将毛巾折叠放置于温水中浸湿，拧成半干以不滴水为度，敷在前额，每 5～10 分钟更换一次。也可用热水袋灌入凉水或小冰块，作为冰枕，枕在脑后。或将冷毛巾放在腋窝、肘窝、腘窝、腹股沟等大血管流经处。冷敷时体温降至 38℃左右即可。如冷敷时幼儿发生寒战、面色发灰，应停止冷敷。

酒精擦拭法：酒精容易挥发，能比较快地使热量放散出去。可以倒一些 75%的酒精或白酒加温水一倍水，把小毛巾浸泡在里面，拧成半干，擦拭颈部两侧、腋窝、胳膊这些部位。进行物理降温要注意避风。

三、热敷法

热敷是利用温热刺激皮下毛细血管扩张的机理，达到局部消炎、消肿的目的。可取 40℃～45℃温热水，将毛巾浸透，折叠后置于患处，待热量部分散失后更换，每次持续 20～30 分钟。也可将热水装入热水袋中，将袋内气体排出，拧紧盖子，用毛巾裹好，放在需要热敷的部位。

四、简易通便法

简易通便法是简单易行、经济有效的方法，可协助幼儿排便以解除便秘。

1. 开塞露通便法

开塞露呈锥状扁圆形，密封的塑料胶壳内装 50%甘油或山梨醇。幼儿用的为 10 毫升/只，药房有售。小儿取左侧卧位，将开塞露尖端剪开或剪去顶端并修光滑，先挤出少量药液润滑开塞露顶端及肛缘，然后轻轻插入肛门，用力挤压塑料壳后端，使药液全部注入肛门内，然后退出空壳，弃去。让幼儿尽量保留药液，到不能忍受时才排便（一般要求能保留 10 分钟左右），即能达到通便的目的。

2. 甘油栓通便法

甘油栓是由甘油和明胶所制成的呈圆锥形的栓剂。使用时小儿取左侧卧位，操作者将甘油栓包装纸剥去，手垫纱布或软（草）纸捏住栓剂较粗的一端，将尖端部分插入肛门（嘱幼儿张口呼吸，可放松肛门括约肌），用纱布轻轻按揉数分钟后压紧幼儿两侧臀部（以防止幼儿迅速将栓剂排出），使甘油栓完全融化后再排便，以保证通便效果。

3. 肥皂条通便法

将普通肥皂削成圆锥形（底部直径 1 厘米左右，长 3 厘米左右），蘸少许水后轻轻插入肛门内，由于肥皂的化学性和机械性刺激使肠蠕动加快，润滑肠壁而引起自动排便。但有肛门粘膜溃疡、肛裂者，均不宜使用此法。

4. 手法按摩通便法

让幼儿仰卧在床上，操作者用双手食、中、无名指重迭置于幼儿腹部。依结肠走行方向（由升结肠起始部开始，向横结肠、降结肠至乙状结肠）顺时针进行环形按摩，可起到刺激肠蠕动，帮助排便的作用。

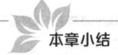

本章小结

　　幼儿免疫力低下，且缺乏健康意识和自我保护意识，加之托幼机构人员比较密集，因此幼儿不仅是传染病的高发群体，同时也容易在致病微生物的作用下引起呼吸道、消化道、寄生虫等感染性疾病。此外，幼儿一些不良的饮食习惯和卫生习惯也容易导致营养性疾病、五官疾病的发生。幼儿教师和家长都应掌握幼儿传染病和常见病的基本知识和常用护理技术，争取最大限度地减少幼儿发生疾病的机会，促进幼儿生长发育。

● 本章思考与实训 ●

一、基础题

1. 传染病的基本特征是：教育（　　　　）、（　　　　）、（　　　　）、（　　　　）。
2. 传染病流行的三个基本环节是：（　　　　）、（　　　　）、（　　　　）。
3. 下列传染病的传播途径分别是：

　A. 空气飞沫传播　　　　　B. 饮食传播　　　　　C. 血液传播

　D. 接触传播　　　　　　　E. 母婴传播

　（1）手足口病：（　　　　）。

　（2）甲型肝炎：（　　　　）。

　（3）乙型肝炎：（　　　　）。

　（4）流行性腮腺炎：（　　　　）。

　（5）水痘：（　　　　）。

4. 下列症状或特征提示幼儿可能患有哪种疾病：

　（1）杨梅舌：（　　　　）。

　（2）"O" 型腿：（　　　　）。

　（3）躯干、四肢出现水泡样皮疹：（　　　　）。

　（4）口腔、手、脚等部位出现水泡样皮疹：（　　　　）。

　（5）注视某一方向时，两眼视轴不能同时注视同一目标：（　　　　）。

二、案例分析

妞妞今年 5 岁，上幼儿园中班。据老师和家长反映，妞妞的食欲特别好，喜欢吃肯德基、冰淇淋和各种甜品，但非常不喜欢蔬菜，每次吃饭必须在老师或家长的鼓励下勉强吃一点点。老师说，最让妞妞头疼的就是参加幼儿园的户外活动。幼儿园定期体检结果显示，妞妞的身高为 105cm，体重为 30Kg。

请分析：1. 妞妞这种情况属于哪种幼儿常见病？这对她有什么危害？

2. 假设你是妞妞的老师，请帮助妞妞制定一份控制体重的计划。

三、章节实训

冬春季节是呼吸道传染病的高发季节。结合本章所学的传染病的相关知识，为降低幼儿园传染病发病率提出具体、有效、可行的建议。

第八章 幼儿常见的心理问题

　　5岁的玲玲近来经常做噩梦，每到半夜总在自己的尖叫声中惊醒，醒后全身大汗淋漓，呼吸急促，表情惊恐，语无伦次地对妈妈讲述梦中的可怕场面。连续几晚的噩梦后，玲玲一到晚上就害怕，不敢上床睡觉，即使很困也强忍着不睡，担心入睡后又做恶梦。

❓ 问题　案例中玲玲发生了什么事情？这种现象属于幼儿哪方面的问题？幼儿期会出现哪些心理问题？我们该如何针对幼儿的心理问题进行保育？要回答这些问题，让我们进入本章的学习。

📋 本章知识结构

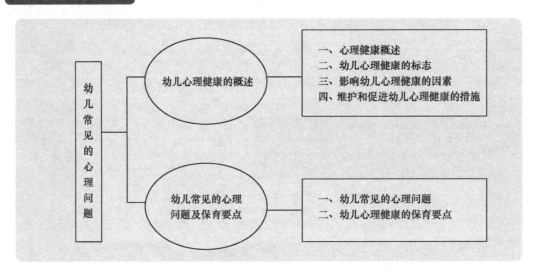

第一节 幼儿心理健康概述

 ## 一、心理健康概述

　　心理健康，又称精神卫生或心理卫生，是研究关于保护和增进人的心理健康的心理学原则、方法和措施。

　　心理健康有狭义和广义之分。狭义的心理健康旨在预防心理疾病的发生；广义的心理健康则以促进人的心理健康，发挥人更大的心理效能为目标。

　　幼儿正处于迅速的生长发育时期，对外界环境的影响比较敏感，容易受各种不良因素的伤害。做好幼儿的心理健康工作，不仅可将幼儿的行为问题、心理障碍消灭在萌芽状态，更为重要的是促进幼儿在认知、情感、意志和个性等方面正常地发展，培养其健全的人格，促进幼儿个性社会化及社会个性化，培养21世纪新人才。

二、幼儿心理健康的标志

第三届国际心理卫生大会（1946）曾认定心理健康的标志是：①身体、智力、情绪十分协调；②适应环境，人际关系中彼此能谦让；③有幸福感；④在工作生活中，能充分发挥自己的能力，过着有效率的生活。

幼儿的身心正处于迅速发展的时期，心理健康与否与他们的身心发展质量紧密联系在一起的。幼儿的心理素质在成长过程中都会有不同方面的优势与不足，培养心理健康的幼儿是教育的目标与理想。

（一）智力发展正常

智力又称智能或智慧，智力是以思维能力为核心的是包括观察力、注意力、记忆力、想象力等各种认知能力的总和。

个体智力的发展不是等速的，一般是先快后慢，到了一定年龄则停止增长，随着人的衰老智力开始下降。瑞士心理学家皮亚杰经过多年研究认为，从出生到 4 岁是人智力发展的决定性时期。许多研究都表明，在良好的环境和教育的影响下，出生后的头几年是智力发展最快的时期。

（二）情绪稳定并反应适度

情绪情感是人对客观事物的态度体验，是人的需要是否获得满足的反映。人的行为总是伴随着一定的情绪和情感状态，情绪和情感是人适应生存的精神支柱。婴幼儿的情绪情感是随着他们逐渐适应社会环境而发展起来的。

积极的情绪状态会成为行为的积极诱因，可以提高行为效率，起正向推动作用；消极的情绪状态会干扰、阻碍人的行动，甚至引发不良反应，起反向的推动作用。有心理问题的幼儿一定程度上会存在情绪障碍，例如，分离性焦虑的幼儿会表现出与现实不符的过分强烈担心依恋对象的离去，而心理健康的幼儿情绪稳定并反应适度，自信、乐观，能够合理宣泄不良情绪。

（三）人际关系和谐融洽

能否正常与人交往，反映一个人的心理健康水平。幼儿的人际关系比较简单，人际交往水平较低，但和谐的人际关系是保障幼儿心理健康的重要条件，并通过交往活动促进身心健康发展。

心理健康的幼儿乐于与人交往，善于理解别人，善于与别人合作共享，尊重别人，能宽容待人；心理不健康的幼儿性格孤僻，不能与人合作，对人漠不关心、沉默寡言、无同情心，如孤独症儿童拒绝交往或不能与人进行情绪交流，显得极度孤独。

（四）知行统一

随着年龄的增长，幼儿的认识过程、情绪情感过程及意志过程有了一定程度的发展。心理健康的幼儿表现为人格统一，心理活动与行为方式统一协调，能够在一定程度上对自己的行为进行调节和控制；心理不健康的幼儿思维混乱，语言支离破碎，行为经常是前后矛盾，对自己的行为进行调节和控制的能力很差或者不能进行自我调节和控制，例如，童年瓦解性精神障碍的儿童生活不能自理，大小便不能自控，需要喂饭，丧失对周围环境的兴趣和与人交往的要求。

（五）个性心理特征良好

个性心理是一个人比较稳定的、具有一定倾向性和各种心理特点或品质的独特组合。个性心理包括需要、动机、兴趣、理想等个性倾向性和能力、气质、性格等个性心理特征两部分。

幼儿期的孩子已经表现出明显的个性心理特征的差异，如有的幼儿性子慢，喜欢独处，喜欢玩很安静、有秩序的游戏；而有的幼儿性子急，喜欢玩热闹、活动量大的游戏。个性心理特征无好坏之分，具有独特性、整体性和稳定性的特点。

三、影响幼儿心理健康的因素

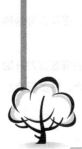

小思考

高尔顿是英国的科学家，是遗传决定论的代表人物。高尔顿通过家谱分析的方法对许多名人的家族进行研究，认为遗传是形成个体差异的原因，他甚至宣称一两遗传胜过一吨教育。例如，一个伟大的科学家往往出生于一个在科学上有杰出成就的家庭，而一名杰出的律师则可能出生于一个律师世家。他的看法对吗？原因是什么？

心理是人脑对周围世界的反映。大脑是幼儿心理形成和发展的物质基础，周围世界是幼儿心埋反映的客观现实。可以从三个方面探讨影响幼儿心理健康的因素。

（一）生理因素

生理因素主要包括遗传因素和先天非遗传因素，这些生理因素都会影响幼儿的心理健康。

1. 遗传因素

遗传是一种生物现象，通过遗传，祖先的一些生物特征可以传递给后代。遗传素质是指遗传的生物特征，即天生的解剖生理特点，如身体的构造、形态、感觉器官和神经系统的特征等，其中对心理发展有重要意义的是神经系统的结构和机能特征。遗传因素会影响幼儿心理健康。遗传病是指完全或部分由遗传因素决定的疾病。许多遗传疾病都伴随着智力缺陷，例如染色体异常会导致先天愚型，白化病幼儿有异于常人的体貌特征，这些势必会影响幼儿健康心理的发展。

2. 先天非遗传因素

幼儿在妊娠期间、出生时也会遇到影响健康的因素，如母亲生育年龄不合适、孕期营养失调、孕期错用药物、早产、妊娠期出血、血毒症（血液中毒）、病毒感染等孕期不良因素都会影响幼儿的身心健康。

（二）社会因素

幼儿所处的社会背景、文化素养、人际关系和家庭状况等都是影响幼儿心理形成与发展的主导因素。社会环境中，对幼儿影响最大的是家庭、托幼机构和社会文化等因素。

1. 家庭因素

家庭对幼儿心理的发展起着最直接的影响作用。家庭的物质生活条件、家长的职业和文化水平、家庭人口、社会关系等家庭环境会对幼儿发展产生影响，其中家长的抚养行为、亲子互动、家庭环境质量对幼儿的心理发展具有显著的影响。因此，父母的性格温和、文化水平较高、心理素质良好，家庭和睦、情感融洽、行为规范、教养方式得当，对幼儿心理健康起有效的促进作用；反之，父母的性情暴烈、文化水平低和心理素质差、父母离异、虐待孩子等，对幼儿心理健康发展起破坏作用。

2. 托幼机构对幼儿心理发展起主导作用

托幼（幼儿园和托儿所）机构提供有目的、有计划、有系统的教育，是影响幼儿心理发展的主导因素。托幼机构有明确的教育目的与教育内容，通过创设良好的物质和心理环境，设计并实施适合幼儿年龄特点的课程，根据每个幼儿不同的需要、兴趣、学习方式和智力潜能等因材施教，构建良好的师幼互动关系，注重家庭和社区的合作，促进幼儿心理健康和谐的发展。

进入托幼机构后，幼儿走到同龄伙伴中去，在与同伴相互交往的过程中，发展着同伴关系，良好的同伴交往关系直接影响着幼儿的社会化进程、自我意识、社会技能和健康人格的发展。

（三）自身因素

遗传和环境是影响幼儿心理发展的重要条件，但是幼儿从出生开始就不是消极被动地接受环境的影响，随着心理的发展和个性的形成，幼儿的积极能动性越来越大，各种外部因素必须通过幼儿心理发展的内部因素来实现。

1. 幼儿自身的心理因素相互影响

幼儿的心理包括许多成分，这些成分之间是相互联系的，例如，幼儿心理过程和个性心理特征之间、心理过程和心理状态之间、智力和非智力因素之间，都是相互联系和相互影响的。幼儿兴趣和爱好影响其坚持性和能力的发展，对于自己喜欢的游戏，幼儿能够克服来自内外部的困难，投入到游戏中去，进而获得相应的发展。

2. 幼儿心理的内部矛盾是推动幼儿心理发展的根本原因

幼儿心理发展的根本原因是幼儿心理内部矛盾的推动，即新的需要和旧的心理水平和状态之间的矛盾。需要是由外界环境和教育引起的，随着幼儿的成长和生活条件的变化，外界对幼儿的要求也不断变化。客观要求如果被幼儿接受，它就会变成幼儿的主观需要。需要是新的心理反映，旧的心理水平是过去的心理反映，新旧心理反映之间的差异就是矛盾，它们总是处于相互否定、相互斗争中，幼儿心理正是在不断的内部矛盾运动中发展起来的。教育任务就是根据已有的心理水平和心理状态，提出恰当的要求，帮助幼儿产生新的矛盾运动，促进其心理发展。

总之，遗传、环境和幼儿心理对幼儿心理发展起着重要的作用。遗传和环境等这些客观因素会对幼儿心理发展产生重要影响，幼儿心理发展主观因素对客观因素有反作用，它们之间相互影响、相互制约。因此，应充分利用各种因素，引导和促进幼儿心理健康和谐的发展。

 # 四、维护和促进心理健康的措施

（一）改善环境

可以通过改善自然环境和社会环境来维护幼儿的心理健康。如改善空气、饮水、居住、活动场所的环境条件，改善膳食质量，创造良好的家庭氛围和健康的社会文化环境等，使幼儿的基本权益得到保障，人格得到尊重，如图8-1所示。

（二）开展心理咨询

按照心理健康的标准，通过筛查等方式，及早发现有各类行为问题、心理障碍和心理疾病的幼儿。

针对正常幼儿的一般心理问题，托幼机构教育者应联合家长进行教育和行为指导；针对有异常心理问题的幼儿，应由专业机构人员进行诊断治疗，如图 8-2 所示。

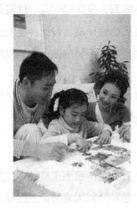

图 8-1　改善家庭环境

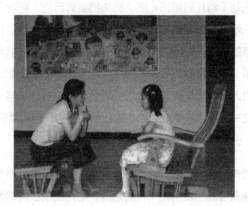

图 8-2　开展心理咨询

（三）加强保健措施，促进身心健康发展

通过普及科学喂养知识，实施计划免疫等对幼儿进行健康检查，开展健康监测，保障幼儿的心理健康。

（四）对幼儿进行心理健康教育

通过教育活动培养幼儿良好的注意力、适应力、控制力及乐观幽默的性格特征。指导幼儿养成有益于心理健康的行为和习惯，自觉抵制各种不健康的行为，增强自我心理保健的意识和能力，健康成长。

第二节　幼儿常见的心理问题及保育要点

 ## 一、幼儿常见的心理问题

幼儿成长的过程中，由于受各种不良因素的影响，使得不少幼儿在心理发育方面，偏离了该年龄阶段的正常心理发育轨迹，与同年龄的正常幼儿相比，在性格、情绪、行为、注意力等方面有一项或几项异常。这些心理异常阻碍了幼儿正常的心理发育，影响了其今后的学习和生活，同时还带来严重的社会问题，若不及时干预，往往会导致成年时期的各种心理问题甚至精神疾病。

常见的幼儿心理问题有：不良习惯、言语障碍、情绪障碍、抽动障碍、遗尿症、睡眠障碍、儿童孤独症、儿童多动症等。

（一）不良习惯

由于不适当的环境或不良的教育，部分幼儿会产生多种不良习惯。这些不良习惯是一些比较固定的、完全自动化动作的倾向，若不及时纠正，会成为幼儿心理发展的障碍。幼儿常见的不良习惯主要是吮手指、咬指甲、习惯性阴部摩擦等。

1. 吮手指、咬指甲

（1）诱因。

吮手指或咬指甲是幼儿时期较常有的一种不良行为习惯，主要是由幼儿长时期爱的需要得不到满足、缺乏同龄伙伴，环境的改变（入托幼机构），模仿等原因造成的。饥饿、疾病等不良情境也容易导致幼儿吮手指或咬指甲。

（2）矫治。

① 满足孩子被爱、被关注的要求，多与孩子交流感情、进行肌肤接触。

② 找出并消除导致幼儿心理紧张和焦虑的因素，创造和谐愉快的生活气氛。

③ 早期教育要合理，多组织幼儿参加集体活动，培养其广泛的兴趣，减少过早、过多的学习压力。

④ 建立良好的卫生习惯，定期修剪指甲。

⑤ 发现幼儿吸吮手指或咬指甲时，不是马上说他或打骂，这样会加重其紧张情绪，而是让他去干点别的事（如帮妈妈取本书，给爸爸递张报纸等）来转移其注意力。

2. 习惯性阴部摩擦

（1）表现。幼儿用手玩弄或摩擦外生殖器，引起面色潮红、眼神凝视或不自然的现象。女孩有时双腿交叉上下摩擦，有的幼儿则骑在某个物体上摩擦。

（2）诱因。

① 生殖器局部不洁或患有疾病，如湿疹、蛲虫、包茎等引起阴部瘙痒，促使幼儿摩擦止痒，以致形成习惯。

② 由于偶然机会地摩擦获得快感而形成习惯。

（3）矫治。当发现幼儿有这种习惯后，不要简单地用惩罚、责骂、嘲笑等手段来处理，而应该适时地转移幼儿的注意力，同时加以诱导。不要穿过于紧身的衣服，尤其是内裤不要太紧。平时注意幼儿外生殖器的清洁卫生，并检查局部有无疾病，并及时治疗。

（二）言语障碍

1. 口吃

口吃并非生理上的缺陷或发音器官的疾病，而是与心理状态有着密切关系的言语障碍。

（1）表现。

① 发音障碍。常在某个字、词上表现出停顿、重复、拖音等现象，说话不流畅。

② 肌肉紧张。口吃的幼儿在说话时，通常呼吸和发音器官的肌肉比较紧张，妨碍了发音器官的正常工作，导致说话不连贯、不流畅。

③ 伴随动作。婴幼儿发生口吃的时候，为了摆脱发音不流畅的困境，常出现摇头、跺脚、歪嘴等动作。

④ 心理异常。口吃的幼儿往往同时伴有心理异常现象，如胆小、易激动、易兴奋、睡眠障碍等。

（2）诱因。

① 模仿。幼儿天性喜欢模仿，若家人或周围有人口吃，出于好奇和好玩，模仿他人，时间长了就容易导致口吃。

② 心理紧张。心理紧张是引起口吃的重要因素。如突然的精神刺激、环境的改变、精神过度紧张等，这些都可导致幼儿发生口吃现象。

③ 成人的教养方式不当，尤其是当幼儿发音不准、说话不流利的时候，成人过分指责给幼儿造成心理压力，从而导致口吃。

（3）矫治。

① 要消除环境中导致幼儿心理紧张的不良因素。

② 正确对待幼儿说话时不流畅的现象。

③ 成人和幼儿说话时要正确示范，要教给幼儿正确的说话方法。

2. 缄默症

幼儿的语言器官未发生器质性病变，智力正常，只是由于精神因素引起缄默不语。

（1）表现。缄默症主要表现为沉默不语。3～5岁的幼儿发病较多，女孩多于男孩。患儿在幼儿园和陌生人面前不说话，可以长时间静坐不动、不言不语，但在家里或熟人之间，还有一些言语交流。

（2）诱因。多数缄默症患儿是由于受惊、恐惧、生气或怕被人嘲笑等精神因素引起的防卫性反应，常见于敏感、胆小、内向、羞怯、体弱的幼儿，女孩多于男孩；少数是幼儿精神病的一种表现。

（3）矫治。消除周围环境中导致患儿紧张的因素。不要过分注意其语言表现，采用"忽视方法"，让患儿处于一种轻松的心理状态之中，特别注意不要强迫其说话。鼓励患儿多参加集体活动和锻炼，转移其对自己言语的注意力，使其逐渐忘掉自己在言语方面的缺陷。

（三）情绪障碍

情绪障碍是发生在幼儿时期，以焦虑、恐怖、抑郁等为主要临床表现的一组疾病。家庭中不注意情感的自由交流与表达，对幼儿情绪情感过分压抑，有失偏颇的教育方式和教养态度，不负责任的离异，托幼机构中人际关系的简单化，教师情绪表现的随意化等现象容易导致幼儿情感发展的偏常与落后，引起情绪障碍的产生。常见的情绪障碍有焦虑、恐惧、暴怒发作、屏气发作等。

1. 症状

（1）焦虑。患儿烦躁不安、不愉快、胆小害怕，对环境变化敏感；当焦虑症发作时，患儿表现为过度烦躁、焦虑不安、睡眠不好、做恶梦、讲梦话、食欲不振、心跳加快、气促、出汗、尿频、头痛等植物神经功能失调的症状；幼儿夜间往往不敢单独睡，怕黑，常需要成人陪伴，常伴有遗尿现象。

（2）恐惧。表现在许多方面，从对某些具体事物的恐惧，如怕动物、怕火、怕水、怕陌生人，到对一些抽象概念的恐惧，如怕死、怕被诱拐。恐惧发生时表现为惊慌、惊叫、退缩、痛苦、求救，甚至逃避或对抗，这在幼儿接受医疗时（如打针）表现最为典型；幼儿恐惧时可出现交感神经兴奋的症状，表现为呼吸加快、心跳增速、表情紧张、瞳孔扩大、手抖，严重者可呈现紧张惊恐状态，面色苍白、肢体瘫软，甚至一时性大小便失禁或精神抑制等。

知识拓展

表 8-1 儿童不同年龄阶段的害怕对象

年龄	害怕的对象
0～6 个月	失去物理性支撑、很响的噪声
7～12 个月	陌生人，突然的、意外的、恐怖的物体

续表

年龄	害怕的对象
1岁	与父母分离、受伤、上厕所和陌生人
2岁	很响的噪声、动物、黑房子、与父母分离、大的物体或机器、个人环境的变化
3岁	面具、黑暗、动物、与父母分离
4岁	与父母分离、动物、黑暗、噪声
5岁	动物、"坏"人、黑暗、与父母分离、身体的伤害
6岁	超自然的存在、身体的伤害、电闪雷鸣、黑暗、独自、与父母分离
7~8岁	超自然的存在、黑暗、媒体事件、一个人待着、身体的伤害
9~12岁	学校的测验和考试、学业成绩、身体的伤害、外貌、闪电和打雷、死亡
青春期	私人关系、个人外貌、学校、政治事件、未来、动物、超自然灾害

（3）暴怒发作。暴怒发作是指幼儿遇到一点小事、受到一点挫折就大发脾气。在暴怒发作时，幼儿的各种过火行为往往无法劝阻，情绪失控，在个人要求或欲望没有得到满足时，大喊大叫、哭闹、尖叫、在地上打滚、用头撞壁、撕扯自己的头发或衣服，伴有骂人、踢打或攻击别人，而自己很少受伤害；还可出现呕吐、遗尿或屏气发作。

（4）屏气发作。屏气发作是指幼儿因发脾气或需求未得到满足而剧烈哭闹时突然出现呼吸暂停的现象。屏气发作时，患儿在过度换气之后会出现屏气、呼吸暂停、口唇青紫、四肢僵硬等症状，严重者还会出现短暂的意识障碍，之后肌肉弛缓、恢复原状，随后再哭出声来。时间短则半分钟到1分钟，长则2~3分钟。屏气发作一般发生于6~18个月左右的婴幼儿，3~4岁以后逐渐减少，屏气发作可自然缓解，6岁以上很少出现。

2. 矫治

（1）及时消除周围环境中的可造成幼儿出现情绪障碍的各种不良因素。

（2）成人要正确对待幼儿，多给予幼儿关心和爱抚；注意循循善诱；讲究教育方法，合理安排教育活动，保证幼儿有足够的睡眠时间和充分的娱乐时间；要帮助幼儿树立克服困难的信心，培养其坚强的意志和开朗的性格；避免采用恐吓、打骂、过分退让等不良方法，可采用转移或者适当的冷处理方法。

（3）对于情绪障碍严重的患儿，要进行心理治疗。

（四）抽动障碍

抽动障碍是一种无目的、不自主的突发、快速、非节律性、刻板的重复性肌肉运动和片刻性发声的精神障碍。抽动障碍大多起病于4~7岁，但也可以小至2岁至18岁前起病。可分为短暂性抽动障碍（抽动症）、慢性运动或发声抽动障碍和发声与多种运动联合抽动障碍。主要表现是运动抽动和发声抽动。

1. 表现

（1）运动抽动：首发部位常为面部肌群，如频繁迅速地挤眼、皱眉、撅嘴、呲牙、咬唇、撸鼻等，以后逐渐向颈部、肩部、上下肢、躯干等肌群发展，如频繁重复地引颈、耸肩、触物、拍打、踢脚、弯膝，甚至走路旋转。轻者可自控，但也仅能克制数分钟至数小时，入睡时可消失，重者常与冲动性动作同时存在，可产生严重自伤后果。

（2）发声抽动：开始时仅表现为频繁地清嗓、咳嗽或发出轻微的哼哼声，以后则可发展为大声单音喊叫、动物样吼叫或不断地重复污言秽语。

运动抽动和发声抽动不一定同时存在，但严重时可同时出现，患者智力一般正常。其中抽动症状不超过一年为短暂性抽动障碍；超过一年为慢性运动或发声抽动障碍；若运动抽动与发声抽动并存，且常伴有污言秽语，则为发声与多种运动联合抽动障碍，旧称抽动秽语综合征。

2. 诱因

幼儿抽动障碍由多种因素导致，有遗传、生理及心理等因素的影响。其中心理因素主要是指幼儿在家庭、学校以及社会中受到各种因素的影响，而导致幼儿紧张、焦虑情绪等原因都可能诱发抽动症，或使抽动症加重。

3. 矫治

（1）抽动障碍症状轻微者一般无须特殊治疗，常常可以自行缓解。

（2）症状突出的可用"行为疗法"的各种手段进行治疗矫治，以减轻或改善患儿的运动抽动和发声抽动。

（3）抽动障碍到了青年期后虽可缓解，但严重的抽动障碍还是应该及早进行药物治疗，并从小剂量开始，采用最小的有效剂量。如何确定剂量，需遵医嘱。

（五）遗尿症

遗尿症是一种不自觉排尿的非器质性功能性障碍。3岁以前幼儿遗尿属正常生理现象，5岁以后幼儿因已能控制大小便，如仍遗尿，则属于功能性障碍。

1. 表现

遗尿症表现为白天不能自主控制排尿，或者入睡后不自主排尿，常发生于夜间相对固定的时间，上半夜较多，有时一夜数次，甚至午睡也尿床。遗尿症往往对患儿心理影响较大，容易导致幼儿忧郁自卑、羞于见人，不喜欢参加集体活动，形成孤僻内向性格。

2. 诱因

（1）遗传因素：部分患儿有家族史。国外报道30%～50%患儿父母单方或双方有遗尿史。

（2）神经系统发育不全：患儿睡眠过深，中枢神经抑制过程占优势，膀胱充盈时的刺激不能使中枢兴奋，患儿难以觉醒。遗尿症幼儿常见有异常的脑电图，最普遍的是异常的慢波。遗尿患儿少数智商偏低，也说明有神经发育不完善的因素。

（3）心理因素：剧烈的精神刺激、居住环境的变化，排尿习惯不良的因素等均可引起幼儿遗尿。

（4）白天玩耍过度疲劳，晚餐进食水量太多等也可引起遗尿。

3. 矫治

（1）一般治疗：首先，家长要仔细观察、掌握患儿遗尿的时间规律，定时唤醒患儿排尿，使之逐渐形成条件反射，到膀胱充盈时能自行醒来。其次，要建立良好的作息制度和卫生习惯，定期洗澡，勤换内衣，白天活动玩耍不能过度疲劳。第三，合理调整饮食结构，可让患儿早、中两餐多吃含水多的食物、瓜果等，晚餐吃含水少的食物，控制晚餐后液体的摄入量，以减少夜间尿量。

（2）心理治疗：解除患儿心理上的压力。

（3）药物治疗：在上述治疗无效的情况下，对6岁以上患儿可遵医嘱进行药物治疗。

（六）睡眠障碍

1. 梦魇与夜惊

梦魇与夜惊是一种主要由精神紧张引起的睡眠障碍。常见于4～7岁幼儿，男孩多于女孩。通常于青春期开始后消失。

（1）表现。梦魇常在夜间睡眠的后期发生，临床表现为做恶梦，可梦见各种可怕的情景，如被蛇咬、失足堕落河中等。惊醒后精神紧张、恐惧、心悸、出冷汗、脸色苍白，甚至全身不能动弹，对梦中情景记忆清晰。情绪平复后又能很快入睡。

夜惊是一种意识朦胧状态。幼儿入睡一段时间后，突然坐起、哭喊、瞪口直视或双眼紧闭、惊恐状，对周围事物无反应，很难唤醒，强行唤醒时可出现定向障碍或意识混乱、激动自语、不知所云、心率加快、呼吸急促、瞳孔放大、大汗淋漓等。持续3～5分钟再次平静入睡。严重者可一夜几次频繁发作，次日一般对发作经过不能回忆。

（2）诱因。受惊和紧张不安是主要的精神因素。鼻咽部疾病导致睡眠时呼吸不畅，以及肠道寄生病也是导致夜惊的常见原因。

（3）矫治。

① 睡前避免幼儿参与各种引起情绪波动，尤其是容易引起过度兴奋和紧张的活动。如听恐怖的故事或看恐怖的电视，玩过于消耗体力的激烈游戏，不用妖魔鬼怪或大狼狗等去吓哄幼儿睡觉。平时也要注意生活中的应激事件对幼儿心理造成的不良刺激并尽量予以避免，如父母不要当着幼儿吵架，不要与幼儿长期分离。

② 培养幼儿的情绪调节能力，提高幼儿的心理适应水平。如跌痛了不哭，在动物园里看到狮子、老虎等凶猛动物不怕，父母不在身边能高兴地自己玩耍等。

③ 养成良好的睡姿。不要俯卧睡觉，不要抱着母亲睡觉，不要用被子蒙头睡觉，不要双手抱胸睡觉等，以避免呼吸不畅引起梦魇和夜惊。

④ 幼儿用药，必须严遵医嘱。

总之，排除脑瘤、癫痫等病史后，患儿一般不需要特殊治疗。消除引起幼儿紧张不安的精神因素和有关疾病因素，保证其有规律地作息，一段时间后，症状可自然消失。

2. 梦游症

梦游症是一种幼儿睡眠中起身下床行走的精神障碍，也称为睡行症，通常发生在10岁前，男孩较女孩多见。

（1）表现。幼儿在睡眠中，突然起床，意识朦胧，在周边走动或做些机械的动作，表情茫然，喃喃自语。一般持续几分钟后又反复入睡，醒后全部遗忘。

（2）诱因。半数以上梦游幼儿有家庭遗传史；也有的幼儿大脑皮层抑制功能减退；白天过于兴奋或紧张、不安等不良情绪得不到缓解也容易引起梦游。

（3）矫治。消除紧张、恐惧的因素；避免过度疲劳和睡眠不足；注意加强对婴幼儿的保护，在患儿可能行进的通路上尽量清除障碍物、电线等，窗、门、厨房及热水瓶存放处最好临睡前上锁，各种危险品要经常检查和清除。

随着幼儿年龄的增长，梦游症一般可自行消失，不必进行特殊的治疗。

知识拓展

帮助幼儿睡好

1. 帮助幼儿入睡

（1）建立规律、不仓促的入睡程序。大约20分钟的安静活动，如阅读故事、唱摇篮曲或者安静地交谈。

（2）不看恐怖的或吵闹的电视节目。

（3）睡前避免剧烈运动。

（4）如果夜灯会让幼儿感觉更舒服，那么就留下一盏小小的夜灯。

（5）睡前不要给幼儿吃东西或者摇晃幼儿。

（6）保持冷静，不要同意再讲一个故事、再喝一杯水甚至再上一次厕所的要求。

（7）如果打算改变幼儿的习惯，那么就对好的睡前行为给予奖励，比如在图上做标记或者简单的表扬。

（8）稍微晚点睡觉。睡觉太早是幼儿出现睡眠问题的常见原因。

2. 帮助幼儿继续入睡

（1）如果幼儿半夜醒来，就把其重新抱回到床上。平心静气地说话，并轻轻拍打幼儿的背，但要始终保持和蔼和坚定。

（2）幼儿做噩梦后要消除恐惧，并且不定期地查看幼儿的情况。如果噩梦的时间超过6周，就需要咨询医生。

（3）夜惊之后，不要叫醒幼儿。如果幼儿醒了，也不要问任何问题，让幼儿继续睡觉即可。

（4）帮助幼儿按时获得足够的睡眠。过度劳累或者压力大的幼儿更容易出现夜惊。

（5）把梦游的幼儿护送或者抱回床上。为了幼儿安全，请在楼梯口和窗户上安装栅栏，在幼儿卧室门口安装铃铛，这样幼儿一离开床就会知道。

（七）儿童孤独症（自闭症）

孤独症也称自闭症，是一种在社会交往、言语交流、兴趣和行为动作等方面都存在严重障碍的广泛性发育障碍。

1. 表现

儿童孤独症发病于3岁以内。男孩明显多于女孩，国外文献报道男女患病比例约为26～57:1。儿童孤独症的临床表现主要为内向性孤独、言语交流障碍和动作刻板重复。

（1）内向性孤独是人际交往存在质的损害的表现。主要是拒绝交往和不能与人进行情绪交流，显得极度孤独。患儿会表现出避免被注视，不能与人进行目光的接触，对

扫一扫

扫一扫——儿童孤独症

人的反应就像对动物一样，甚至对亲人的呼唤也不产生反应，仿佛与己无关，根本不懂得如何与他人建立友谊关系；不能与人进行情绪交流，也不会主动去寻求别人的关爱和安抚，也不会体察别人的喜怒哀乐，甚至不喜欢被拥抱、亲吻，即使对父母的爱抚行为也不产生微笑或欢跃的反应，对待父母的情感反应就像对待陌生人一样。

（2）言语交流障碍也是质的损害，尤其是语言运用功能的损害。主要表现为沉默不语和与人交谈缺乏应对。沉默不语在任何情景下都会出现，如遇到必须与人交流的时候，也倾向于手势和肢体、头部动作表达，使人怀疑其是否是哑巴；与人交流缺乏应对，表现为对别人的话缺乏反应，会不管别人的感受自顾自地讲话，且语调平淡、缺乏节奏、用错词汇，常常使人感到不知所云。

（3）动作刻板重复表现为强迫性地要求保持同样的状态，如吃同样的食物、穿同样的衣服、玩同样的游戏、走同样的路线等，显得极端的墨守成规。如果环境发生了变化让其也随之改变，则会表现出不愉快和拒绝。同样，刻板重复的动作有时也会显得非常奇特，如不断地旋转自己的身体、反复绕动自己的手指、刻板地摇摆身体等。此外兴趣也极其狭窄，常专注或依恋于某些物品、气味，如遥控器、肉味等。

扫一扫——儿童孤独症测试

2. 诱因

（1）生物学因素。主要指孕期和围产期对胎儿造成的脑损伤，如孕母病毒感染、先兆流产、宫内窒息、产伤等。

（2）环境因素。早期生活环境单调，缺乏情感、语言等丰富和适当的刺激，没有形成良好的社会行为，也是引发该病的重要因素。

3. 矫治

（1）教育训练。目的在于教会患儿有用的社会技能。为此，在制定教育训练计划时一定要从患儿能力的基线开始，并将每一种预期的能力分解为许多小的技能，循序渐进，长期坚持。对于学龄前的患儿，可先指导父母，然后由父母去进行教育训练。学龄期或成年的患儿则可进入特殊学校接受教育训练，如病情较轻尽可能按照"主流化"原则在普通学校和一般单位进行教育训练，这样容易使患儿获得许多正常的榜样，使其有达到正常水平的动力。当然父母的配合协助仍然是十分必要的。

（2）药物治疗。可以在医生嘱咐下进行药物治疗，目的在于改善症状和提高环境适应的能力。

（八）儿童多动症

注意缺陷障碍与多动障碍简称儿童多动症，又名"轻微脑功能失调（MBD）"或"注意缺陷多动障碍（ADHD）"，是一种以注意障碍为最突出表现，以多动为主要特征的儿童行为问题。

扫一扫——儿童多动症测试

1. 表现

（1）注意力不集中。多年来对多动症儿童的研究发现，注意力集中困难是该类患儿突出的、持久的临床特征。患儿不能专注于一件事，容易从一种活动转向另一种活动。玩时，拿了这个玩具没玩一分钟就丢下玩别的了；上课时注意力持续的时间短，几分钟后就做与课堂内容无关的动作。这种患儿的分心不是发生在任何场合，有时也能较好地从事一种活动。

（2）活动过多。活动过多是多动症的主要特征。学龄前期表现为多动、好哭闹、不安静、难以满足要求，随着年龄的增加，活动量增多，上课不注意听讲，干事情不能专心，做事有始无终。这种儿童的多动与一般儿童的好动不同，因为其活动是杂乱的、缺乏组织性和目的性。

（3）冲动性。多动症儿童的行为多先于思维，即不经过考虑就行动。多动症的行为不分场合，不顾后果，无法自制；在家里乱翻东西，任意拆散、丢失书本等物品；在活动室内突然喊叫，离座奔跑，抢别人的东西或者攻击别人等；集体游戏时，难以等待。

2. 诱因

（1）遗传因素。研究表明，患儿的父母、同胞和亲属中患本病或其他精神疾病者明显高于正常儿童。

（2）脑部器质性病变。缺血、缺氧等引起的轻微脑损伤有可能引起儿童多动。

（3）成人对儿童的不良教育方法也有可能诱发和促使症状的出现。

（4）环境污染。研究发现，几乎一半以上的多动症患儿血液中含铅量都较高。工业社会的环境污染、汽车的汽油燃烧时，化合物中的铅挥发成气体进入空气，被儿童吸入体内；使用含铅的玩具、餐具，使儿童体内铅蓄量过大，均可能引起本病。

3. 矫治

（1）理解。父母和教师对患有多动症的患儿的理解是至关重要的。要理解儿童的多动是一种病态的表现而不是故意，对其表现出来的一些无伤大雅的动作不要过于敏感，相反应予以忽视，甚至给予某种可以活动的机会。同时也要为其提供安静的生活和学习环境，尽可能避免能分散其注意力的刺激，允许其分阶段完成生活和学习作业，不可苛求其一次性完成。

（2）躯体训练。躯体训练应单独进行，但必须由父母和教师指导。如打球、游泳、跑步等，进行躯体训练有助于提高患儿的自我控制能力和自尊心，从而达到自律。有条件可以进行感觉统合训练。

（3）促进社会化。让患儿多与具有良好自控能力的幼儿接触和交往，一起游戏、一起活动、一起学习，目的在于为其提供良好的、社会化的榜样和环境。而一旦有所进步，就应该及时予以肯定和表扬。对于患儿本来就有的优点和长处，则应该注意发现，并积极创造机会使其得以发挥。

（4）饮食调节。少吃面条、蛋糕和乳制品等含酪氨酸较多的食品，少吃贝类、大红虾、向日葵、莴苣、甘蔗等含铅量高的食物；少吃番茄、苹果、桔子、杏子等含有甲基水杨酸类较多的食品，少吃伴有辛辣调味品和含色素多的食品；适当多吃动物肝脏、蛋黄等富含铁的食品，适当多吃花生、瘦肉等富含锌的食物。

（5）药物治疗。必要时可以使用一些药物，但需要严遵医嘱。

二、幼儿心理健康的保育要点

幼儿健康发展不仅指身体的健康成长，也应包括良好心理的保健塑造。因此幼儿园教师和家长应注意对幼儿进行心理健康教育，保教结合，促进幼儿健康成长。

（一）帮助幼儿形成积极的自我意识

自我意识是幼儿个性发展的重要组成部分。由于幼儿认识能力有限，常不能客观地认识和评价自己，往往是根据他人对自己的态度和评价来认识和评价自己的。其中，成人对幼儿的态度和评价起着重要的影响。因此成人应尽可能客观地、全面地评价幼儿，而且在评价时应以一种积极鼓励的方式对待幼儿、帮助幼儿，促使幼儿朝着某一积极方面去努力，从而帮助幼儿建立起对自己正确的态度和看法，使幼儿建立积极的自尊心和自信心。

（二）培养幼儿良好的生活习惯

良好的生活习惯有益于幼儿情绪稳定。培养幼儿的生活自理能力，安排其规律的生活，养成良好的生活习惯，如睡眠、进食、排便、沐浴、游戏、户外活动等。日常生活安排科学合理，为幼儿心理健康提供良好的物质环境。

（三）引导幼儿学会调节自己的情绪

情绪情感最能表达人的内心状态，是人心理状态的晴雨表。幼儿在生活中难免会因为受到挫折而表现出不良的情绪反应，因此应引导幼儿学会调节自己的情绪。教师和家长应鼓励幼儿充分表达各自的感受，倾听其对于冲突的解释，有利于幼儿及时发泄自己的消极情绪；培养幼儿的自我控制能力可以帮助幼儿缓解暂时的紧张，避免做冲动的事情；另外也可以通过学会哭诉、注意力转移及强化等方法引导幼儿调节自身的不良情绪。

（四）促进幼儿社会性的发展

幼儿社会性的发展是幼儿健全发展的重要组成部分，如果幼儿缺乏应有的社会交往能力，则会难以适应现实的社会生活，难以处理人与人之间的复杂关系。而且幼儿不善于用社会准许的行为准则来指导自己的行动，不利于幼儿融入所生活的社会环境。幼儿不了解别人，也难以了解自己，表现为孤独和怪癖，影响幼儿的心理健康发展。因此，家长和教师应引导其建立良好的社会关系，促进其亲社会行为的发展。

家庭和托幼机构对幼儿身心健康发展起着决定性的作用，应把健康的家庭环境和科学的学前教育结合起来，这样幼儿才能成为一个身心健康发展的人。

知识拓展

0～1岁婴儿心理保健的重点

1. 满足婴儿的多种需要

婴儿的需要分两大类：一类是生理需要，包括食物、睡眠、衣着、排泄、清洁和安全；一类是心理需要。婴儿的生理需要得到满足以后，他才会显得很宁静和放松，

表现出愉快的情绪。婴儿也需要成人的关心和爱，使之对成人产生依恋和信赖，建立起与成人亲密的关系，从中获得安全感、愉悦感和爱的满足，这些都是婴儿将来形成良好个性和人际关系的基础。另外，婴儿也有活动的需要，如果给予婴儿的限制过多或刺激过少，都不能使婴儿的需要得到满足。由于婴儿不能用语言表达自己的需要，主要通过不同的声音、表情、身体动作等来表达自己的感受和需要，因此，成人需要十分细心地观察婴儿，学会理解婴儿的各种反应和表现，以便能较准确地把握婴儿的身心状况和感受，及时满足婴儿的各种需要，以促进婴儿身心健康的发展。

2. 避免婴儿受到伤害

婴儿年龄小，身体和心理的发育均处于十分娇嫩的状态，在养育过程中，要尽可能避免让婴儿受到身体上和心理上的任何伤害。注意婴儿身体的保健及安全防护，是防止婴儿身体受到伤害的关键，成人要精心照顾婴儿的生活，使其避免疾病及身体受损，以免影响婴儿的正常发育。

知识拓展

避免让婴儿的心理受到伤害也是至关重要的。在婴儿生长的过程中，他也会逐渐遇到一些不顺心的事，如断奶、所依恋的人离开自己、陌生人的介入等。对此，成人应理解婴儿的心理感受，更要耐心地帮助婴儿慢慢过渡、逐渐适应，不要使婴儿感到不安、无助、忧郁、紧张或恐惧。

1～3岁幼儿心理卫生保健的重点

1. 满足幼儿独立性的需要

随着幼儿动作能力、智力、自我意识等方面的发展，这一时期的幼儿表现出独立性的意识和需要。儿童这种独立性的需要，是其心理发展过程中的一个重要特点，也是培养其独立性最有利的时机。对此，成人应认识到幼儿的这种需要和愿望，并尽力满足他、帮助他、鼓励他和培养他，使幼儿能从中体验到成功，意识到自己的力量和能力，这样，幼儿就越乐意去学习做事，其行为会变得主动和积极。幼儿的独立性、自主性以及对事物的认识和各种能力，正是在这一过程逐渐发展起来的，这对幼儿良好个性的形成以及能力的发展都具有重要的意义。

2. 鼓励幼儿与他人交往

随着幼儿年龄的增长，他开始对其他幼儿感兴趣。当看见其他幼儿时，他会表现出很高兴的神情，并情不自禁地上前用手去摸摸别人，玩玩别人的玩具，这是幼儿与人交往需要的重要表现，这也是帮助幼儿逐渐学习与人交往的有利时期，成人应给予积极的鼓励和帮助。

鼓励幼儿与其他陌生的成人交往也很重要，这不仅能帮助幼儿逐渐摆脱对陌生人的恐惧与不安，扩大幼儿的交往范围，淡化幼儿对亲人的过分依恋，也能帮助幼儿学习人与人交往的社会规范，有利于幼儿社会性的发展。

3. 帮助幼儿做好从家庭到幼儿园的过渡

从入园开始，幼儿的整个生活就发生了巨大的变化。离开了自己的亲人和熟悉的家庭环境、来到一个陌生的环境、和陌生人一起生活、适应陌生的生活制度等，这对年龄尚小的幼儿来说，是人生中一个重要的转折点。幼儿能否顺利地渡过这一转折期，将会对其身体和心理的健康产生重要的影响。

在这一过程中，大多数幼儿会出现"分离焦虑"的现象，表现为放声大哭、不愿意离开亲人、不愿意上幼儿园等，当亲人离开后，分离焦虑反应稍重的幼儿，其情绪仍然表现不开心或啼哭不止，有的甚至会出现尿床、拒绝吃饭、夜惊等不良反应或心理问题。

为了帮助幼儿能顺利适应新环境，避免因适应不良而造成心理问题，幼儿园和家庭应相互配合，共同做好过渡工作。首先幼儿园最好采取渐进入园的方式，使幼儿逐渐熟悉新环境；安排和照顾好幼儿的生活和活动，为幼儿营造一种轻松、愉快的生活与活动气氛，使幼儿能感受到教师对他们的关心和爱护；同时帮助幼儿学习与同伴交往，激发幼儿对各种活动的兴趣。其次家长应带着幼儿认识、熟悉新环境，积极鼓励幼儿入园的行为，给予幼儿更多的理解、关心和爱护；在生活作息时间的安排以及生活能力的培养上，应注意与幼儿园保持一定的衔接，努力帮助幼儿逐渐解除对新环境的不安与焦虑，

知识拓展

促使其尽快适应新环境。

只有幼儿园和家庭密切配合,共同关心幼儿的身体和心理状况,共同调整幼儿焦虑不安的情绪反应,共同帮助幼儿适应新的环境,才能使幼儿比较顺利地度过这个转折期。

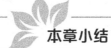

本章小结

做好幼儿心理健康工作,不仅可将幼儿的身心发展问题消除在萌芽状态,更为重要的是可以促进幼儿在认知、情感、意志和个性等方面正常的发展,培养其健全的人格,促进其个性社会化及社会个性化的发展,培养 21 世纪新人才。智力发展正常、情绪稳定并反应适度、人际关系和谐融洽、知行统一、个性心理特征良好五个方面被看作是幼儿心理健康的标志。影响幼儿心理健康的因素有:生理因素,主要包括遗传因素和先天非遗传因素;社会因素,其中对幼儿影响最大的是家庭、托幼机构和社会文化等因素;自身因素,幼儿自身的心理因素会反作用于生理因素和社会因素。可以通过改善环境、开展心理咨询、加强保健措施及对幼儿进行心理健康教育等方法来维护和促进幼儿的心理健康。

幼儿常见的心理问题有不良习惯、言语障碍、情绪障碍、抽动障碍、遗尿症、睡眠障碍、儿童孤独症、儿童多动症等。不同年龄阶段婴幼儿心理健康具有不同的保育要点。

本章思考与实训

一、基础题

（一）填空题

1. 幼儿心理健康的标志有（　　）、（　　）、（　　）、（　　）、（　　）。
2. 影响幼儿心理健康的因素有（　　）、（　　）、（　　）。
3. 儿童孤独症的临床表现主要为（　　）、（　　）、（　　）。
4. 儿童抽动障碍的主要表现是（　　）和（　　）。
5. 言语障碍表现为（　　）和（　　）。

（二）选择题

1. 下列哪项不是幼儿的不良习惯（　　）。
   A. 口吃 　　　　　　　　　　　　B. 吮手指
   C. 咬手指 　　　　　　　　　　　D. 习惯性阴部摩擦
2. 下列哪项不是幼儿言语障碍的诱因（　　）。
   A. 模仿 　　　　　　　　　　　　B. 心理紧张
   C. 卫生习惯不好 　　　　　　　　D. 成人的教养方式不当

3. 抽动障碍大多起病于（　　）岁。

    A. 2～3岁　　　　　　　　　　　B. 4～7岁

    C. 7～8岁　　　　　　　　　　　D. 15岁以上

4. 下列（　　）不是儿童孤独症的主要表现。

    A. 内向性孤独　　　　　　　　　B. 言语交流障碍

    C. 动作刻板重复　　　　　　　　D. 智力障碍

（三）简答题

1. 什么是幼儿期遗尿症，它有哪些表现，诱因是什么，如何矫治？

2. 3～6岁幼儿心理保健的重点是什么？

二、案例分析

    小明已经7岁了，他的母亲感到对他无能为力，于是来求助。母亲说："小明10个月大时开始走路，从此我就疲于奔命了。这个孩子总是在房间里跳来跳去，把家里的东西撞得东倒西歪，一刻也停不下来，做事非常莽撞，说什么都听不进去。我让他把衬衣放好，他只顾自己玩，衬衣仍然丢在地板上。小明的日常作息简直没有什么规律，他很少睡觉。惩罚他也没有用，对我的其他孩子有用的方法对他统统无效。而且他自己做过什么，很快就忘了。他从来不会坚持把事情做完，除了玩游戏、跑步的节目外很少看电视。"小明的老师说小明在学校的主要问题是三心二意。她说："他在课堂上经常会插嘴，而且常常从座位上跑开。"尽管小明能完成作业，但他总要忘记将做作业需要的书带回家，而且即使他做了作业，也会忘记放进书包或者交给老师。小明很难像其他孩子那样排队等候或者遵守纪律。别的孩子都觉得他很奇怪。

    问：小明的表现正常吗？属于儿童发展中的什么问题？

第九章　幼儿园的卫生保健制度

引入案例

"每年的9月份，幼儿园的大家庭就会迎来许多新成员，他们分别是刚满3岁的幼儿和刚入职的教师。这些新成员必须出具相关部门的健康检查证明，幼儿还要出具预防接种证明。宝宝小朋友在出示预防接种证时，王老师发现宝宝的乙肝疫苗漏种一次，立刻提示家长必须补种，否则无法入园。这是幼儿园的预防接种制度和健康检查制度。"幼儿园卫生保健制度有很多，只有健全各种保健制度并严格执行，才能保证幼儿在幼儿园健康生活。

问题　幼儿园有哪些卫生保健制度呢？这些保健制度的具体内容是什么？要解决这一问题，让我们走进本章的学习。

本章知识结构

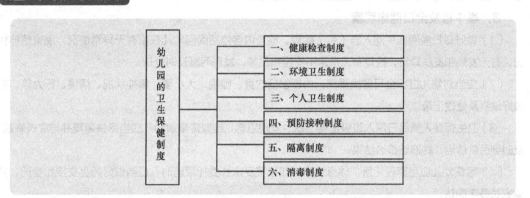

幼儿的生长发育和健康，与成人对其的护理和环境条件的好坏是分不开的。幼儿园建立保健制度的目的就在于创设最优化的环境、条件，用科学的方法教养幼儿，从而确保幼儿在集体中健康成长。卫生保健制度也是检查和监督幼儿园各项保健工作的依据，幼儿园全体工作人员必须共同遵守。

一、健康检查制度

（一）儿童健康检查

1. 入园（所）健康检查

（1）幼儿入托幼机构前应当经医疗卫生机构进行健康检查，合格后方可入园（所）。

（2）承担幼儿入园（所）体检的医疗卫生机构及人员应当取得相应的资格，并接受相关专业技术培训。应当按照《托儿所幼儿园卫生保健管理办法》规定的项目开展健康检查，规范填写《儿童入园（所）健康检查表》，不得违反规定擅自改变健康检查项目。

扫一扫——儿童入园（所）健康检查表

（3）幼儿入园（所）体检中发现疑似传染病者应当暂缓入园（所），及时确诊治疗。

（4）幼儿入园（所）时，托幼机构应当查验《儿童入园（所）健康检查表》《0~6岁儿童保健手册》

"预防接种证"。

发现没有预防接种证或未依照国家免疫规划受种的幼儿，应当在 30 日内向托幼机构所在地的接种单位或县级疾病预防控制机构报告，督促监护人带幼儿到当地规定的接种单位补证或补种。托幼机构应当在幼儿补证或补种后复验预防接种证。

2. 定期健康检查

（1）承担幼儿定期健康检查的医疗卫生机构及人员应当取得相应的资格。幼儿定期健康检查项目包括：测量身长（身高）、体重，检查口腔、皮肤、心肺、肝脾、脊柱、四肢等，测查视力、听力，检测血红蛋白或血常规。

（2）1～3 岁幼儿每年健康检查 2 次，每次间隔 6 个月；3 岁以上幼儿每年健康检查一次。所有幼儿每年进行一次血红蛋白或血常规检测。1～3 岁幼儿每年进行一次听力筛查；4 岁以上幼儿每年检查一次视力。体检后应当及时向家长反馈健康检查结果。

（3）幼儿离开园（所）3 个月以上需要重新按照入园（所）检查项目进行健康检查。

（4）转园（所）幼儿持原托幼机构提供的《儿童转园（所）健康证明》、《0～6 岁儿童保健手册》可直接转园（所）。《儿童转园（所）健康证明》有效期 3 个月。

3. 晨午检及全日健康观察

（1）做好每日晨间或午间入园（所）检查。检查内容包括询问幼儿在家有无异常情况，观察精神状况、有无发热和皮肤异常，检查有无携带不安全物品等，发现问题及时处理。

（2）应当对幼儿进行全日健康观察，内容包括饮食、睡眠、大小便、精神状况、情绪、行为等，并做好观察及处理记录。

（3）卫生保健人员每日深入班级巡视 2 次，发现患病、疑似传染病幼儿应当尽快隔离并与家长联系，及时到医院诊治，并追访诊治结果。

（4）患病幼儿应当离园（所）休息治疗。如果接受家长委托喂药时，应当做好药品交接和登记，并请家长签字确认。

（二）工作人员健康检查

1. 上岗前健康检查

（1）托幼机构工作人员上岗前必须按照《托儿所幼儿园卫生保健管理办法》的规定，经县级以上人民政府卫生行政部门指定的医疗卫生机构进行健康检查（见扫一扫《托幼机构工作人员健康检查表》），取得《托幼机构工作人员健康合格证》后方可上岗。

（2）精神病患者或者有精神病史者不得在托幼机构工作。

2. 定期健康检查

（1）托幼机构在岗工作人员必须按照《管理办法》规定的项目每年进行一次健康检查。

（2）在岗工作人员患有精神病者，应当立即调离托幼机构。

（3）凡患有下列症状或疾病者须离岗，治愈后须持县级以上人民政府卫生行政部门指定的医疗卫生机构出具的诊断证明，并取得"托幼机构工作人员健康合格证"后，方可回园（所）工作。

① 发热、腹泻等症状；

② 流感、活动性肺结核等呼吸道传染性疾病；

扫一扫——托幼机构工作人员健康检查表

③ 痢疾、伤寒、甲型病毒性肝炎、戊型病毒性肝炎等消化道传染性疾病；

④ 淋病、梅毒、滴虫性阴道炎、化脓性或者渗出性皮肤病等。

（4）体检过程中发现异常者，由体检的医疗卫生机构通知托幼机构的患病工作人员到相关专科进行复查和确诊，并追访诊治结果。

二、环境卫生制度

（1）托幼机构应当建立室内外环境卫生清扫和检查制度，每周全面检查一次并记录，为幼儿提供整洁、安全、舒适的环境。

（2）室内应当有防蚊、蝇、鼠、虫及防暑和防寒设备，并放置在幼儿接触不到的地方。集中消毒应在幼儿离园（所）后进行。

（3）保持室内空气清新、阳光充足。采取湿式清扫方式清洁地面。厕所做到清洁通风、无异味，每日定时打扫，保持地面干燥。便器每次用后及时清洗干净。

（4）卫生洁具各班专用专放并有标记。抹布用后及时清洗干净，晾晒、干燥后存放；拖布清洗后应当晾晒或控干后存放。

（5）枕席、凉席每日用温水擦拭，被褥每月曝晒 1~2 次，床上用品每月清洗 1~2 次。

（6）保持玩具、图书表面的清洁卫生，每周至少进行一次玩具清洗，每 2 周图书翻晒一次。

三、个人卫生制度

（1）幼儿日常生活用品专人专用，保持清洁。要求每人每日一巾一杯专用，每人一床位一被褥。

（2）培养幼儿良好卫生习惯。饭前便后应当用肥皂、流动水洗手，早晚洗脸、刷牙，饭后漱口，做到勤洗头洗澡换衣、勤剪指（趾）甲，保持服装整洁。

（3）工作人员应当保持仪表整洁，注意个人卫生。饭前便后和护理儿童前应用肥皂、流动水洗手；上班时不戴戒指，不留长指甲；不在园（所）内吸烟。

四、预防接种制度

在我国，每年的 4 月 25 日是全国儿童预防接种日。通过这个特殊的日子，引起全社会的人民对预防接种的重视。每个儿童在出生时，都应当按照国家规定，建证并接受预防接种。幼儿园在办理幼儿入园手续时，应当查验预防接种证，对未按规定接种的幼儿，应当提示家长及时安排补种。幼儿家长或监护人要妥善保管好接种证，并按规定的免疫程序、时间到指定的接种点接受疫苗接种。如果幼儿未完成规定的预防接种，如因故迁移、外出、寄居外地等，可凭接种证在迁移后的新居或寄居所在地预防接种门诊(点)继续完成规定的疫苗接种。

接种前，幼儿园要向家长和幼儿宣传预防接种的意义和注意事项，了解幼儿的健康情况。有严重慢性病（如心脏病和肾炎等）者和发烧者不注射。注射后，要告诉幼儿保持局部皮肤清洁，避免进行剧烈活动，出现一般的红、肿、痛是正常现象；注意观察幼儿的反应，反应过强者，要及时送医院处理。

当幼儿的基础免疫与加强免疫全部完成后，家长应妥善保管好接种证，它是儿童身体健康的身份证，以备其入托、入学、入伍或将来出入境的查验。

五、隔离制度

隔离就是将传染病患者、病原携带者或疑似患者同健康的人群分隔开来，尽量减少或阻断相互间的接触，并实施彻底的消毒和合理的卫生制度，以防止传染病在托幼机构内传播和蔓延。托幼机构要设立隔离室，隔离室用品要专用。隔离制度主要包括以下几方面。

（一）对患者应立即隔离

不管是幼儿还是工作人员，一旦发现患传染病后，都应当立即隔离，同时做好对与其相接触的人的检疫和疫源地的消毒工作。如果是幼儿患传染病，还要及时通知家长，并视传染病的种类及病情的轻重，确定隔离治疗的地点，或留园或送回家或送医院。患不同传染病的幼儿应分别隔离，以防交叉感染。

在隔离室应设专人对患儿进行仔细的照顾、观察和护理。被隔离的幼儿应有专用的餐具、盥洗用具以及便盆等，且其使用过的物品和排泄物要及时或定期进行消毒。患儿待隔离期满痊愈后，经医生证明方能回园所和班级。

（二）对可疑患者应临时隔离

当发现幼儿或者工作人员有患传染病的迹象时，应立即请保健医生加以诊断，不管确诊与否，都应进行个人临时隔离。临时隔离的地点可以是家中，也可以是园内的隔离室，但要与已确诊为传染病的幼儿分开，检疫期满无症状者方可解除隔离。同时，工作人员或幼儿的家长如果发现有传染病患者，应及时报告托幼机构领导，并在保健室备案，园所应酌情采取相应的防范措施。

（三）加强对发病班的观察

对发病班的其他幼儿（密切接触者）要注意观察体温、精神、食欲等情况，必要时采取预防投药。观察期间该班不收新生，不与其他班接触，但生活日程照常。

特别要指出的是，对离园（所）一个月以上或离开本地返回的幼儿，应向家长询问有无传染病接触史，并对其进行必要的健康检查。未接触者，需要观察两周；有传染病接触史的幼儿，则应进行个人临时隔离，待检疫期满无症状后方可回班。若在社会上有传染病流行时，幼儿园要采取更加严格的防范措施，以保证在园幼儿不受传染病的侵害。

（四）家属患传染病应及时汇报

工作人员家属患了传染病，要及时汇报。必要时，要采取相应的措施。

六、消毒制度

消毒可分为两类：预防性消毒和疫源地消毒。

预防性消毒，即未发现传染源，对可能受到致病微生物污染的场所、物品和人体进行消毒。

《托儿所幼儿园卫生保健管理办法》规定：

（1）儿童活动室、卧室应当经常开窗通风，保持室内空气清新。每日至少开窗通风 2 次，每次至少10～15 分钟。在不适宜开窗通风时，每日应当采取其他方法对室内空气消毒 2 次。

（2）餐桌每餐使用前消毒。水杯每日清洗消毒，用水杯喝豆浆、牛奶等易附着于杯壁的饮品后，应当及时清洗消毒。反复使用的餐巾每次使用后消毒。擦手毛巾每日消毒一次。

（3）门把手、水龙头、床围栏等儿童易触摸的物体表面每日消毒一次。坐便器每次使用后及时冲洗，接触皮肤部位及时消毒。

（4）使用符合国家标准或规定的消毒器械和消毒剂。环境和物品的预防性消毒方法应当符合要求。

疫源地消毒，指对目前存在或曾经存在传染源的地区进行消毒，目的是杀灭由传染源排到外界环境中的病原体。疫源地消毒可分为随时性消毒和终末消毒。随时性消毒是指对传染源的排泄物、分泌物及其所污染的物品及时进行消毒。终末消毒是指当患者痊愈后进行的最后一次彻底消毒，包括患者所处环境、接触物品、排泄物及患者自身消毒。《托儿所幼儿园卫生保健管理办法》规定，托幼机构应当配合当地疾病预防控制机构对被传染病病原体污染（或可疑污染）的物品和环境实施随时性消毒和终末消毒。

幼儿园常用的消毒具体方法有物理消毒法和化学消毒法，不同物品，不同时间采用不同的方法，如表 9-1 所示。

表 9-1　《托幼机构环境和物品预防性消毒方法 》

消毒对象	物理消毒方法	化学消毒方法	备注
空气	开窗通风每日至少 2 次；每次至少 10～15 分钟		在外界温度适宜、空气质量较好、保障安全性的条件下，应采取持续开窗通风的方式
	采用紫外线杀菌灯进行照射消毒每日一次，每次持续照射时间 60 分钟		1. 不具备开窗通风、空气消毒条件时使用 2. 应使用移动式紫外线杀菌灯。按照每立方米 1.5 瓦计算紫外线杀菌灯管需要量 3. 禁止紫外线杀菌灯照射人体体表 4. 采用反向式紫外线杀菌灯在室内有人环境持续照射消毒时，应使用无臭氧式紫外线杀菌灯
餐具、炊具、水杯	煮沸消毒 15 分钟或蒸汽消毒 10 分钟		1. 对食具必须先去残渣、清洗后再进行消毒 2. 煮沸消毒时，被煮物品应全部浸没在水中；蒸汽消毒时，被蒸物品应疏松放置，水沸后开始计算时间
	餐具消毒柜、消毒碗柜消毒。按产品说明使用		1. 使用符合国家标准规定的产品 2. 保洁柜无消毒作用。不得用保洁柜代替消毒柜进行消毒
毛巾类织物	用洗涤剂清洗干净后，置阳光直接照射下曝晒干燥		曝晒时不得相互叠加。曝晒时间不低于 6 小时
	煮沸消毒 15 分钟或蒸汽消毒 10 分钟		煮沸消毒时，被煮物品应全部浸没在水中；蒸汽消毒时，被蒸物品应疏松放置
		使用次氯酸钠类消毒剂消毒。使用浓度为有效氯 250～400mg/L、浸泡消毒 20 分钟	消毒时将织物全部浸没在消毒液中，消毒后用生活饮用水将残留消毒剂冲净

续表

消毒对象	物理消毒方法	化学消毒方法	备注
抹布	煮沸消毒 15 分钟或蒸汽消毒 10 分钟		煮沸消毒时，抹布应全部浸没在水中；蒸汽消毒时，抹布应疏松放置
抹布		使用次氯酸钠类消毒剂消毒。使用浓度为有效氯 400 mg/L、浸泡消毒 20 分钟	消毒时将抹布全部浸没在消毒液中，消毒后可直接控干或晾干存放；或用生活饮用水将残留消毒剂冲净后控干或晾干存放
餐桌、床围栏、门把手、水龙头等物体表面		使用次氯酸钠类消毒剂消毒。使用浓度为有效氯 100～250mg/L、消毒 10～30 分钟	1. 可采用表面擦拭、冲洗消毒方式。2. 餐桌消毒后要用生活饮用水将残留消毒剂擦净。3. 家具等物体表面消毒后可用生活饮用水将残留消毒剂祛除
玩具、图书	每两周至少通风晾晒一次		1. 适用于不能湿式擦拭、清洗的物品。2. 曝晒时不得相互叠加。曝晒时间不低于 6 小时
玩具、图书		使用次氯酸钠类消毒剂消毒。使用浓度为有效氯 100～250 mg/L、表面擦拭、浸泡消毒 10～30 分钟	根据污染情况，每周至少消毒一次
便盆、坐便器与皮肤接触部位、盛装吐泻物的容器		使用次氯酸钠类消毒剂消毒。使用浓度为有效氯 400～700 mg/L、浸泡或擦拭消毒 30 分钟	1. 必须先清洗后消毒。2. 浸泡消毒时将便盆全部浸没在消毒液中。3. 消毒后用生活饮用水将残留消毒剂冲净后控干或晾干存放
体温计		使用 75%～80%乙醇溶液、浸泡消毒 3～5 分钟	使用符合《中华人民共和国药典》规定的乙醇溶液

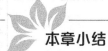

本章小结

　　《托儿所幼儿园卫生保健工作规范》中指出，托幼机构卫生保健工作的主要任务是贯彻预防为主、保教结合的工作方针。这就要求托幼机构通过建立并实施完善的卫生保健制度，从而为幼儿创造一个良好的生活环境，培养幼儿健康的生活习惯，保障幼儿身心健康成长。

　　幼儿园的卫生保健制度主要包括健康检查制度、预防接种制度、环境卫生制度、个人卫生制度、隔离制度、消毒制度等，涵盖了对幼儿、幼教工作者、环境等诸多方面的卫生保健要求。

　　幼儿的健康成长离不开他们的生活环境和成人的细心呵护，托幼机构每一个工作人员都应严格遵守卫生保健制度。这也是检查和监督托幼机构各项保健工作的依据。

● 本章思考与实训 ●

　　学生利用到幼儿园实践的机会，协助幼儿园教师从事简单的消毒工作，并做记录。

（　　　）班物品消毒时间安排表　　　　　　　　　　　　　记录人：

名称		消毒方法	消毒时间
餐　具		蒸汽消毒	6:20　9:20　12:50
口杯、毛巾			
玩具及图书	塑料类		
	布　类		
	书类及纸类		
木铁类			
口杯架、毛巾架			
抹布（分类）			
厕　所			
地 板 块			
卧　具			
床　具			
被套、床单、枕头			
空气			

注：1. 传染病流行期间消毒时间、方法根据规定适当调整。

　　2. 日光曝晒消毒时间，根据天气做临时调整。

第十章 幼儿园的建筑与设备卫生

引入案例

城市经济快速发展，带动城市基础建设更加合理与完善，生活小区的配套设施之一——幼儿园成为不可缺少的建筑，它是一项重要的、大量性的公共建筑，它所承载的是幼儿教育，它的作用及地位显得越来越重要。要成功开办一所幼儿园，首先要进行幼儿园的规划，要了解幼儿园建筑设备的卫生要求等。

问题 开办一所幼儿园，如何进行幼儿园的选址，幼儿园的场地、房舍、玩具、图书、教具、学具、桌椅等有何卫生要求？要回答这一问题，让我们进入本章的学习。

本章知识结构

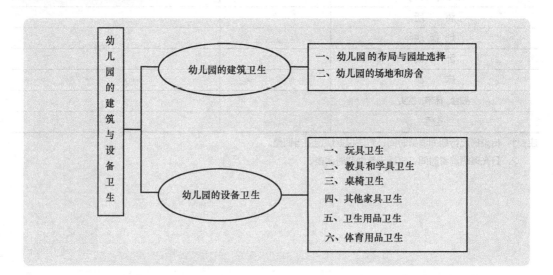

第一节 幼儿园的建筑卫生

一、幼儿园的布局与园址选择

在规划新的居民区或新建幼儿园时，必须考虑幼儿园的合理布局和合适的园址。

（一）布局

幼儿园宜位于居民区适中的地方，以方便幼儿上学。避开市、镇交通干道，离开铁路线至少 500 米以上，使幼儿途中安全。幼儿园不应与集贸市场、公共娱乐场所、网吧、医院、垃圾堆场、污水处理站、公安看守所等不利于幼儿身心健康成长和危及幼儿安全的场所毗邻。

（二）园址选择

（1）地势平坦。地下水位较低，易于排水。空气流通，阳光充足。

（2）有足够的用地面积。除房舍用地外，应有足够的场地供绿化和体育活动之用。

（3）避免受空气污染和噪音的影响。该地区应空气清新或没有较严重的污染。附近无垃圾场、化粪池、牲口棚、屠宰场等设施。远离可发出强烈噪音的工厂、闹市、火车站、码头等地。

知识拓展

空气污染对幼儿健康的影响

空气具有一定的物理、化学性质，是人体重要的外界环境因素之一。正常的空气环境是保护人体健康的必要条件。

空气污染是指空气中混入了各种污染物。空气污染达到一定程度，就能危害人体健康。空气污染物的主要来源是工业企业排出的有害废气，交通工具排出的废气，以及炉灶排出的灰尘和煤烟等。

幼儿正值生长发育之时，较成人更易受到环境污染的有害影响。

空气污染对幼儿健康的影响，主要表现在以下几个方面。

（1）对呼吸道粘膜的刺激作用　空气中的污染物通过呼吸道进入人体，刺激呼吸道粘膜，破坏气管内纤毛的正常运动，使呼吸道疾病的患病率增加。

据调查，生活在严重空气污染区的幼儿，普遍感觉咽部、鼻部不适，并常有咳嗽、胸闷等症状。该区幼儿患鼻炎、咽炎、气管炎等的人数，明显超过非污染区的幼儿。

（2）对眼结膜的刺激作用　生活在严重空气污染区的幼儿，普遍感到眼痛、眼部不适。该区幼儿患眼结膜炎的人数明显超过非污染区。

（3）降低机体免疫力　生活在严重空气污染区的幼儿，唾液及血液中溶霉菌的含量，低于非污染区幼儿。

（4）引起变态反应性疾病　污染物可成为致敏原，引起变态反应性疾病。例如，支气管哮喘的患病率与空气污染有密切的关系。空气污染区，该患病率增加。

噪音对幼儿健康的影响

环境噪音是泛指人们不需要的和感到吵闹的声音。噪音对幼儿健康的影响，主要表现在以下几个方面。

（1）中枢神经系统功能失调。噪音是一种恶性刺激，长期受噪音的影响，可使幼儿注意力不易集中，反应迟钝，新的条件反射不易建立。因睡眠受干扰，使幼儿感到头痛、头晕，心情烦躁。

（2）植物神经功能紊乱。噪音可使植物神经功能失调，引起心律不齐、肠道蠕动减慢、消化液分泌减少。幼儿在长期噪音的作用下，可感到乏力、食欲不振、腹胀等。

（3）损伤听觉器官。在强烈噪音的持续作用下，可使听觉疲劳，听力下降。

二、幼儿园的场地和房舍

（一）场地

1. 室外活动场地

幼儿园应有足够的室外活动场地。为节省地面面积，可采用两层的楼房建筑。场地上设沙坑及各种游戏设备。若场地宽阔，幼儿园各班可有单独的活动场地，当园内发生传染病时便于班间隔离。但园内仍应有公用的活动场地，供集体活动时使用。

2. 绿化带

幼儿园应有一定的绿化带。绿化面积以占全园地面积的 40%～50% 为宜。建筑物、运动场的周围和道路旁可种植花草树木，以美化、绿化环境。

绿化可改善微小气候（如降低气温，增加气湿，降低风速），减少尘土飞扬，减少噪音，如夏季，绿化地带的气温比空旷地低。植物可称为天然的吸尘器，绿树成荫，绿茵铺地的场地，空气中含尘量较无树或裸露地为低。绿色植物通过光合作用，吸收二氧化碳，放出氧气，使空气格外新鲜。

思考与讨论

幼儿园绿化树种的选择应注意什么？

（二）房舍

1. 房舍的配置

幼儿园内建筑物的主体是幼儿的直接用房。附属建筑物，如隔离室、医务室、厨房、储藏室等应与建筑物主体分开。

幼儿直接用房的设计应符合一定的卫生要求，并适合幼儿的年龄特点，便于组织幼儿活动和进行生活管理。

每班应有一套基本用房，包括活动室、卧室、盥洗室、更衣室、厕所等。每套用房有自己的出入口，以利于对传染病的管理。若因场地所限，活动室也可兼作卧室，使活动室有足够的面积。一套用房，以活动室为主，互相连接。盥洗室可设在厕所与活动室或寝室之间。

隔离室可单独设在大门的入口旁。隔离室内可设 2～4 张床位，以便隔离患儿或观察疑似传染病的幼儿时使用。隔离室内的设备应专用。

2. 房舍的微小气候、日照、空气清洁状况对健康的影响

（1）微小气候。房舍内部由于围护结构（墙、屋顶、地板、门窗）的作用，形成了与室外不同的室内微小气候（气温、气湿、气流等）。室内微小气候经常地、综合地作用于人体，影响人体的体温调节机能。

良好的微小气候可使幼儿的体温调节机能处于正常状态，使其感到舒适，并可提高各系统的生理功能，有利于健康。

若微小气候不良，幼儿长期生活在寒冷、潮湿的环境中，易发生感冒、冻伤、风湿病等疾患。夏季，在高温、高湿的闷热环境中，幼儿易生疮长疖，甚至中暑。室内气温骤然变化，也易引起感冒等疾病。

（2）日照。通过门窗的透光部位射进室内的直射日光谓之日照。日照对健康的影响主要有以下几方面。

直射日光可以改善室内冬季的微小气候。北方在采暖期前后，南方冬季不进行采暖的地区，日照的温热作用是保持室内有良好微小气候的重要条件。

日光射入室内，人体通过视觉和皮肤温热觉等感受阳光的刺激，使全身各系统的机能增强（如免疫力、新陈代谢、组织再生力）等。但夏季，应防止直射阳光对室内微小气候的不利影响。

阳光中的紫外线有杀菌作用。

利用日光作为光源称为采光。室内采光良好，对机体的生理机能有良好的作用，会使幼儿情绪愉快，感到舒适，并能减少视力疲劳。室内明亮，还有利于安全和使儿童养成保持清洁整齐的卫生习惯。如果室内采光很差，幼儿常情绪低落，易发生意外伤害，因视机能过度紧张，易产生疲劳。

（3）空气清洁状况：幼儿在室内生活活动，可使空气逐渐污浊，由于呼吸，使空气中的氧气减少，二氧化碳增加；皮肤、器官等发出不良臭味；呼吸、咳嗽、打喷嚏可把微生物和灰尘带入空气中。

卫生学上，以空气中二氧化碳的含量（浓度），作为判定空气清洁状态的指标。在清洁的空气中，二氧化碳含量一般为 0.03%～0.04%。当空气中二氧化碳的含量达 0.1%时，空气中已有显著的不良气味，人们较普遍地有不舒适的感觉。因此，卫生学上规定室内空气二氧化碳含量以不超过 0.1%为宜。

在湿度大、通风不良、日照不充足的情况下，许多致病微生物可较长时间地在室内生存和保持致病性。因此在活动室狭小，幼儿之间接触密切的情况下，室内空气污浊，常可造成疾病传播，尤其是流感、麻疹等呼吸道传染病更为明显。

3. 基本用房的卫生

（1）活动室。活动室是幼儿园幼儿活动的中心，要求符合以下几点。

① 足够的空间。为保证幼儿游戏、学习和进餐等各项活动的进行，活动室必须宽敞、通风良好、有足够的活动面积和空气容量。每名幼儿所占面积不应小于 2.5 平方米，室内净高不低于 3.3 米。这样，可使每名幼儿得到空气容量约 8 立方米，基本符合卫生标准。

② 充足的日照。活动室尽量采用坐北朝南的房间，窗应向南，窗高（由地面至窗上缘）不低于 2.8 米，采光系数（窗玻璃面积与地面积之比）不应小于 1:5～1:6。为便于幼儿在室内向外远眺，窗台距地面高度可为 50～60 厘米。东西向的活动室在夏季应有遮阳设备。

③ 铺设地板。有利于保温、防潮和清扫。

（2）卧室。卧室的卫生要求同活动室。为了避免幼儿在卧床期间互相接触并减少飞沫感染的机会，以及便于工作人员在床间行走，照顾每名幼儿，床头之间、两行床之间，应有一定的距离。

（3）盥洗室和厕所。盥洗室可设在厕所与活动室或卧室之间，室内设盥洗台和水龙头 5～6 个。盥洗台可设在室中央，便于照顾幼儿洗涤并可保持墙壁清洁，避免拥挤。在没有自来水的地方，可安装提供流动水的设备，如用竹管、水桶、水缸等自制流动水。盥洗室内应通风良好，并将湿秽气直接通出户外。厕所内可设大便器 2～3 具及小便池 1 个。寄宿制幼儿园可设淋浴池一个。

（4）更衣室。可连接活动室和卧室。利用走廊的墙壁挂衣服或设小衣柜。

4. 通风、取暖措施

采用合理的通风和取暖设施是供给室内新鲜空气和调剂室内微小气候的重要措施。

（1）通风。室内空气与室外空气的流通叫通风。通过空气的流通，可排出室内的污浊空气，送进室外的新鲜空气，同时使室内的微小气候得到调剂。

① 自然通风。自然通风是调节微小气候的主要方法。其途径是：通过建筑物砖瓦材料的孔隙和门、窗进行气体交换。但一般的砖墙结构，通风量甚微，室内换气主要靠窗户来实现。为了加强自然通风，设计房屋时，应考虑有足够的窗面积，亦可在相对两侧设窗或门，使空气对流，便于迅速换气。还可安装在寒冷冬季使用的通风小窗。通风小窗安装在大窗上部呈风斗式，以小窗底部为轴，向室内开放，回转角约 30°。室外气流经风斗式小窗流向天花板呈弧形下降，冷空气不直吹幼儿头部，也不致使室温骤然下降。小窗的窗口面积可为地面积的 1/50 左右。

② 人工通风。在采用自然通风，室温仍达到 30℃以上时，应采用人工通风的辅助设备。

③ 通风制度。为了保证活动室和卧室内空气新鲜和有适宜的微小气候，应按不同的季节和气象情况执行合理的开窗制度。在初春、晚秋和冬季可充分利用通风小窗进行通风换气。例如每天在幼儿上课前和下课后，都要打开通风小窗换气。当幼儿离开活动室进行户外活动时，可打开大窗通风。如室内取暖设备比较完善，虽在冬季，也可整日开着通风小窗。通风换气时间的长短，应根据室内外气温情况决定。一般室内外温度差越大，通风换气的速度越快，所需换气的时间越短。

在不同的室外气温条件下，活动室通风所需要的时间如表 10-1 所示。

表 10-1　活动室通风所需时间

室外气温（℃）	10～8	5～0	0～-5	-5～-10	-10 以下
活动室通风时间（分钟）	4～10	3～7	2～5	1～3	1～1.5

在夏季和温暖的春秋季节，无大风时，可敞开窗户。

（2）采暖。冬季，尤其在北方，应有采暖设备，使冬季室内气温维持在 16℃～18℃。

5. 采光和照明措施

（1）采光。采光又称自然采光。自然采光照度的大小，除与阳光的强弱有关外，主要决定于窗户的大小，以及室外有没有遮光的建筑物和树木等。单侧采光时，光线应来自左侧，以免在幼儿书写时造成手部阴影。

活动室外面的建筑物、墙壁或高大树木等遮挡物体，对室内采光影响很大。

窗玻璃的清洁程度，墙壁、天花板以及室内设备的色调，对室内的采光也有很大影响。如普通玻璃的遮光率为 10%；布满灰尘的玻璃遮光率可达 20%～30% 或更多。为改善室内采光条件，天花板可刷成白色，墙可刷成白色或米黄色。放置黑板的那面墙可刷成浅绿色，使墙壁颜色与黑板颜色不致相差太远。

（2）照明。照明又称人工照明，是指利用白炽灯、荧光灯等，辅助自然采光之不足。使用人工照明，室内各桌面的照度应充分、均匀，避免产生阴影和眩光。

桌面和黑板面的照度不应低于 100lx。为减少眩光，灯泡要加灯罩。

知识拓展

幼儿园的园舍与设备

《幼儿园工作规程》中指出：

（1）幼儿园应设活动室、幼儿厕所、盥洗室、保健室、办公用房和厨房。有条件的幼儿园可单独设音乐室、游戏室、体育活动室和家长接待室等。

寄宿制幼儿园应设寝室、隔离室、浴室、洗衣间和教职工值班室等。

（2）幼儿园应有与其规模相适应的户外活动场地，配备必要的游戏和体育活动设施，并创造条件开辟沙地、动物饲养角和种植园地。

应根据幼儿园特点，绿化、美化园地。

（3）幼儿园应配备适合幼儿特点的桌椅、玩具架、盥洗卫生用具以及必要的教具玩具、图书和乐器等。

寄宿制幼儿园应配备幼儿单人床。

幼儿园的教具、玩具应有教育意义并符合国家安全、卫生的要求。

幼儿园应因地制宜，就地取材、自制教具、玩具。

（4）幼儿园建筑规划面积定额、建筑设计要求和教具玩具的配备，参照国家有关部门的规定执行。

第二节　幼儿园的设备卫生

幼儿园的某些物品和设备，如玩具、图书、教具、学具、桌椅等也是幼儿密切接触的外环境，应符合一定的卫生要求。

一、玩具卫生

> **想一想**
>
> 幼儿玩具的选择应注意什么？

玩具是供幼儿游戏和学习时使用的必备物品，玩具的大小、重量、形状，制造的材料、颜色或制造的方法等，都应符合国家卫生要求。对玩具的卫生要求应考虑：第一，幼儿园用的玩具的材料和表面涂料应是无毒的；第二，幼儿园选用的玩具对幼儿应是安全的，不会使幼儿发生外伤；第三，幼儿园选用的玩具应便于清洁和消毒；第四，幼儿园选用的玩具应注意对幼儿的心理健康有良好的作用；第五，对于损坏的玩具应及时修复，过分陈旧的应进行报废处理。

幼儿园对玩具应有严格的管理制度：各班级的玩具应专班专用；对玩具应定期消毒；幼儿园开展玩沙、玩水的游戏时，应将沙子放在专用的玩沙箱内，沙子要定期更换，清洗晒干后给幼儿使用，沙箱要加盖，防制污染。玩水池内的水应经常更换，玩水池也应加盖。玩沙、玩水后应及时洗手。

扫一扫——劣质玩具对儿童健康的危害

制作玩具的材料应便于保洁和消毒。塑料、橡胶、木材和金属等制作的玩具，比毛皮、布制玩具容易保洁和消毒。在制作上，玩具的表面要光滑、无尖角，特别是木制的玩具更应注意，以防刺伤。玩具涂料不应含铅、砷、汞、铬等有毒物质，且应无臭、无味、不溶于水，在涂料上应有2~3层透明膜。布制玩具的填充物要选用无毒、质软的东西。

玩具的大小、轻重应适合幼儿使用。用口吹响的玩具，如口琴、口哨、喇叭等，不宜在幼儿园使用。塑料袋、薄质织物袋不宜当玩具，以防幼儿将其套在头上，口鼻被紧裹而造成窒息。

扫一扫——玩具噪音对孩子听力的影响

二、教具和学具卫生

> **想一想**
>
> 幼儿文具的选择应注意什么？

幼儿园使用的图书、图片、直观教具、笔和颜料、纸张等教具和学具都应符合国家卫生标准和卫生要求。

供幼儿看的图书，其图形、文字和符号印刷应清晰，大小适宜，色彩协调、柔和，不过分刺激视觉，不易引起视觉疲劳。选用的图书开本、厚薄和重量应适当，图书的纸张要有一定的强度，纸面光滑而不反光，以便于幼儿阅读。图书的装订质量应注意，要防止因装订质量差，造成订书钉等刺伤幼儿。图书在翻阅时书页应平整，不会自动卷曲。托幼机构的图书应经常消毒。过脏过旧的图书应及时废弃。教育幼儿不要用手指蘸唾液翻书页。

幼儿园使用的教具应是无毒的，图片画面影较大，色彩应明快、鲜艳、和谐，具有一定的反差和对比。

幼儿使用的学具不应含有毒成分，所涂颜料上应有不易脱落、不溶于水和唾液的表面漆膜。使用的笔粗细应适中，直径以 0.8cm 为好；绘画和书写用的纸张应是白色或浅色的，质地要求结实、坚韧。

幼儿用的铅笔、蜡笔、画图颜料、墨汁等物不应含有毒物质。笔杆上所涂颜料，应有不脱落、不溶于水的透明漆膜。铅笔芯不宜太硬，否则字迹太浅，易致眼疲劳，可选用软硬适中的铅笔。

扫一扫

扫一扫——劣质文具用品对儿童健康的危害

书包以双肩包的形式为好。书包的重量不应超过幼儿体重的 1/10。

黑板应表面平整、无裂缝、不反光。书写在黑板上的字，须使幼儿都能看清楚。尽量使用无尘粉笔。

三、桌椅卫生

幼儿在室内活动时，大部分时间都要坐在椅子上度过。合适的桌椅有助于幼儿保持良好的坐姿，预防近视和脊柱异常弯曲的发生，以使幼儿就坐时，躯干可以挺直，前胸不受挤压，两大腿水平，两足着地，身体重心可以均匀地分布在坐骨、大腿、脚等处为宜。背部有椅靠背，更利于减少疲劳。

幼儿在写字、绘画时，身体可微前倾；在听讲或手持书本阅读时，身体可微后倾。

桌椅各部分的大小，应按照一定的卫生要求制作。

1. 椅高

椅高即椅面前缘的最高点距离地面的高度。

合适的椅高应与小腿高相适应。就座时使腘下没有明显的压迫感觉，下肢可着力于整个脚掌上，也便于两腿前后移动。

若椅子太低，就座后，大腿的前部抬起，使支撑身体的面积减少。若椅子太高，幼儿两脚悬空，不但失去了足部的支持，同时下肢的血管和神经也受到压迫，幼儿为了使脚撑着地，就要使臀部前移，形成不稳定的坐姿，使其容易疲劳。

2. 椅深

椅深即椅面前后的深度。适宜的椅深应使大腿的后 3/4 置于椅面上，小腿后方留有空隙。

3. 椅宽

椅宽即椅面左右的宽度。适宜的椅宽应是幼儿臀部的宽度再加 5 厘米左右。

4. 椅背

椅背缘应高过儿童肩胛骨下缘。椅背下缘离椅面应有空隙，以便臀部前后移动。椅背可向后倾斜约 7° 角。

5. 桌面与椅面间的高度差

以能使幼儿坐在桌旁，两臂很自然地放在桌面上，两肩齐平，背部挺直为适宜。如果高度差太大，就会使幼儿耸肩或单肩提高，脊柱歪曲；如果高度差太小，幼儿上身过度前倾，易形成驼背。

6. 桌面

宜用平面桌。最好使用双人桌，以避免几个幼儿同用一张桌子，相互干扰，并可使幼儿都能得到自左上方射来的光线。

由于桌面较低，桌面下不要再加抽屉或横木以免影响幼儿下肢的活动。

7. 桌椅的配备

应按身高而不按年龄分配桌椅。一般，各班可准备三种不同尺寸的桌椅，幼儿身高相差不满 10 厘米者，可以使用同一尺寸的桌椅，并在桌椅上各做标记，以免随意使用，如表 10-2 所示。

表 10-2　幼儿园儿童桌椅尺寸表（cm）

使用者身高（cm）	桌高（cm）	椅高（cm）	椅面有效深度（cm）	靠背上缘距椅面高（cm）	桌椅高差（cm）
110 以上	51.5	28.5	26	29	23
100～109	47.5	26.0	24	27	21.5
95～99	45.5	23.5	22	25	20.5
85～94	41.5	21.5	20	23	20
75～84	37.3	18.5	18	21	19
65～74	—	15.5	17	19	—

四、其他家具卫生

幼儿园活动室不必设过多的家具。家具过多可影响幼儿的活动和安全，并且占据较多的空间。

活动室内可设玩具柜和为自然角所用的橱柜等。各种橱柜的高度可相当于幼儿的平均身高，深度约相当于幼儿的手臂长。橱柜不应有尖锐的棱角，宜涂浅色油漆。

更衣室挂衣架的高度应适合幼儿使用，衣钩间的距离在 20 厘米以上。最好每人有一格衣柜。

盥洗室可设放置盥洗用具的橱或放置水杯及毛巾的架。小橱分成若干格，每个幼儿都有自己的小格，为了便于辨认，可贴上名字或小画片。毛巾架应使每条毛巾中间有一定距离，确保能通风干燥和不互相接触。

卧室内每个幼儿一张小床，床的长度略长于幼儿身长。宽度约为幼儿肩宽的 2 倍（约 70 厘米）。为使幼儿上下床方便，床的高度一般为 25 厘米，床周围应有栏杆。

五、卫生用品卫生

托幼机构使用的卫生用品包括：肥皂、毛巾、手纸等。要选用刺激性小的肥皂；质地柔软的纯棉毛巾，并应定期清洗、消毒，并要操持干燥；选用卫生、柔软的手纸。

六、体育用品卫生

幼儿使用的体育用品包括：攀登类、摆动类、旋转类、滑引类和颠簸类等，有大型和小型之分。体育用品的卫生要求是：符合幼儿的身心特点，促进幼儿身体素质的发展；坚固、耐用、平滑、安全；简单、轻巧、美观；便于修理、保养及清洁。

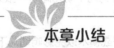

本章小结

新建或改建幼儿园，应注意幼儿园的选址和布局，幼儿园的场地和房舍要符合卫生要求。幼儿园添加的设备如玩具、教具和学具、桌椅、卫生用品、体育用品等都要从幼儿的年龄特点出发，使之符合卫生要求，符合幼儿发展的需要。

本章思考与实训

一、填空题

1. 书包以_____的形式为好。书包的重量不应超过幼儿体重的_____。

2. 适宜的椅宽应是幼儿臀部的宽度再加_____左右。

3. 通风是指_____。通风换气时间的长短，应根据室内外_____情况决定。一般室内外温差越大，通风换气的速度越_____，因此所需换气的时间越_____。

4. 单侧采光时，光线应来自_____侧，以免在幼儿书写时_____。

二、思考题

托幼机构的玩具有什么卫生要求？

三、章节实训

1. 若拟新建一所幼儿园，如何选择园址并阐述理由。

2. 园址选定了，在设计活动室时，窗户如何设计，并论述建议的科学依据。

3. 某幼儿园准备为幼儿订做一批新桌椅，请提出设计要求，并讲明建议的科学依据。

附录一　城市幼儿园建筑面积定额（试行）

建设部　国家教育委员会（1988 年 7 月 14 日）（88）教基字 108 号

第一章　总　则

第一条　为适应幼儿教育事业发展的需要，全面贯彻国家的教育方针，使城市幼儿园的规划、建设和管理有合理的园舍和用地标准，使城市新建、扩建、改建幼儿园编审基本建设设计任务书、进行总体规划和单体建筑设计时有所遵循，特制本定额。

第二条　本定额从我国的国情和国民经济当前的发展水平出发，本着既要保证幼儿保教工作及事业发展的需要，又要勤俭办园、提高园舍使用率的原则制定。

第三条　本定额依据城市幼儿园的规模、在园幼儿总数和教职工人数制定。城市幼儿园规模按 6 班、9 班、12 班三种，在园幼儿总数按 180、270、360 人，教职工人数按劳动人事部、国家教育委员会发布的有关规定计算。

第四条　本定额适用于城市新建、扩建和改建的全日制幼儿园。示范性、实验性等类幼儿园经主管部门批准后可适当提高定额。寄宿制幼儿园可按附件一《城市幼儿园园舍面积定额分项参考指标》附注中的规定增加相应的建筑面积和用地面积。

第二章　园舍建筑面积定额

第五条　幼儿园的园舍建筑由活动及辅助用房、办公及辅助用房，以及生活用房三部分组成。

第六条　活动及辅助用房

（一）活动室　每班一间，使用面积 90m²，供开展室内游戏和各种活动以及幼儿午睡、进餐之用。如寝室与活动室分设，活动室的使用面积不宜小于 54m²。

（二）卫生间　每班一间，使用面积 15m²，内设大小便槽（器）、盥洗池和淋浴池。

（三）衣帽、教具贮藏室　每班一间，使用面积 9m²，供贮藏中型教玩具、衣被鞋帽等物之用，也可兼作活动室的前室。

（四）音体活动室　全园设一个，使用面积按第三条所列规模分别为 120m²、140m²、160m²，供开展音乐、舞蹈、体育活动和大型游戏、集会、放映幻灯、电影和观摩教育活动之用。

第七条　办公及辅助用房

（一）办公室　全园使用面积按第三条所列规模，分别为 75m²、112m²、139m²，包括园长室、总务财会室、教师办公室和保育员休息更衣室等。

（二）资料兼会议室　全园设一间，使用面积按第三条所列规模。分别为 20m²、25m²、30m²，供教工查阅资料、阅览报刊、杂志，开会及对外接待之用。

（三）教具制作兼陈列室　全园设一间，使用面积按第三条所列规模分别为 12m²、15m²、20m²，供制作陈列教玩具之用。

（四）保健室　全园设一间，使用面积按第三条所列规模分别为 14m²、16m²、18m²，供医务人员开展卫生保健工作之用。

（五）晨检、接待室　全园设一间，使用面积按第三条所列规模分别为 18m²、21m²、24m²，供医务人员每天早晨对入园幼儿进行健康检查及家长与教师会见之用。

（六）值班室　全园设一间，使用面积 12m²，供教师值班住宿使用，也可兼作教工单身宿舍。

（七）贮藏室　全园使用面积按第三条所列规模分别为 36m²、42m²、48m²，供贮藏体育器具、总务用品及杂物之用。

（八）传达室　全园使用面积 10m²，供门卫人员值班及收发之用。

（九）教工厕所　全园使用面积 12m²，供教职工及外来人员使用。

第八条　生活用房

（一）厨房　包括主副食加工间、配餐间、主副食库和烧火间。使用面积按第三条所列规模主副食加工间及配餐间合计分别为 54m²、61m²、67m²，主副食库分别为 15m²、20m²、30m²，烧火间分别为 8m²、9m²、10m²。

（二）开水、消毒间　全园使用面积按第三条所列规模分别为 8m²、10m²、12m²，供烧开水及餐具毛巾、茶具等物消毒之用。

（三）炊事员休息室　全园使用面积按第三条所列规模分别为 13m²、18m²、23m²，供炊事人员更衣、休息使用。

第九条　城市幼儿园园舍建筑面积定额

附表 1-1

规　模	园舍建筑面积（m²）	建筑面积定额（m²/生）
6 班（180 人）	1773	9.9
9 班（270 人）	2481	9.2
12 班（360 人）	3182	8.8

（详见附件一：城市幼儿园园舍面积定额分项参考指标）

第三章　　用地面积定额

第十条　幼儿园的用地面积包括建筑占地、室外活动场地、绿化及道路用地等。

第十一条　建筑占地按主体园舍建筑为三层楼房，厨房、晨检、接待、传达室等为平房计算。建筑密度不宜大于30%。

第十二条　室外活动场地，包括分班活动场地和共用活动场地两部分。分班活动场地每生 2m²；共用活动场地包括设置大型活动器械、嬉水池、沙坑以及 30m 长的直跑道等，每生 2m²。

第十三条　绿化用地每生不小于2m²，有条件的幼儿园要结合活动场地铺设草坪，尽量扩大绿化面积。

第十四条　道路用地包括园内干道、庭园道路及杂物院等用地。

第十五条　城市幼儿园用地面积定额

附表 1-2

规　模	用地面积（m²）	用地面积定额（m²/生）
6 班	2700	15

续表

规　模	用地面积（m²）	用地面积定额（m²/生）
9班	3780	14
12班	4680	13

第四章　附　则

第十六条　本定额可供有条件的乡（镇）幼儿园参照执行。半日制及计时制幼儿园使用本定额时，其建筑面积和用地面积均应适当核减。

第十七条　本定额未包括教职工住宅、人防工程、连接廊、车库、自行车棚、花房、地窖以及采暖地区供暖锅炉房等的建筑面积及相应的用地面积，也未包括设置电动游艺玩具、游泳池的用地面积。对上述建筑物有需要的可另行增加。有关部门应根据幼儿园的规模及人员编制就近安排幼儿园的教职工住宅。

第十八条　本定额中各类建筑物的围护结构厚度均按240mm计算，大于240mm时，建筑面积可相应增加。

第十九条　本定额由国家教育委员会基建局负责管理和解释。

附件一：

附表1-3　城市幼儿园园舍面积定额分项参考指标

名　称	每间使用面积（m²）	6班（180人）		9班（270人）		12班（360人）	
		间数	使用面积（小计）	间数	使用面积（小计）	间数	使用面积（小计）
一、活动及辅助用房							
活动室	90	6	540	9	810	12	1080
卫生间	15	6	90	9	135	12	180
衣帽教具贮藏室	9	6	54	9	81	12	108
音体活动室		1	120	1	140	1	160
使用面积小计			804		1166		1528
每生使用面积（平方米/生）			4.47		4.32		4.24
二、办公及辅助用房							
办公室			75		112		139
资料兼会议室		1	20	1	25	1	30
教具制作兼陈列室		1	12	1	15	1	20
保健室		1	14	1	16	1	18
晨检、接待室		1	18	1	21	1	24
值班室	12	1	12	1	12	1	12
贮藏室		3	36	4	42	4	48
传达室	10	1	10	1	10	1	10
教工厕所			12		12		12
使用面积小计			209		265		313

名　称	每间使用面积（m²）	6班（180人）		9班（270人）		12班（360人）	
		间数	使用面积（小计）	间数	使用面积（小计）	间数	使用面积（小计）
每生使用面积（平方米/生）			1.16		0.98		0.87
三、生活用房							
主副食加工间（含配餐间）			54		61		67

附表1-4　城市幼儿园园舍面积定额分项参考指标

主副食库			15		20		30
烧火间			8		9		10
开水、消毒间			8		10		12
炊事员休息室			13		18		23
使用面积小计			98		118		142
每生使用面积（平方米/生）			0.54		0.43		0.39
使用面积合计			1111		1549		1983
每生使用面积（平方米/生）			6.17		5.74		5.51

	平面系数	6班（180人）	9班（270人）	12班（360人）
		使用面积/建筑面积	使用面积/建筑面积	使用面积/建筑面积
活动室（楼房）	K＝0.61	985/1615	1400/2295	1807/2962
晨检接待、传达室和生活用房（平房）	K＝0.80	126/158	149/186	176/220
建筑面积合计（平方米）		1773	2481	3182
每生建筑面积（平方米/生）		9.9	9.2	8.8

附注：

1. 寄宿制幼儿园可在上表基础上增加或扩大下列用房：

（1）寝室　每班一间，使用面积54m²，并相应减少原分班活动室面积36m²。

（2）隔离室　6、9、12班的使用面积分别为10m²、13m²、16m²，供病儿临时观察治疗、隔离使用。

（3）集中浴室　6、9、12班的使用面积分别为20m²、30m²、40m²，供全园幼儿分批热水洗浴及更衣使用。

（4）洗衣烘干房　6、9、12班的使用面积分别为15m²、24m²、30m²，供洗涤、烘干幼儿衣被等使用。

（5）扩大保育员、炊事员休息室　按增加的保育员、炊事员人数，每人分别增加使用面积2m²至2.5m²。

（6）扩大教工厕所　各种规模均增加使用面积6m²。

（7）扩大保健室　各种规模均增加使用面积4m²。

（8）扩大厨房　主副食加工间增加使用面积6m²，烧火间增加2m²。

2. 幼儿园的规模与表列规模不一致时，其定额可用插入法取值。规模小于6班时，可参考6班的定额适当增加。

附件二：

城市幼儿园建筑面积定额（试行）编制说明

幼儿教育是教育事业的重要组成部分，是学校教育的预备阶段，又是一项社会福利事业。为了适应幼儿教育事业的发展，根据我国的国情制定一个合理的城市幼儿园建筑面积定额是十分必要的。在各省、自治区、直辖市教委所提建议的基础上，我们经过典型调查，拟定出征求意见稿。经广泛征求意见和专业会议讨论修改后．制定了本《城市幼儿园建筑面积定额（试行）》（以下简称"定额"）。现将有关问题说明如下：

一、总　则

总则是定额的纲，主要阐明编制本定额的目的、指导思想、编制依据和适用范围。

1. 第一条是目的。本定额是城市幼儿园进行园舍建设及有关主管部门审查幼儿园基本建设设计任务书、总体规划、单体建筑设计、核拨土地和核定基建计划的依据。

2. 第二条指导思想。考虑到我国目前尚处在社会主义初级阶段，定额必须从我国国民经济的实际水平出发，既要保证满足幼儿在教育和生活上的需要和幼教事业的发展，又要勤俭办园提高园舍的使用率，恰当地处理好需要与可能、当前与长远的关系。

3. 第三条是编制的依据。说明编制本定额时所依据的幼儿园的规模，在园幼儿总数以及教职工编制等。

4. 第四条是适用范围。为了促进幼教事业的迅速发展，有利于幼儿与父母、教师的感情交流，拓宽幼儿的接触面，开阔幼儿的视野，本定额着重对全日制幼儿园做了规定。各地区、各部门办的示范性幼儿园、实验性幼儿园、有特殊需要的幼儿园以及有条件办得更好一些的幼儿园，经主管部门批准后均可适当提高定额。

二、园舍建筑面积定额

不同规模幼儿园的各类用房面积，已在第五至第八条进行了详细的说明，并在附件一中列出了分项的参考指标。现仅就几种主要用房说明如下：

1. 活动室　活动室是幼儿园最基本的用房。根据寓教育于活动之中的原则，活动室必须满足幼儿开展各种游戏活动（如角色游戏、建筑游戏、表演游戏、体育游戏、智力游戏等）和教育活动的需要。考虑到全日制幼儿园每天午睡时间仅 2h，本《定额》将午睡、进餐和活动合并于一室。如寝室与活动室分开设置，活动室的使用面积不宜小于 $54m^2$。

2. 音体活动室　为了促进儿童体、智、德、美全面发展、幼儿除在分班活动室进行活动外，还需要有较大的活动室供幼儿分小组或合班进行游戏和各种教育活动。因此而设立的音体活动室，可供开展音乐、体育、游戏、观摩、集会以及陈列幼儿作品等活动使用。音体活动室的面积决定于室内设置的器具、简易舞台以及全园儿童的人数等。

3. 办公室　每个教师的办公面积 $3m^2$，保育员休息室每人使用面积 $2m^2$。园长室、财会室等房间单独设置。以上各项面积之和即为办公室面积。

4. 厨房　确定厨房面积的原则是主副食品库存量适当，儿童能经常吃到保鲜食品；生熟分隔、炊具消毒、安全卫生；主副食加工操作方便等。厨房一般分主副食加工间、配餐间、主副食品库和烧火间四部分。主副食加工间内应设置和面机、切面机、冰箱、烘箱、绞肉机、豆浆机、蒸饭器等炊具。锅、碗、瓢、盆等小型餐具应存放在橱、柜内以节约面积。烧火间只考虑日常用煤的堆放。

5. 其他各类用房的面积，是满足一般需要的指标。设计时可在总指标控制数内，根据建筑模数、当地的建材规格和使用要求等因素进行合理调整。

6. 本定额用房分类名称中的活动、办公和生活用房分别与《托幼建筑设计规范》中的生活、服务、供应用房相对应。

三、用地面积定额

1. 幼儿园的总用地面积包括建筑占地、分班和共用活动场地、绿化和道路杂物院用地等。幼儿园园舍建筑比较集中，分班活动场地、绿化用地以及道路等一般均分布在建筑物的四周。建筑密度按30%计算后，上述各项用地均能满足，只须再加上共用活动场地的面积即为幼儿园的总用地面积。

2. 共用活动场地的面积应能配置各种活动器械、嬉水池、沙坑及30m跑道等设施，每生约需要2m²、活动器械按国家教育委员会颁发的《幼儿园教玩具配备目录》进行配备。

3. 本定额中"分班活动场地"和"共用活动场地"分别与《托幼建筑设计规范》中的"分班游戏场地"和"共用游戏场地"相对应。

四、附　则

附则中的几条主要是说明本定额在执行中的灵活性。根据国务院的有关精神，除地方政府举办幼儿园外，各部门、各单位和集体、个人都要大力发展幼儿教育事业。考虑到办园单位的条件和要求各不相同，加以我国幅员辽阔，各地地理环境及经济发展水平差异很大，本定额既要有能在全国范围内实施的通用性，又要有一定的灵活性，使各地区、各部门在执行过程中可结合实际情况进行调整。例如第十七条具体说明了本定额中未包括哪些用房，并规定主管部门可以根据幼儿园的具体情况，审定需要增加的面积。第十八条说明本定额是按240mm厚的围护结构计算的，在寒冷地区或严寒地区建幼儿园时，其围护结构厚于240mm，可以相应地增加建筑面积。此外，幼儿园的教职工住宅是保证保教人员生活安定的一项重要设施，此项建筑的面积虽未列入定额，但在第十七条中明确规定了各有关部门应根据幼儿园的规模及人员编制就近安排保教人员的住宅。

附录二 托儿所、幼儿园建筑设计规范（节选）

（国家建设环境保护部，国家教育委员会）

3.1 一般规定

第 3.1.1 条 托儿所、幼儿园的建筑热工设计应与地区气候相适应，并应符合《民用建筑热工设计规程》中的分区要求及有关规定。

第 3.1.2 条 托儿所、幼儿园的生活用房必须按第 3.2.1 条、第 3.3.1 条的规定设置。服务、供应用房可按不同的规模进行设置。

一、生活用房包括活动室、寝室、乳儿室、配乳室、喂奶室、卫生间（包括厕所、盥洗、洗浴）、衣帽贮藏室、音体活动室等。全日制托儿所、幼儿园的活动室与寝室宜合并设置。

二、服务用房包括医务保健室、隔离室、晨检室、保育员值宿室、教职工办公室、会议室、值班室（包括收发室）及教职工厕所、浴室等。全日制托儿所、幼儿园不设保育员值宿室。

三、供应用房包括幼儿厨房、消毒室、烧水间、洗衣房及库房等。

第 3.1.3 条 平面布置应功能分区明确，避免相互干扰，方便使用管理，有利于交通疏散。

第 3.1.4 条 严禁将幼儿生活用房设在地下室或半地下室。

第 3.1.5 条 生活用房的室内净高不应低于附表 2-1 的规定。

附表 2-1 生活用房室内最低净高（m）

房间名称	净高
活动室、寝室、乳儿室	2.80
音体活动室	3.60

注：特殊形状的顶棚、最低处距地面净高不应低于 2.20m。

第 3.1.6 条 托儿所、幼儿园的建筑造型及室内设计应符合幼儿的特点。

第 3.1.7 条 托儿所、幼儿园的生活用房应布置在当地最好日照方位，并满足冬至日底层满窗日照不少于 3h（小时）的要求，温暖地区、炎热地区的生活用房应避免朝西，否则应设遮阳设施。

第 3.1.8 条 建筑侧窗采光的窗地面积之比，不应小于附表 2-2 的规定。

附表 2-2 窗地面积比

房间名称	窗地面积比
音体活动室、活动室、乳儿室	1/5
寝室、喂奶室、医务保健室、隔离室	1/6
其他房间	1/8

注：单侧采光时，房间进深与窗上口距地面高度的比值不宜大于 2.5。

第 3.1.9 条 音体活动室、活动室、寝室、隔离室等房间的室内允许噪声级不应大于 50dB，间隔墙及楼板的空气声计权隔声量（RW）不应小于 40dB，楼板的计权标准化撞击声压级（LnT'W）不应大于 75dB。

3.2 幼儿园生活用房

第3.2.1条 幼儿园生活用房面积不应小于附表 3.2.1 的规定。

第3.2.2条 寄宿制幼儿园的活动室、寝室、卫生间、衣帽贮藏室应设计成每班独立使用的生活单元。

第3.2.3条 单侧采光的活动室，其进深不宜超过 6.60m。楼层活动室宜设置室外活动的露台或阳台，但不应遮挡底层生活用房的日照。

第3.2.4条 幼儿卫生间应满足下列规定：

一、卫生间应临近活动室和寝室，厕所和盥洗应分间或分隔，并应有直接的自然通风。

附表 2-3　生活用房的最小使用面积（m^2）

规模 房间名称	大型	中型	小型	备注
活动室	50	50	50	指每班面积
寝室	50	50	50	指每班面积
卫生间	15	15	15	指每班面积
衣帽贮藏室	9	9	9	指每班面积
音体活动室	150	120	90	指全园共用面积

注：1. 全日制幼儿园活动室与寝室合并设置时，其面积按两者面积之和的 80% 计算。

2. 全日制幼儿园（或寄宿制幼儿园集中设置洗浴设施时）每班的卫生间面积可减少 2m^2。寄宿制托儿所、幼儿园集中设置洗浴室时，面积应按规模的大小确定。

3. 实验性或示范性幼儿园，可适当增设某些专业用房和设备，其使用面积按设计任务书的要求设置。

二、盥洗池的高度为 0.50～0.55m，宽度为 0.40～0.45m，水龙头的间距为 0.35～0.4m。

三、无论采用沟槽式或坐蹲式大便器均应有 1.2m 高的架空隔板，并加设幼儿扶手。每个厕位的平面尺寸为 0.80m×0.70m，沟槽式的槽宽为 0.16～0.18m，坐式便器高度为 0.25～0.30m。

四、炎热地区各班的卫生间应设冲凉浴室。热水洗浴设施宜集中设置，凡分设于班内的应为独立的浴室。

第3.2.5条 每班卫生间的卫生设备数量不应少于附表 2-4 的规定。

附表 2-4　每班卫生间内最少设备数量

污水池（个）	大便器或沟槽（个或位）	小便槽（位）	盥洗台（水龙头、个）	淋浴（位）
1	4	4	6～8	2

第3.2.6条 供保教人员使用的厕所宜就近集中，或在班内分隔设置。

第3.2.7条 音体活动室的位置宜临近生活用房，不应和服务、供应用房混设在一起。单独设置时，宜用连廊与主体建筑连通。

3.3 托儿所生活用房

第3.3.1条 托儿所分为乳儿班和托儿班。乳儿班的房间设置和最小使用面积应符合表 3.3.1 的规定，托儿班的生活用房面积及有关规定与幼儿园相同。

附表 2-5　乳儿班每班房间最小使用面积（m^2）

房间名称	使用面积
乳儿室	50

续表

房间名称	使用面积
喂奶室	15
配乳室	8
卫生间	10
贮藏室	6

第 3.3.2 条　乳儿班和托儿班的生活用房均应设计成每班独立使用的生活单元。托儿所和幼儿园合建时，托儿生活部分应单独分区，并设单独的出入口。

第 3.3.3 条　喂奶室、配乳室应符合下列规定：

一、喂奶室、配乳室应临近乳儿室，喂奶室还应靠近对外出入口。

二、喂奶室、配乳室应设洗涤盆。配乳室应有加热设施。使用有污染性的燃料时，应有独立的通风、排烟系统。

第 3.3.4 条　乳儿班卫生间应设洗涤池两个，污水池一个及保育人员的厕位一个（兼作倒粪池）。

3.4 服务用房

第 3.4.1 条　服务用房的使用面积不应小于附表 2-6 的规定。

附表 2-6　服务用房的最小使用面积（m²）

房间名称 ＼ 规模	大型	中型	小型
医务保健室	12	12	10
隔离室	2×8	8	8
晨检室	15	12	10

第 3.4.2 条　医务保健室和隔离室宜相邻设置，幼儿生活用房应有适当距离。如为楼房时，应设在底层。医务保健室和隔离室应设上、下水设施；隔离室应设独立的厕所。

第 3.4.3 条　晨检室宜设在建筑物的主出入口处。

第 3.4.4 条　幼儿与职工洗浴设施不宜共用。

3.5 供应用房

第 3.5.1 条　供应用房的使用面积不应小于附表 2-7 的规定。

附表 2-7　供应用房最小使用面积（m²）

	房间名称 ＼ 规模	大型	中型	小型
厨房	主副食加工间	45	36	30
	主食库	15	10	15
	副食库	15	10	
	冷藏库	8	6	4
	配餐间	18	15	10
消毒间		12	10	8
洗衣房		15	12	8

第 3.5.2 条　厨房设计应符合下列规定。

一、托儿所、幼儿园的厨房与职工厨房合建时，其面积可略小于两部分面积之和。

二、厨房内设有主副食加工机械时，可适当增加主副食加工间的使用面积。

三、因各地燃料不同，烧火间是否设置及使用面积大小，均应根据当地情况确定。

四、托儿所、幼儿园为楼房时，宜设置小型垂直提升食梯。

3.6　防火与疏散

第 3.6.1 条　托儿所、幼儿园建筑的防火设计除应执行国家建筑设计防火规范外，尚应符合本节的规定。

第 3.6.2 条　托儿所、幼儿园的儿童用房在一、二级耐火等级的建筑中，不应设在四层及四层以上；三级耐火等级的建筑不应设在三层及三层以上；四级耐火等级的建筑不应超过一层。平屋顶可做为安全避难和室外游戏场地，但应有防护设施。

第 3.6.3 条　主体建筑走廊净宽度不应小于附表 2-8 的规定。

附表 2-8　走廊最小净宽度（m）

房间布置 房间名称	双面布房	单面布房或外廊
生活用房	1.8	1.5
服务供应用房	1.5	1.3

第 3.6.4 条　在幼儿安全疏散和经常出入的通道上，不应设有台阶。必要时可设防滑坡道，其坡度不应大于 1:12。

第 3.6.5 条　楼梯、扶手、栏杆和踏步应符合下列规定：

一、楼梯除设成人扶手外，并应在靠墙一侧设幼儿扶手，其高度不应大于 0.60m。

二、楼梯栏杆垂直线饰间的净距不应大于 0.11m。当楼梯井净宽度大于 0.20m 时，必须采取安全措施。

三、楼梯踏步的高度不应大于 0.15m，宽度不应小于 0.26m。

四、在严寒、寒冷地区设置的室外安全疏散楼梯，应有防滑措施。

第 3.6.6 条　活动室、寝室、音体活动室应设双扇平开门，其宽度不应小于 1.20m。疏散通道中不应使用转门、弹簧门和推拉门。

3.7　建筑构造

第 3.7.1 条　乳儿室、活动室、寝室及音体活动室宜为暖性、弹性地面。幼儿经常出入的通道应为防滑地面。卫生间应为易清洗、不渗水并防滑的地面。

第 3.7.2 条　严寒、寒冷地区主体建筑的主要出入口应设挡风门斗，其双层门中心距离不应小于 1.6m。幼儿经常出入的门应符合下列规定：

一、在距地 0.60～1.20m 高度内，不应装易碎玻璃。

二、在距地 0.70m 处，宜加设幼儿专用拉手。

三、门的双面均宜平滑、无棱角。

四、不应设置门坎和弹簧门。

五、外门宜设纱门。

第3.7.3条 外窗应符合下列要求

一、活动室、音体活动室的窗台距地面高度不宜大于 0.60m。楼层无室外阳台时，应设护栏。距地面 1.30m 内不应设平开窗。

二、所有外窗均应加设纱窗。活动室、寝室、音体活动室及隔离室的窗应有遮光设施。

第3.7.4条 阳台、屋顶平台的护栏净高不应小于 1.20m，内侧不应设有支撑。护栏宜采用垂直线饰，其净空距离不应大于 0.11m。

第3.7.5条 幼儿经常接触的 1.30m 以下的室外墙面不应粗糙，室内墙面宜采用光滑易清洁的材料，墙角、窗台、暖气罩、窗口竖边等棱角部位必须做成小圆角。

第3.7.6条 活动室和音体活动室的室内墙面，应具有展示教材、作品和环境布置的条件。

附录三　3~6岁儿童学习与发展指南

教育部

2012 年 9 月

目 录

说　明

一、为深入贯彻《国家中长期教育改革和发展规划纲要（2010～2020年）》和《国务院关于当前发展学前教育的若干意见》（国发〔2010〕41号），指导幼儿园和家庭实施科学的保育和教育，促进幼儿身心全面和谐发展，制定《3～6岁儿童学习与发展指南》（以下简称《指南》）。

二、《指南》以为幼儿后继学习和终身发展奠定良好素质基础为目标，以促进幼儿体、智、德、美各方面的协调发展为核心，通过提出3～6岁各年龄段儿童学习与发展目标和相应的教育建议，帮助幼儿园教师和家长了解3～6岁幼儿学习与发展的基本规律和特点，建立对幼儿发展的合理期望，实施科学的保育和教育，让幼儿度过快乐而有意义的童年。

三、《指南》从健康、语言、社会、科学、艺术五个领域描述幼儿的学习与发展。每个领域按照幼儿学习与发展最基本、最重要的内容划分为若干方面。每个方面由学习与发展目标和教育建议两部分组成。

目标部分分别对3～4岁、4～5岁、5～6岁三个年龄段末期幼儿应该知道什么、能做什么，大致可以达到什么发展水平提出了合理期望，指明了幼儿学习与发展的具体方向；教育建议部分列举了一些能够有效帮助和促进幼儿学习与发展的教育途径与方法。

四、实施《指南》应把握以下几个方面。

1. 关注幼儿学习与发展的整体性。儿童的发展是一个整体，要注重领域之间、目标之间的相互渗透和整合，促进幼儿身心全面协调发展，而不应片面追求某一方面或几方面的发展。

2. 尊重幼儿发展的个体差异。幼儿的发展是一个持续、渐进的过程，同时也表现出一定的阶段性特征。每个幼儿在沿着相似进程发展的过程中，各自的发展速度和到达某一水平的时间不完全相同。要充分理解和尊重幼儿发展进程中的个别差异，支持和引导他们从原有水平向更高水平发展，按照自身的速度和方式到达《指南》所呈现的发展"阶梯"，切忌用一把"尺子"衡量所有幼儿。

3. 理解幼儿的学习方式和特点。幼儿的学习是以直接经验为基础，在游戏和日常生活中进行的。要珍视游戏和生活的独特价值，创设丰富的教育环境，合理安排一日生活，最大限度地支持和满足幼儿通过直接感知、实际操作和亲身体验获取经验的需要，严禁"拔苗助长"式的超前教育和强化训练。

4. 重视幼儿的学习品质。幼儿在活动过程中表现出的积极态度和良好行为倾向是终身学习与发展所必需的宝贵品质。要充分尊重和保护幼儿的好奇心和学习兴趣，帮助幼儿逐步养成积极主动、认真专注、不怕困难、敢于探究和尝试、乐于想象和创造等良好学习品质。忽视幼儿学习品质培养，单纯追求知识技能学习的做法是短视而有害的。

一、健康

健康是指人在身体、心理和社会适应方面的良好状态。幼儿阶段是儿童身体发育和机能发展极为迅速的时期，也是形成安全感和乐观态度的重要阶段。发育良好的身体、愉快的情绪、强健的体质、协调的动作、良好的生活习惯和基本生活能力是幼儿身心健康的重要标志，也是其他领域学习与发展的基础。

为有效促进幼儿身心健康发展，成人应为幼儿提供合理均衡的营养，保证充足的睡眠和适宜的锻炼，满足幼儿生长发育的需要；创设温馨的人际环境，让幼儿充分感受到亲情和关爱，形成积极稳定的情绪情感；帮助幼儿养成良好的生活与卫生习惯，提高自我保护能力，形成使其终身受益的生活能力和文明生活方式。

幼儿身心发育尚未成熟，需要成人的精心呵护和照顾，但不宜过度保护和包办代替，以免剥夺幼儿自主学习的机会，养成过于依赖的不良习惯，影响其主动性、独立性的发展。

（一）身心状况

目标 1　具有健康的体态

附表 3-1

3~4 岁	4~5 岁	5~6 岁
1. 身高和体重适宜。参考标准： 男孩： 身高：94.9~111.7cm 体重：12.7~21.2kg 女孩： 身高：94.1~111.3cm 体重：12.3~21.5kg 2. 在提醒下能自然坐直、站直	1. 身高和体重适宜。参考标准： 男孩： 身高：100.7~119.2cm 体重：14.1~24.2kg 女孩： 身高：99.9~118.9cm 体重：13.7~24.9kg 2. 在提醒下能保持正确的站、坐和行走姿势	1. 身高和体重适宜。参考标准： 男孩： 身高：106.1~125.8cm 体重：15.9~27.1kg 女孩： 身高：104.9~125.4cm 体重：15.3~27.8kg 2. 经常保持正确的站、坐和行走姿势

注：身高和体重数据来源：《2006 年世界卫生组织儿童生长标准》4、5、6 周岁儿童身高和体重的参考数据。

教育建议：

1. 为幼儿提供营养丰富、健康的饮食。如：

- 参照《中国孕期、哺乳期妇女和 0~6 岁儿童膳食指南》，为幼儿提供谷物、蔬菜、水果、肉、奶、蛋、豆制品等多样化的食物，均衡搭配。

- 烹调方式要科学，尽量少煎炸、烧烤、腌制。

2. 保证幼儿每天睡 11~12h，其中午睡一般应达到 2h 左右。午睡时间可根据幼儿的年龄、季节的变化和个体差异适当减少。

3. 注意幼儿的体态，帮助他们形成正确的姿势。如：

- 提醒幼儿要保持正确的站、坐、走姿势；发现有八字脚、罗圈腿、驼背等骨骼发育异常的情况，应及时就医矫治。

- 桌、椅和床要合适。椅子的高度以幼儿写画时双脚能自然着地、大腿基本保持水平状为宜；桌子的高度以写画时身体能坐直，不驼背、不耸肩为宜；床不宜过软。

4. 每年为幼儿进行健康检查。

目标 2　情绪安定愉快

附表 3-2

3～4 岁	4～5 岁	5～6 岁
1. 情绪比较稳定，很少因一点小事哭闹不止。 2. 有比较强烈的情绪反应时，能在成人的安抚下逐渐平静下来	1. 经常保持愉快的情绪，不高兴时能较快缓解。 2. 有比较强烈的情绪反应时，能在成人提醒下逐渐平静下来。 3. 愿意把自己的情绪告诉亲近的人，一起分享快乐或求得安慰	1. 经常保持愉快的情绪。知道引起自己某种情绪的原因，并努力缓解。 2. 表达情绪的方式比较适度，不乱发脾气。 3. 能随着活动的需要转换情绪和注意

教育建议：

1. 营造温暖、轻松的心理环境，让幼儿形成安全感和信赖感。如：

- 保持良好的情绪状态，以积极、愉快的情绪影响幼儿。

- 以欣赏的态度对待幼儿。注意发现幼儿的优点，接纳他们的个体差异，不简单与同伴做横向比较。

- 幼儿做错事时要冷静处理，不厉声斥责，更不能打骂。

2. 帮助幼儿学会恰当表达和调控情绪。如：

- 成人用恰当的方式表达情绪，为幼儿做出榜样。如生气时不乱发脾气，不迁怒于人。

- 成人和幼儿一起谈论自己高兴或生气的事，鼓励幼儿与人分享自己的情绪。

- 允许幼儿表达自己的情绪，并给予适当的引导。如幼儿发脾气时不硬性压制，等其平静后告诉他什么行为是可以接受的。

- 发现幼儿不高兴时，主动询问情况，帮助他们化解消极情绪。

目标 3　具有一定的适应能力

附表 3-3

3～4 岁	4～5 岁	5～6 岁
1. 能在较热或较冷的户外环境中活动。 2. 换新环境时情绪能较快稳定，睡眠、饮食基本正常。 3. 在帮助下能较快适应集体生活	1. 能在较热或较冷的户外环境中连续活动半小时左右。 2. 换新环境时较少出现身体不适。 3. 能较快适应人际环境中发生的变化。如换了新老师能较快适应	1. 能在较热或较冷的户外环境中连续活动半小时以上。 2. 天气变化时较少感冒，能适应车、船等交通工具造成的轻微颠簸。 3. 能较快融入新的人际关系环境。如换了新的幼儿园或班级能较快适应

教育建议：

1. 保证幼儿的户外活动时间，提高幼儿适应季节变化的能力。

- 幼儿每天的户外活动时间一般不少于 2h，其中体育活动时间不少于 1h，季节交替时要坚持。

- 气温过热或过冷的季节或地区应因地制宜，选择温度适当的时间段开展户外活动，也可根据气温的变化和幼儿的个体差异，适当减少活动的时间。

2. 经常与幼儿玩拉手转圈、秋千、转椅等游戏活动，让幼儿适应轻微的摆动、颠簸、旋转，促进其平衡机能的发展。

3. 锻炼幼儿适应生活环境变化的能力。如：

- 注意观察幼儿在新环境中的饮食、睡眠、游戏等方面的情况，采取相应的措施帮助他们尽快适应新环境。

- 经常带幼儿接触不同的人际环境，如参加亲戚朋友聚会，多和不熟悉的小朋友玩，使幼儿较快适应新的人际关系。

（二）动作发展

目标 1　具有一定的平衡能力，动作协调、灵敏

附表 3-4

3~4 岁	4~5 岁	5~6 岁
1. 能沿地面直线或在较窄的低矮物体上走一段距离。 2. 能双脚灵活交替上下楼梯。 3. 能身体平稳地双脚连续向前跳。 4. 分散跑时能躲避他人的碰撞。 5. 能双手向上抛球	1. 能在较窄的低矮物体上平稳地走一段距离。 2. 能以匍匐、膝盖悬空等多种方式钻爬。 3. 能助跑跨跳过一定距离，或助跑跨跳过一定高度的物体。 4. 能与他人玩追逐、躲闪跑的游戏。 5. 能连续自抛自接球	1. 能在斜坡、荡桥和有一定间隔的物体上较平稳地行走。 2. 能以手脚并用的方式安全地爬攀登架、网等。 3. 能连续跳绳。 4. 能躲避他人滚过来的球或扔过来的沙包。 5. 能连续拍球

教育建议：

1. 利用多种活动发展身体平衡和协调能力。如：
- 走平衡木，或沿着地面直线、田埂行走。
- 玩跳房子、踢毽子、蒙眼走路、踩小高跷等游戏活动。

2. 发展幼儿动作的协调性和灵活性。如：
- 鼓励幼儿进行跑跳、钻爬、攀登、投掷、拍球等活动。
- 玩跳竹竿、滚铁环等传统体育游戏。

3. 对于拍球、跳绳等技能性活动，不要过于要求数量，更不能机械训练。

4. 结合活动内容对幼儿进行安全教育，注重在活动中培养幼儿的自我保护能力。

目标 2　具有一定的力量和耐力

附表 3-5

3~4 岁	4~5 岁	5~6 岁
1. 能双手抓杠悬空吊起 10s 左右。 2. 能单手将沙包向前投掷 2m 左右。 3. 能单脚连续向前跳 2m 左右。 4. 能快跑 15m 左右。 5. 能行走 1km 左右（途中可适当停歇）	1. 能双手抓杠悬空吊起 15s 左右。 2. 能单手将沙包向前投掷 4m 左右。 3. 能单脚连续向前跳 5m 左右。 4. 能快跑 20m 左右。 5. 能连续行走 1.5km 左右（途中可适当停歇）	1. 能双手抓杠悬空吊起 20s 左右。 2. 能单手将沙包向前投掷 5m 左右。 3. 能单脚连续向前跳 8m 左右。 4. 能快跑 25m 左右。 5. 能连续行走 1.5km 以上（途中可适当停歇）

教育建议：

1. 开展丰富多样、适合幼儿年龄特点的各种身体活动，如走、跑、跳、攀、爬等，鼓励幼儿坚持下来，不怕累。

2. 日常生活中鼓励幼儿多走路、少坐车；自己上下楼梯、自己背包。

目标 3　手的动作灵活协调

附表 3-6

3~4岁	4~5岁	5~6岁
1. 能用笔涂涂画画。 2. 能熟练地用勺子吃饭。 3. 能用剪刀沿直线剪，边线基本吻合	1. 能沿边线较直地画出简单图形，或能边线基本对齐地折纸。 2. 会用筷子吃饭。 3. 能沿轮廓线剪出由直线构成的简单图形，边线吻合	1. 能根据需要画出图形，线条基本平滑。 2. 能熟练使用筷子。 3. 能沿轮廓线剪出由曲线构成的简单图形，边线吻合且平滑。 4. 能使用简单的劳动工具或用具

教育建议：

1. 创造条件和机会，促进幼儿手的动作灵活协调。如：

- 提供画笔、剪刀、纸张、泥团等工具和材料，或充分利用各种自然、废旧材料和常见物品，让幼儿进行画、剪、折、粘等美工活动。
- 引导幼儿生活自理或参与家务劳动，发展其手的动作。如练习自己用筷子吃饭、扣扣子，帮助家人择菜叶、做面食等。
- 幼儿园在布置娃娃家、商店等活动区时，多提供原材料和半成品，让幼儿有更多机会参与制作活动。

2. 引导幼儿注意活动安全。如：

- 为幼儿提供的塑料粒、珠子等活动材料要足够大，材质要安全，以免造成异物进入气管、铅中毒等伤害。提供幼儿用安全剪刀。
- 为幼儿示范拿筷子、握笔的正确姿势以及使用剪刀、锤子等工具的方法。
- 提醒幼儿不要拿剪刀等锋利工具玩耍，用完后要放回原处。

（三）生活习惯与生活能力

目标1　具有良好的生活与卫生习惯

附表 3-7

3~4岁	4~5岁	5~6岁
1. 在提醒下，按时睡觉和起床，并能坚持午睡。 2. 喜欢参加体育活动。 3. 在引导下，不偏食、挑食。喜欢吃瓜果、蔬菜等新鲜食品。 4. 愿意饮用白开水，不贪喝饮料。 5. 不用脏手揉眼睛，连续看电视等不超过 15min。 6. 在提醒下，每天早晚刷牙、饭前便后洗手	1. 每天按时睡觉和起床，并能坚持午睡。 2. 喜欢参加体育活动。 3. 不偏食、挑食，不暴饮暴食。喜欢吃瓜果、蔬菜等新鲜食品。 4. 常喝白开水，不贪喝饮料。 5. 知道保护眼睛，不在光线过强或过暗的地方看书，连续看电视等不超过 20min。 6. 每天早晚刷牙、饭前便后洗手，方法基本正确	1. 养成每天按时睡觉和起床的习惯。 2. 能主动参加体育活动。 3. 吃东西时细嚼慢咽。 4. 主动饮用白开水，不贪喝饮料。 5. 主动保护眼睛。不在光线过强或过暗的地方看书，连续看电视等不超过 30min。 6. 每天早晚主动刷牙，饭前便后主动洗手，方法正确

教育建议：

1. 让幼儿保持有规律的生活，养成良好的作息习惯。如早睡早起、每天午睡、按时进餐、吃好早餐等。

2．帮助幼儿养成良好的饮食习惯。如：

- 合理安排餐点，帮助幼儿养成定点、定时、定量进餐的习惯。
- 帮助幼儿了解食物的营养价值，引导他们不偏食不挑食、少吃或不吃不利于健康的食品；多喝白开水，少喝饮料。
- 吃饭时不过分催促，提醒幼儿细嚼慢咽，不要边吃边玩。

3．帮助幼儿养成良好的个人卫生习惯。如：

- 早晚刷牙、饭后漱口。
- 勤为幼儿洗澡、换衣服、剪指甲。
- 提醒幼儿保护五官，如不乱挖耳朵、鼻孔，看电视时保持 3m 左右的距离等。

4．激发幼儿参加体育活动的兴趣，养成锻炼的习惯。如：

- 为幼儿准备多种体育活动材料，鼓励他选择自己喜欢的材料开展活动。
- 经常和幼儿一起在户外运动和游戏，鼓励幼儿和同伴一起开展体育活动。
- 和幼儿一起观看体育比赛或有关体育赛事的电视节目，培养他对体育活动的兴趣。

目标 2　具有基本的生活自理能力

附表 3-8

3~4 岁	4~5 岁	5~6 岁
1．在帮助下能穿脱衣服或鞋袜。 2．能将玩具和图书放回原处	1．能自己穿脱衣服、鞋袜、扣纽扣。 2．能整理自己的物品	1．能知道根据冷热增减衣服。 2．会自己系鞋带。 3．能按类别整理好自己的物品

教育建议：

1．鼓励幼儿做力所能及的事情，对幼儿的尝试与努力给予肯定，不因做不好或做得慢而包办代替。

2．指导幼儿学习和掌握生活自理的基本方法，如穿脱衣服和鞋袜、洗手洗脸、擦鼻涕、擦屁股的正确方法。

3．提供有利于幼儿生活自理的条件。如：

- 提供一些纸箱、盒子，供幼儿收拾和存放自己的玩具、图书或生活用品等。
- 幼儿的衣服、鞋子等要简单实用，便于自己穿脱。

目标 3　具备基本的安全知识和自我保护能力

附表 3-9

3~4 岁	4~5 岁	5~6 岁
1．不吃陌生人给的东西，不跟陌生人走。 2．在提醒下能注意安全，不做危险的事。 3．在公共场所走失时，能向警察或有关人员说出自己和家长的名字、电话号码等简单信息	1．知道在公共场合不远离成人的视线单独活动。 2．认识常见的安全标志，能遵守安全规则。 3．运动时能主动躲避危险。 4．知道简单的求助方式	1．未经大人允许不给陌生人开门。 2．能自觉遵守基本的安全规则和交通规则。 3．运动时能注意安全，不给他人造成危险。 4．知道一些基本的防灾知识

教育建议：

1．创设安全的生活环境，提供必要的保护措施。如：

- 要把热水瓶、药品、火柴、刀具等物品放到幼儿够不到的地方；阳台或窗台要有安全保护措施；要使用安全的电源插座等。

- 在公共场所要注意照看好幼儿；幼儿乘车、乘电梯时要有成人陪伴；不把幼儿单独留在家里或汽车里等。

2. 结合生活实际对幼儿进行安全教育。如：

- 外出时，提醒幼儿要紧跟成人，不远离成人的视线，不跟陌生人走，不吃陌生人给的东西；不在河边和马路边玩耍；要遵守交通规则等。

- 帮助幼儿了解周围环境中不安全的事物，不做危险的事。如不动热水壶，不玩火柴或打火机，不摸电源插座，不攀爬窗户或阳台等。

- 帮助幼儿认识常见的安全标识，如小心触电、小心有毒、禁止下河游泳、紧急出口等。

- 告诉幼儿不允许别人触摸自己的隐私部位。

3. 教给幼儿简单的自救和求救的方法。如：

- 记住自己家庭的住址、电话号码、父母的姓名和单位，一旦走失时知道向成人求助，并能提供必要信息。

- 遇到火灾或其他紧急情况时，知道要拨打110、120、119等求救电话。

- 可利用图书、音像等材料对幼儿进行逃生和求救方面的教育，并运用游戏方式模拟练习。

- 幼儿园应定期进行火灾、地震等自然灾害的逃生演习。

二、语言

　　语言是交流和思维的工具。幼儿期是语言发展，特别是口语发展的重要时期。幼儿语言的发展贯穿于各个领域，也对其他领域的学习与发展有着重要的影响。幼儿在运用语言进行交流的同时，也在发展着人际交往能力、理解他人和判断交往情境的能力、组织自己思想的能力。通过语言获取信息，幼儿的学习逐步超越个体的直接感知。

　　幼儿的语言能力是在交流和运用的过程中发展起来的。应为幼儿创设自由、宽松的语言交往环境，鼓励和支持幼儿与成人、同伴交流，让幼儿想说、敢说、喜欢说并能得到积极回应。为幼儿提供丰富、适宜的低幼读物，经常和幼儿一起看图书、讲故事，丰富其语言表达能力，培养阅读兴趣和良好的阅读习惯，进一步拓展学习经验。

　　幼儿的语言学习需要相应的社会经验支持，应通过多种活动扩展幼儿的生活经验，丰富语言的内容，增强理解和表达能力。应在生活情境和阅读活动中引导幼儿自然而然地产生对文字的兴趣，用机械记忆和强化训练的方式让幼儿过早识字不符合其学习特点和接受能力。

（一）倾听与表达

目标1　认真听并能听懂常用语言

附表3-10

3~4岁	4~5岁	5~6岁
1. 别人对自己说话时能注意听并做出回应	1. 在群体中能有意识地听与自己有关的信息	1. 在群体中能注意听老师或他人讲话

3～4岁	4～5岁	5～6岁
2. 能听懂日常会话	2. 能结合情境感受到不同语气、语调所表达的不同意思。 3. 方言地区和少数民族幼儿能基本听懂普通话	2. 听不懂或有疑问时能主动提问。 3. 能结合情境理解一些表示因果、假设等相对复杂的句子

教育建议:

1. 多给幼儿提供倾听和交谈的机会。如经常和幼儿一起谈论他感兴趣的话题,或一起看图书、讲故事。

2. 引导幼儿学会认真倾听。如:

• 成人要耐心倾听别人(包括幼儿)的讲话,等别人讲完再表达自己的观点。

• 与幼儿交谈时,要用幼儿能听得懂的语言。

• 对幼儿提要求和布置任务时要求他注意听,鼓励他主动提问。

3. 对幼儿讲话时,注意结合情境,使用丰富的语言,以便于幼儿理解。如:

• 说话时注意语气、语调,让幼儿感受语气、语调的作用。如对幼儿的不合理要求以比较坚定的语气表示不同意;讲故事时,尽量把故事人物高兴、悲伤的心情用不同的语气、语调表达出来。

• 根据幼儿的理解水平有意识地使用一些反映因果、假设、条件等关系的句子。

目标2 愿意讲话并能清楚地表达

附表3-11

3～4岁	4～5岁	5～6岁
1. 愿意在熟悉的人面前说话,能大方地与人打招呼。 2. 基本会说本民族或本地区的语言。 3. 愿意表达自己的需要和想法,必要时能配以手势动作。 4. 能口齿清楚地说儿歌、童谣或复述简短的故事	1. 愿意与他人交谈,喜欢谈论自己感兴趣的话题。 2. 会说本民族或本地区的语言,基本会说普通话。少数民族聚居地区的幼儿会用普通话进行日常会话。 3. 能基本完整地讲述自己的所见所闻和经历的事情。 4. 讲述比较连贯	1. 愿意与他人讨论问题,敢在众人面前说话。 2. 会说本民族或本地区的语言和普通话,发音正确清晰。少数民族聚居地区的幼儿基本会说普通话。 3. 能有序、连贯、清楚地讲述一件事情。 4. 讲述时能使用常见的形容词、同义词等,语言比较生动

教育建议:

1. 为幼儿创造说话的机会并体验语言交往的乐趣。

• 每天有足够的时间与幼儿交谈。如谈论他感兴趣的话题,询问和听取他对自己事情的意见等。

• 尊重和接纳幼儿的说话方式,无论幼儿的表达水平如何,都应认真地倾听并给予积极的回应。

• 鼓励和支持幼儿与同伴一起玩耍、交谈,相互讲述见闻、趣事或看过的图书、动画片等。

方言和少数民族地区应积极为幼儿创设用普通话交流的语言环境。

2. 引导幼儿清楚地表达。如:

• 和幼儿讲话时,成人自身的语言要清楚、简洁。

• 当幼儿因为急于表达而说不清楚的时候,提醒他不要着急,慢慢说;同时要耐心倾听,给予必要的补充,帮助他理清思路并清晰地说出来。

目标3 具有文明的语言习惯

附表 3-12

3～4岁	4～5岁	5～6岁
1. 与别人讲话时知道眼睛要看着对方。 2. 说话自然，声音大小适中。 3. 能在成人的提醒下使用恰当的礼貌用语	1. 别人对自己讲话时能回应。 2. 能根据场合调节自己说话声音的大小。 3. 能主动使用礼貌用语，不说脏话、粗话	1. 别人讲话时能积极主动地回应。 2. 能根据谈话对象和需要，调整说话的语气。 3. 懂得按次序轮流讲话，不随意打断别人。 4. 能依据所处情境使用恰当的语言。如在别人难过时会用恰当的语言表示安慰

教育建议：

1. 成人注意语言文明，为幼儿做出表率。如：

- 与他人交谈时，认真倾听，使用礼貌用语。
- 在公共场合不大声说话，不说脏话、粗话。
- 幼儿表达意见时，成人可蹲下来，眼睛平视幼儿，耐心听他把话说完。

2. 帮助幼儿养成良好的语言行为习惯。如：

- 结合情境提醒幼儿一些必要的交流礼节。如对长辈说话要有礼貌，客人来访时要打招呼，得到帮助时要说谢谢等。
- 提醒幼儿遵守集体生活的语言规则，如轮流发言，不随意打断别人讲话等。
- 提醒幼儿注意公共场所的语言文明，如不大声喧哗。

（二）阅读与书写准备

目标1　喜欢听故事，看图书

附表 3-13

3～4岁	4～5岁	5～6岁
1. 主动要求成人讲故事、读图书。 2. 喜欢跟读韵律感强的儿歌、童谣。 3. 爱护图书，不乱撕、乱扔	1. 反复看自己喜欢的图书。 2. 喜欢把听过的故事或看过的图书讲给别人听。 3. 对生活中常见的标识、符号感兴趣，知道它们表示一定的意义	1. 专注地阅读图书。 2. 喜欢与他人一起谈论图书和故事的有关内容。 3. 对图书和生活情境中的文字符号感兴趣，知道文字表示一定的意义

教育建议：

1. 为幼儿提供良好的阅读环境和条件。如：

- 提供一定数量、符合幼儿年龄特点、富有童趣的图画书。
- 提供相对安静的地方，尽量减少干扰，保证幼儿自主阅读。

2. 激发幼儿的阅读兴趣，培养幼儿的阅读习惯。如：

- 经常抽时间与幼儿一起看图书、讲故事。
- 提供童谣、故事和诗歌等不同体裁的儿童文学作品，让幼儿自主选择和阅读。
- 当幼儿遇到感兴趣的事物或问题时，和他一起查阅图书资料，让他感受图书的作用，体会通过阅读获取信息的乐趣。

3. 引导幼儿体会标识、文字符号的用途。如：

- 向幼儿介绍医院、公用电话等生活中的常见标识，让他知道标识可以代表具体事物。

- 结合生活实际，帮助幼儿体会文字的用途。如买来新玩具时，把说明书上的文字念给幼儿听，让其了解玩具的玩法。

目标2　具有初步的阅读理解能力

附表 3-14

3～4岁	4～5岁	5～6岁
1. 能听懂短小的儿歌或故事。 2. 会看画面，能根据画面说出图中有什么，发生了什么事等。 3. 能理解图书上的文字是和画面对应的，是用来表达画面意义的	1. 能大体讲出所听故事的主要内容。 2. 能根据连续画面提供的信息，大致说出故事的情节。 3. 能随着作品的展开产生喜悦、担忧等相应的情绪反应，体会作品所表达的情绪情感	1. 能说出所阅读的幼儿文学作品的主要内容。 2. 能根据故事的部分情节或图书画面的线索猜想故事情节的发展，或续编、创编故事。 3. 对看过的图书、听过的故事能说出自己的看法。 4. 能初步感受文学语言的美

教育建议：

1. 经常和幼儿一起阅读，引导他以自己的经验为基础理解图书的内容。如：

- 引导幼儿仔细观察画面，结合画面讨论故事内容，学习建立画面与故事内容的联系。
- 和幼儿一起讨论或回忆书中的故事情节，引导他有条理地说出故事的大致内容。
- 在给幼儿读书或讲故事时，可先不告诉幼儿故事的名字，让幼儿听完后自己命名，并说出这样命名的理由。
- 鼓励幼儿自主阅读，并与他人讨论自己在阅读中的发现、体会和想法。

2. 在阅读中发展幼儿的想象和创造能力。如：

- 鼓励幼儿依据画面线索讲述故事，大胆推测、想象故事情节的发展，改编故事部分情节或续编故事结尾。
- 鼓励幼儿用故事表演、绘画等不同的方式表达自己对图书和故事的理解。
- 鼓励和支持幼儿自编故事，并为自编的故事配上图画，制成图画书。

3. 引导幼儿感受文学作品的美。如：

- 有意识地引导幼儿欣赏或模仿文学作品的语言节奏和韵律。
- 给幼儿读书时，通过表情、动作和抑扬顿挫的声音传达书中的情绪情感，让幼儿体会作品的感染力和表现力。

目标3　具有书面表达的愿望和初步技能

附表 3-15

3～4岁	4～5岁	5～6岁
1. 喜欢用涂涂画画表达一定的意思	1. 愿意用图画和符号表达自己的愿望和想法。 2. 在成人提醒下，写写画画时姿势正确	1. 愿意用图画和符号表现事物或故事。 2. 会正确书写自己的名字。 3. 写画时姿势正确

教育建议：

1. 让幼儿在写写画画的过程中体验文字符号的功能，培养书写兴趣。如：

- 准备供幼儿随时取放的纸、笔等材料，也可利用沙地、树枝等自然材料，满足幼儿自由涂画的需要。

- 鼓励幼儿将自己感兴趣的事情或故事画下来并讲给别人听，让幼儿体会写写画画的方式可以表达自己的想法和情感。
- 把幼儿讲过的事情用文字记录下来，并念给他听，使幼儿知道说的话可以用文字记录下来，从中体会文字的用途。

2. 在绘画和游戏中做必要的书写准备，如：

- 通过把虚线画出的图形轮廓连成实线等游戏，促进手眼协调，同时帮助幼儿学习由上至下、由左至右的运笔技能。
- 鼓励幼儿学习书写自己的名字。
- 提醒幼儿写画时保持正确姿势。

三、社会

幼儿社会领域的学习与发展过程是其社会性不断完善并奠定健全人格基础的过程。人际交往和社会适应是幼儿社会学习的主要内容，也是其社会性发展的基本途径。幼儿在与成人和同伴交往的过程中，不仅学习如何与人友好相处，也在学习如何看待自己、对待他人，不断发展适应社会生活的能力。良好的社会性发展对幼儿身心健康和其他各方面的发展都具有重要影响。

家庭、幼儿园和社会应共同努力，为幼儿创设温暖、关爱、平等的家庭和集体生活氛围，建立良好的亲子关系、师生关系和同伴关系，让幼儿在积极健康的人际关系中获得安全感和信任感，发展自信和自尊，在良好的社会环境及文化的熏陶中学会遵守规则，形成基本的认同感和归属感。

幼儿的社会性主要是在日常生活和游戏中通过观察和模仿潜移默化地发展起来的。成人应注重自己言行的榜样作用，避免简单生硬的说教。

（一）人际交往

目标1　愿意与人交往

附表 3-16

3~4岁	4~5岁	5~6岁
1. 愿意和小朋友一起游戏。 2. 愿意与熟悉的长辈一起活动	1. 喜欢和小朋友一起游戏，有经常一起玩的小伙伴。 2. 喜欢和长辈交谈，有事愿意告诉长辈	1. 有自己的好朋友，也喜欢结交新朋友。 2. 有问题愿意向别人请教。 3. 有高兴的或有趣的事愿意与大家分享

教育建议：

1. 主动亲近和关心幼儿，经常和他一起游戏或活动，让幼儿感受到与成人交往的快乐，建立亲密的亲子关系和师生关系。

2. 创造交往的机会，让幼儿体会交往的乐趣。如：

- 利用走亲戚、到朋友家做客或有客人来访的时机，鼓励幼儿与他人接触和交谈。
- 鼓励幼儿参加小朋友的游戏，邀请小朋友到家里玩，感受有朋友一起玩的快乐。
- 幼儿园应多为幼儿提供自由交往和游戏的机会，鼓励他们自主选择、自由结伴开展活动。

目标2　能与同伴友好相处

附表 3-17

3～4岁	4～5岁	5～6岁
1. 想加入同伴的游戏时，能友好地提出请求。 2. 在成人指导下，不争抢、不独霸玩具。 3. 与同伴发生冲突时，能听从成人的劝解	1. 会运用介绍自己、交换玩具等简单技巧加入同伴游戏。 2. 对大家都喜欢的东西能轮流、分享。 3. 与同伴发生冲突时，能在他人帮助下和平解决。 4. 活动时愿意接受同伴的意见和建议。 不欺负弱小	1. 能想办法吸引同伴和自己一起游戏。 2. 活动时能与同伴分工合作，遇到困难能一起克服。 3. 与同伴发生冲突时能自己协商解决。 4. 知道别人的想法有时和自己不一样，能倾听和接受别人的意见，不能接受时会说明理由。 不欺负别人，也不允许别人欺负自己

教育建议：

1. 结合具体情境，指导幼儿学习交往的基本规则和技能。如：

- 当幼儿不知怎样加入同伴游戏，或提出请求不被接受时，建议他拿出玩具邀请大家一起玩；或者扮成某个角色加入同伴的游戏。
- 对幼儿与别人分享玩具、图书等行为给予肯定，让他对自己的表现感到高兴和满足。
- 当幼儿与同伴发生矛盾或冲突时，指导他尝试用协商、交换、轮流玩、合作等方式解决冲突。
- 利用相关的图书、故事，结合幼儿的交往经验，和他讨论什么样的行为受大家欢迎，想要得到别人的接纳应该怎样做。
- 幼儿园应多为幼儿提供需要大家齐心协力才能完成的活动，让幼儿在具体活动中体会合作的重要性，学习分工合作。

2. 结合具体情境，引导幼儿换位思考，学习理解别人。如：

- 幼儿有争抢玩具等不友好行为时，引导他们想想"假如你是那个小朋友，你有什么感受？"让幼儿学习理解别人的想法和感受。

3. 和幼儿一起谈谈他的好朋友，说说喜欢这个朋友的原因，引导他多发现同伴的优点、长处。

目标3　具有自尊、自信、自主的表现

附表 3-18

3～4岁	4～5岁	5～6岁
1. 能根据自己的兴趣选择游戏或其他活动。 2. 为自己的好行为或活动成果感到高兴。 3. 自己能做的事情愿意自己做。 4. 喜欢承担一些小任务	1. 能按自己的想法进行游戏或其他活动。 2. 知道自己的一些优点和长处，并对此感到满意。 3. 自己的事情尽量自己做，不愿意依赖别人。 4. 敢于尝试一定难度的活动和任务	1. 能主动发起活动或在活动中出主意、想办法。 2. 做了好事或取得了成功后还想做得更好。 3. 自己的事情自己做，不会的愿意学。 4. 主动承担任务，遇到困难能够坚持而不轻易求助。 5. 与别人的看法不同时，敢于坚持自己的意见并说出理由

教育建议：

1. 关注幼儿的感受，保护其自尊心和自信心。如：

- 能以平等的态度对待幼儿，使幼儿切实感受到自己被尊重。
- 对幼儿好的行为表现多给予具体、有针对性的肯定和表扬，让他对自己的优点和长处有所认识并感到满足和自豪。
- 不要拿幼儿的不足与其他幼儿的优点进行比较。

2. 鼓励幼儿自主决定，独立做事，增强其自尊心和自信心。如：

- 与幼儿有关的事情要征求他的意见，即使他的意见与成人不同，也要认真倾听，接受他的合理要求。
- 在保证安全的情况下，支持幼儿按自己的想法做事；或提供必要的条件，帮助他实现自己的想法。
- 幼儿自己的事情尽量放手让他自己做，即使做得不够好，也应鼓励并给予一定的指导，让他在做事中树立自尊和自信。
- 鼓励幼儿尝试有一定难度的任务，并注意调整难度，让他感受经过努力获得的成就感。

目标4 关心尊重他人

附表 3-19

3~4岁	4~5岁	5~6岁
1. 长辈讲话时能认真听，并能听从长辈的要求。 2. 身边的人生病或不开心时表示同情。 3. 在提醒下能做到不打扰别人	1. 会用礼貌的方式向长辈表达自己的要求和想法。 2. 能注意到别人的情绪，并有关心、体贴的表现。 3. 知道父母的职业，能体会到父母为养育自己所付出的辛劳	1. 能有礼貌地与人交往。 2. 能关注别人的情绪和需要，并能给予力所能及的帮助。 3. 尊重为大家提供服务的人，珍惜他们的劳动成果。 4. 接纳、尊重与自己的生活方式或习惯不同的人

教育建议：

1. 成人以身作则，以尊重、关心的态度对待自己的父母、长辈和其他人。如：

- 经常问候父母，主动做家务。
- 礼貌地对待老年人，如坐车时主动为老人让座。
- 看到别人有困难能主动关心并给予一定的帮助。

2. 引导幼儿尊重、关心长辈和身边的人，尊重他人劳动及成果。如：

- 提醒幼儿关心身边的人。如妈妈累了，知道让她安静休息一会儿。
- 借助故事、图书等给幼儿讲讲父母抚育孩子成长的经历，让幼儿理解和体会父爱与母爱。
- 结合实际情境，提醒幼儿注意别人的情绪，了解他们的需要，给予适当的关心和帮助。
- 利用生活机会和角色游戏，帮助幼儿了解与自己关系密切的社会服务机构及其工作，如商场、邮局、医院等，体会这些机构给大家提供的便利和服务，懂得尊重工作人员的劳动，珍惜劳动成果。

3. 引导幼儿学习用平等、接纳和尊重的态度对待差异。如：

- 了解每个人都有自己的兴趣、爱好和特长，可以相互学习。
- 利用民间游戏、传统节日等，适当向幼儿介绍我国主要民族和世界其他国家和民族的文化，帮助幼儿感知文化的多样性和差异性，理解人们之间是平等的，应该互相尊重，友好相处。

（二）社会适应

目标1 喜欢并适应群体生活

附表 3-20

3~4岁	4~5岁	5~6岁
1. 对群体活动有兴趣。 2. 对幼儿园的生活好奇，喜欢上幼儿园	1. 愿意并主动参加群体活动。 2. 愿意与家长一起参加社区的一些群体活动	1. 在群体活动中积极、快乐。 2. 对小学生活有好奇和向往

教育建议:

1. 经常和幼儿一起参加一些群体性的活动,让幼儿体会群体活动的乐趣。如参加亲戚、朋友和同事间的聚会以及适合幼儿参加的社区活动等,支持幼儿和不同群体的同伴一起游戏,丰富其群体活动的经验。

2. 幼儿园组织活动时,可以经常打破班级的界限,让幼儿有更多机会参加不同群体的活动。

3. 带领大班幼儿参观小学,讲讲小学有趣的活动,唤起他们对小学生活的好奇和向往,为其入学做好心理准备。

目标2 遵守基本的行为规范

附表 3-21

3～4 岁	4～5 岁	5～6 岁
1. 在提醒下,能遵守游戏和公共场所的规则。	1. 感受规则的意义,并能基本遵守规则。	1. 理解规则的意义,能与同伴协商制定游戏和活动规则。
2. 知道不经允许不能拿别人的东西,借别人的东西要归还。	2. 不私自拿不属于自己的东西。	2. 爱惜物品,用别人的东西时也知道爱护。
3. 在成人提醒下,爱护玩具和其他物品	3. 知道说谎是不对的。	3. 做了错事敢于承认,不说谎。
	4. 知道接受了的任务要努力完成。	4. 能认真负责地完成自己所接受的任务。
	5. 在提醒下,能节约粮食、水电等。	5. 爱护身边的环境,注意节约资源

教育建议:

1. 成人要遵守社会行为规则,为幼儿树立良好的榜样。如答应幼儿的事一定要做到、尊老爱幼、爱护公共环境,节约水电等。

2. 结合社会生活实际,帮助幼儿了解基本行为规则或其他游戏规则,体会规则的重要性,学习自觉遵守规则。如:

- 经常和幼儿玩带有规则的游戏,遵守共同约定的游戏规则。
- 利用实际生活情境和图书故事,向幼儿介绍一些必要的社会行为规则,以及为什么要遵守这些规则。
- 在幼儿园的区域活动中,创设情境,让幼儿体会没有规则的不方便,鼓励他们讨论、制定规则并自觉遵守。
- 对幼儿表现出的遵守规则的行为要及时肯定,对违规行为给予纠正。如幼儿主动为老人让座时要表扬;幼儿损害别人的物品或公共物品时要及时制止并主动赔偿。

3. 教育幼儿要诚实守信。如:

- 对幼儿诚实守信的行为要及时肯定。
- 允许幼儿犯错误,告诉他改了就好。不要打骂幼儿,以免他因害怕惩罚而说谎。
- 小年龄幼儿经常分不清想象和现实,成人不要误认为他是在说谎。
- 发现幼儿说谎时,要反思是否是因自己对幼儿的要求过高、过严造成的。如果是,要及时调整自己的行为,同时要严肃地告诉幼儿说谎是不对的。
- 经常给幼儿分配一些力所能及的任务,要求他完成并及时给予表扬,培养他的责任感和认真负责的态度。

目标3 具有初步的归属感

附表 3-22

3～4岁	4～5岁	5～6岁
1. 知道和自己一起生活的家庭成员及与自己的关系，体会到自己是家庭的一员。 2. 能感受到家庭生活的温暖，爱父母，亲近与信赖长辈。 3. 能说出自己家所在街道、小区（乡镇、村）的名称。 4. 认识国旗，知道国歌	1. 喜欢自己所在的幼儿园和班级，积极参加集体活动。 2. 能说出自己家所在地的省、市、县（区）名称，知道当地有代表性的物产或景观。 3. 知道自己是中国人。 4. 奏国歌、升国旗时能自动站好	1. 愿意为集体做事，为集体的成绩感到高兴。 2. 能感受到家乡的发展变化并为此感到高兴。 3. 知道自己的民族，知道中国是一个多民族的大家庭，各民族之间要互相尊重，团结友爱。 4. 知道国家一些重大成就，爱祖国，为自己是中国人感到自豪

教育建议：

1. 亲切地对待幼儿，关心幼儿，让他感到长辈是可亲、可近、可信赖的，家庭和幼儿园是温暖的。如：

- 多和幼儿一起游戏、谈笑，尽量在家庭和班级中营造温馨的氛围。
- 通过和幼儿一起翻阅照片、讲幼儿成长的故事等，让幼儿感受到家庭和幼儿园的温暖，老师的和蔼可亲，对养育自己的人产生感激之情。

2. 吸引和鼓励幼儿参加集体活动，萌发集体意识。如：

- 幼儿园和班级里的重大事情和计划，请幼儿集体讨论决定。
- 幼儿园应经常组织多种形式的集体活动，萌发幼儿的集体荣誉感。

3. 运用幼儿喜闻乐见及能够理解的方式激发幼儿爱家乡、爱祖国的情感。如：

- 和幼儿说一说或在地图上找一找自己家所在的省、市、县（区）名称。
- 和幼儿一起外出游玩，一起看有关的电视节目或画报等；和他们一起收集有关家乡、祖国各地的风景名胜、著名的建筑、独特物产的图片等，在观看和欣赏的过程中激发幼儿的自豪感和热爱之情。
- 利用电视节目或参加升旗等活动，向幼儿介绍国旗、国歌以及观看升旗、奏国歌的礼仪。
- 向幼儿介绍反映中国人聪明才智的发明和创造，激发幼儿的民族自豪感。

四、科学

幼儿的科学学习是在探究具体事物和解决实际问题中，尝试发现事物间的异同和联系的过程。幼儿在对自然事物的探究和运用数学解决实际生活问题的过程中，不仅获得丰富的感性经验，充分发展形象思维，而且初步尝试归类、排序、判断、推理，逐步发展逻辑思维能力，为其他领域的深入学习奠定基础。

幼儿科学学习的核心是激发探究兴趣，体验探究过程，发展初步的探究能力。成人要善于发现和保护幼儿的好奇心，充分利用自然和实际生活机会，引导幼儿通过观察、比较、操作、实验等方法，学习发现问题、分析问题和解决问题的方法；帮助幼儿不断积累经验，并运用于新的学习活动，形成受益终身的学习态度和能力。

幼儿的思维特点是以具体形象思维为主，应注重引导幼儿通过直接感知、亲身体验和实际操作进行科学学习，不应为追求知识和技能的掌握，对幼儿进行灌输和强化训练。

（一）科学探究

目标 1　亲近自然，喜欢探究

附表 3-23

3～4 岁	4～5 岁	5～6 岁
1. 喜欢接触大自然，对周围的很多事物和现象感兴趣。 2. 经常问各种问题，或好奇地摆弄物品	1. 喜欢接触新事物，经常问一些与新事物有关的问题。 2. 常常动手动脑探索物体和材料，并乐在其中	1. 对自己感兴趣的问题总是刨根问底。 2. 能经常动手动脑寻找问题的答案。 3. 探索中有所发现时感到兴奋和满足

教育建议：

1. 经常带幼儿接触大自然，激发其好奇心与探究欲望。如：

- 为幼儿提供一些有趣的探究工具，用自己的好奇心和探究积极性感染和带动幼儿。
- 和幼儿一起发现并分享周围新奇、有趣的事物或现象，一起寻找问题的答案。
- 通过拍照和画图等方式保留和积累有趣的探索与发现。

2. 真诚地接纳、多方面支持和鼓励幼儿的探索行为。如：

- 认真对待幼儿的问题，引导他们猜一猜、想一想，有条件时和幼儿一起做一些简易的调查或有趣的小实验。
- 容忍幼儿因探究而弄脏、弄乱，甚至破坏物品的行为，引导他们活动后做好收拾整理。
- 多为幼儿选择一些能操作、多变化、多功能的玩具材料或废旧材料，在保证安全的前提下，鼓励幼儿拆装或动手自制玩具。

目标 2　具有初步的探究能力

附表 3-24

3～4 岁	4～5 岁	5～6 岁
1. 对感兴趣的事物能仔细观察，发现其明显特征。 2. 能用多种感官或动作去探索物体，关注动作所产生的结果	1. 能对事物或现象进行观察比较，发现其相同与不同。 2. 能根据观察结果提出问题，并大胆猜测答案。 3. 能通过简单的调查收集信息。 4. 能用图画或其他符号进行记录	1. 能通过观察、比较与分析，发现并描述不同种类物体的特征或某个事物前后的变化。 2. 能用一定的方法验证自己的猜测。 3. 在成人的帮助下能制定简单的调查计划并执行。 4. 能用数字、图画、图表或其他符号记录。 探究中能与他人合作与交流

教育建议：

1. 有意识地引导幼儿观察周围事物，学习观察的基本方法，培养其观察与分类的能力。如：

- 支持幼儿自发的观察活动，对其发现表示赞赏。
- 通过提问等方式引导幼儿思考并对事物进行比较观察和连续观察。
- 引导幼儿在观察和探索的基础上，尝试进行简单的分类、概括。如根据运动方式给动物分类，根据生长环境给植物分类，根据外部特征给物体分类等。

2. 支持和鼓励幼儿在探究的过程中积极动手动脑寻找答案或解决问题。如：

- 鼓励幼儿根据观察或发现提出值得继续探究的问题，或成人提出有探究意义且能激发幼儿兴趣的问题。如皮球、轮胎、竹筒等物体滚动时都走直线吗？怎样让橡皮泥球浮在水面上？

- 支持和鼓励幼儿大胆联想、猜测问题的答案，并设法验证。如玩风车时，鼓励幼儿猜测风车转动方向及速度快慢的原因和条件，并实际去验证。
- 支持、引导幼儿学习用适宜的方法探究和解决问题，或为自己的想法收集证据。如想知道院子里有多少种植物，可以进行实地调查；想知道球在平地上还是在斜坡上滚得快，可以动手试一试；想证明影子的方向与太阳的位置有关，可以做个小实验进行验证等。

3. 鼓励和引导幼儿学习做简单的计划和记录，并与他人交流分享。如：

- 和幼儿共同制定调查计划，讨论调查对象、步骤和方法等，也可以和幼儿一起设法用图画、箭头等标识呈现计划。
- 鼓励幼儿用绘画、照相、做标本等办法记录观察和探究的过程与结果，注意要让记录有意义，通过记录帮助幼儿丰富观察经验、建立事物之间的联系和分享发现。
- 支持幼儿与同伴合作探究与分享交流，引导他们在交流中尝试整理、概括自己探究的成果，体验合作探究和发现的乐趣。如一起讨论和分享自己的问题与发现，一起想办法收集资料和验证猜测。

4. 帮助幼儿回顾自己的探究过程，讨论自己做了什么，怎么做的，结果与计划目标是否一致，分析一下原因以及下一步要怎样做等。

目标3　在探究中认识周围事物和现象

附表3-25

3～4岁	4～5岁	5～6岁
1. 认识常见的动植物，能注意并发现周围的动植物是多种多样的。 2. 能感知和发现物体和材料的软硬、光滑和粗糙等特性。 3. 能感知和体验天气对自己生活和活动的影响。 4. 初步了解和体会动植物和人们生活的关系	1. 能感知和发现动植物的生长变化及其基本条件。 2. 能感知和发现常见材料的溶解、传热等性质或用途。 3. 能感知和发现简单物理现象，如物体形态或位置变化等。 4. 能感知和发现不同季节的特点，体验季节对动植物和人的影响。 5. 初步感知常用科技产品与自己生活的关系，知道科技产品有利也有弊	1. 能察觉到动植物的外形特征、习性与生存环境的适应关系。 2. 能发现常见物体的结构与功能之间的关系。 3. 能探索并发现常见的物理现象产生的条件或影响因素，如影子、沉浮等。 4. 感知并了解季节变化的周期性，知道变化的顺序。 5. 初步了解人们的生活与自然环境的密切关系，知道尊重和珍惜生命，保护环境

教育建议：

1. 支持幼儿在接触自然、生活事物和现象中积累有益的直接经验和感性认识。如：

- 和幼儿一起通过户外活动、参观考察、种植和饲养活动，感知生物的多样性和独特性，以及生长发育、繁殖和死亡的过程。
- 给幼儿提供丰富的材料和适宜的工具，支持幼儿在游戏过程中探索并感知常见物质、材料的特性和物体的结构特点。

2. 引导幼儿在探究中思考，尝试进行简单的推理和分析，发现事物之间明显的关联。如：

- 引导5岁以上幼儿关注和思考动植物的外部特征、习性与生活环境对动植物生存的意义。如兔子的长耳朵具有自我保护的作用；植物种子的形状有助于其传播等。
- 引导幼儿根据常见物质、材料的特性和物体的结构特点，推测和证实它们的用途。如：带轮子的物体方便移动；不同用途的车辆有不同的结构等。

3. 引导幼儿关注和了解自然、科技产品与人们生活的密切关系，逐渐懂得热爱、尊重、保护自然。如：

- 结合幼儿的生活需要，引导他们体会人与自然、动植物的依赖关系。如动植物、季节变化与人们生活的关系，常见灾害性天气给人们生产和生活带来的影响等。
- 和幼儿一起讨论常见科技产品的用途和弊端。如汽车等交通工具给生活带来的方便和对环境的污染等。

（二）数学认知

目标 1　初步感知生活中数学的有用和有趣

附表 3-26

3～4岁	4～5岁	5～6岁
1. 感知和发现周围物体的形状是多种多样的，对不同的形状感兴趣。 2. 体验和发现生活中很多地方都用到数	1. 在指导下，感知和体会有些事物可以用形状来描述。 2. 在指导下，感知和体会有些事物可以用数来描述，对环境中各种数字的含义有进一步探究的兴趣	1. 能发现事物简单的排列规律，并尝试创造新的排列规律。 2. 能发现生活中许多问题都可以用数学的方法来解决，体验解决问题的乐趣

教育建议：

1. 引导幼儿注意事物的形状特征，尝试用表示形状的词来描述事物，体会描述的生动形象性和趣味性。如：

- 参观游览后，和幼儿一起谈论所看到的事物的形状，鼓励幼儿产生联想，并用自己的语言进行描述。如熊猫的身体圆圆的，全身好像是一个个的圆形组成的。
- 和幼儿交谈或读书讲故事时，适当地运用一些有关形状的词汇来描述事物，如看图片时，和幼儿讨论奥运会场馆的形状，体会为什么有的场馆叫"水立方"，有的叫"鸟巢"。

2. 引导幼儿感知和体会生活中很多地方都用到数，关注周围与自己生活密切相关的数的信息，体会数可以代表不同的意义。如：

- 和幼儿一起寻找发现生活中用数字作标识的事物，如电话号码、时钟、日历和商品的价签等。
- 引导幼儿了解和感受数用在不同的地方，表示的意义是不一样的。如天气预报中表示气温的数代表冷热状况；钟表上的数表示时间的早晚等。
- 鼓励幼儿尝试使用数的信息进行一些简单的推理。如知道今天是星期五，能推断明天是星期六，爸爸妈妈休息。

3. 引导幼儿观察发现按照一定规律排列的事物，体会其中的排列特点与规律，并尝试自己创造出新的排列规律。如：

- 和幼儿一起发现和体会按一定顺序排列的队形整齐有序。
- 提供具有重复性旋律和词语的音乐、儿歌和故事，或利用环境中有序排列的图案（如按颜色间隔排列的瓷砖、按形状间隔排列的珠帘等），鼓励幼儿发现和感受其中的规律。
- 鼓励幼儿尝试自己设计有规律的花边图案，创编有一定规律的动作，或者按某种规律进行搭建活动。
- 引导幼儿体会生活中很多事情都是有一定顺序和规律的，如一周七天的顺序是从周一到周日，一年四季按照春夏秋冬轮回等。

4. 鼓励和支持幼儿发现、尝试及解决日常生活中需要用到数学的问题，体会数学的用处。如：

- 拍球、跳绳、跳远或投沙包时，可通过数数、测量的方法确定名次。
- 讨论春游去哪里玩时，让幼儿商量想去哪里玩？每个想去的地方有多少人？根据统计结果做出决定。
- 滑滑梯时，按照"先来先玩"的规则有序地排队玩。

目标2　感知和理解数、量及数量关系

附表3-27

3～4岁	4～5岁	5～6岁
1. 能感知和区分物体的大小、多少、高矮、长短等量方面的特点，并能用相应的词表示。 2. 能通过一一对应的方法比较两组物体的多少。 3. 能手口一致地点数5个以内的物体，并能说出总数。能按数取物。 4. 能用数词描述事物或动作。如我有4本图书	1. 能感知和区分物体的粗细、厚薄、轻重等量方面的特点，并能用相应的词语描述。 2. 能通过数数比较两组物体的多少。 3. 能通过实际操作理解数与数之间的关系，如5比4多1；2和3合在一起是5。 4. 会用数词描述事物的排列顺序和位置	1. 初步理解量的相对性。 2. 借助实际情境和操作（如合并或拿取）理解"加"和"减"的实际意义。 3. 能通过实物操作或其他方法进行10以内的加减运算。 4. 能用简单的记录表、统计图等表示简单的数量关系

教育建议：

1. 引导幼儿感知和理解事物"量"的特征。如：

- 感知常见事物的大小、多少、高矮、粗细等量的特征，学习使用相应的词汇描述这些特征。
- 结合具体事物让幼儿通过多次比较逐渐理解"量"是相对的。如小亮比小明高，但比小强矮。
- 收拾物品时，根据情况，鼓励幼儿按照物体量的特征分类整理。如整理图书时按照大小摆放。

2. 结合日常生活，指导幼儿学习通过对应或数数的方式比较物体的多少。如：

- 鼓励幼儿在一对一配对的过程中发现两组物体的多少。如在给桌子上的每个碗配上勺子时，发现碗和勺多少的不同。
- 鼓励幼儿通过数数比较两样东西的多少。如数一数有多少个苹果，多少个梨，判断苹果和梨哪个多，哪个少。

3. 利用生活和游戏中的实际情境，引导幼儿理解数概念。如：

- 结合生活需要，和幼儿一起手口一致点数物体，得出物体的总数。
- 通过点数的方式让幼儿体会物体的数量不会因排列形式、空间位置的不同而发生变化。如鼓励幼儿将一定数量的扣子以不同的形式摆放，体会扣子的数量是不变的。
- 结合日常生活，为幼儿提供"按数取物"的机会，如游戏时，请幼儿按要求拿出几个球。

4. 通过实物操作引导幼儿理解数与数之间的关系，并用"加"或"减"的办法来解决问题。如：

- 游戏中遇到让4个小动物住进两间房子的问题，或生活中遇到将5块饼干分给两个小朋友的问题时，让幼儿尝试不同的分法。
- 鼓励幼儿尝试自己解决生活中的数学问题。如家里来了5位客人，桌子上只有3个杯子，还需要几个杯子等。
- 购少量物品时，有意识地鼓励幼儿参与计算和付款的过程等。

目标3　感知形状与空间关系

附表 3-28

3~4 岁	4~5 岁	5~6 岁
1. 能注意物体较明显的形状特征，并能用自己的语言描述。 2. 能感知物体基本的空间位置与方位，理解上下、前后、里外等方位词	1. 能感知物体的形体结构特征，画出或拼搭出该物体的造型。 2. 能感知和发现常见几何图形的基本特征，并能进行分类。 3. 能使用上下、前后、里外、中间、旁边等方位词描述物体的位置和运动方向	1. 能用常见的几何形体有创意地拼搭和画出物体的造型。 2. 能按语言指示或根据简单示意图正确取放物品。 3. 能辨别自己的左右

教育建议：

1. 用多种方法帮助幼儿在物体与几何形体之间建立联系。如：

- 引导幼儿感受生活中各种物品的形状特征，并尝试识别和描述。如感受和识别盘子、桌子、车轮、地砖等物品的形状特征。

- 鼓励和支持幼儿用积木、纸盒、拼板等各种形状材料进行建构游戏或制作活动。如用长方形的纸盒加两个圆形瓶盖制作"汽车"。

- 收拾整理积木时，引导幼儿体验图形之间的转换。如两个三角形可组合成一个正方形，两个正方形可组合成一个长方形。

- 引导幼儿注意观察生活物品的图形特征，鼓励他们按形状分类整理物品。

2. 丰富幼儿空间方位识别的经验，引导幼儿运用空间方位经验解决问题。如：

- 请幼儿取放物体时，使用他们能够理解的方位词，如把桌子下面的东西放到窗台上，把花盆放在大树旁边等。

- 和幼儿一起识别熟悉场所的位置。如超市在家的旁边，邮局在幼儿园的前面。

- 在体育、音乐和舞蹈活动中，引导幼儿感受空间方位和运动方向。

- 和幼儿玩按指令找宝的游戏。对年龄小的幼儿要求他们按语言指令寻找，对年龄大些的幼儿可要求按照简单的示意图寻找。

五、艺术

艺术是人类感受美、表现美和创造美的重要形式，也是表达自己对周围世界的认识和情绪态度的独特方式。

每个幼儿心里都有一颗美的种子。幼儿艺术领域学习的关键在于充分创造条件和机会，在大自然和社会文化生活中萌发幼儿对美的感受和体验，丰富其想象力和创造力，引导幼儿学会用心灵去感受和发现美，用自己的方式去表现和创造美。

幼儿对事物的感受和理解不同于成人，他们表达自己认识和情感的方式也有别于成人。幼儿独特的笔触、动作和语言往往蕴含着丰富的想象和情感，成人应对幼儿的艺术表现给予充分的理解和尊重，不能用自己的审美标准去评判幼儿，更不能为追求结果的"完美"而对幼儿进行千篇一律的训练，以免扼杀其想象与创造的萌芽。

（一）感受与欣赏

目标1　喜欢自然界与生活中美的事物

附表3-29

3～4岁	4～5岁	5～6岁
1. 喜欢观看花草树木、日月星空等大自然中美的事物。 2. 容易被自然界中的鸟鸣、风声、雨声等好听的声音所吸引	1. 在欣赏自然界和生活环境中美的事物时，关注其色彩、形态等特征。 2. 喜欢倾听各种好听的声音，感知声音的高低、长短、强弱等变化	1. 乐于收集美的物品或向别人介绍所发现的美的事物。 2. 乐于模仿自然界和生活环境中有特点的声音，并产生相应的联想

教育建议：

1. 和幼儿一起感受、发现和欣赏自然环境和人文景观中美的事物。如：

- 让幼儿多接触大自然，感受和欣赏美丽的景色和好听的声音。
- 经常带幼儿参观园林、名胜古迹等人文景观，讲讲有关的历史故事、传说，与幼儿一起讨论和交流对美的感受。

2. 和幼儿一起发现美的事物的特征，感受和欣赏美。如：

- 让幼儿观察常见动植物以及其他物体，引导幼儿用自己的语言、动作等描述它们美的方面，如颜色、形状、形态等。
- 让幼儿倾听和分辨各种声响，引导幼儿用自己的方式来表达他对音色、强弱、快慢的感受。
- 支持幼儿收集喜欢的物品并和他一起欣赏。

目标2　喜欢欣赏多种多样的艺术形式和作品

附表3-30

3～4岁	4～5岁	5～6岁
1. 喜欢听音乐或观看舞蹈、戏剧等表演。 2. 乐于观看绘画、泥塑或其他艺术形式的作品	1. 能够专心地观看自己喜欢的文艺演出或艺术品，有模仿和参与的愿望。 2. 欣赏艺术作品时会产生相应的联想和情绪反应	1. 艺术欣赏时常常用表情、动作、语言等方式表达自己的理解。 2. 愿意和别人分享、交流自己喜爱的艺术作品和美感体验

教育建议：

1. 创造条件让幼儿接触多种艺术形式和作品。如：

- 经常让幼儿接触适宜的、各种形式的音乐作品，丰富幼儿对音乐的感受和体验。
- 和幼儿一起用图画、手工制品等装饰和美化环境。
- 带幼儿观看或共同参与传统民间艺术和地方民俗文化活动，如皮影戏、剪纸和捏面人等。
- 有条件的情况下，带幼儿去剧院、美术馆、博物馆等欣赏文艺表演和艺术作品。

2. 尊重幼儿的兴趣和独特感受，理解他们欣赏时的行为。如：

- 理解和尊重幼儿在欣赏艺术作品时的手舞足蹈、即兴模仿等行为。
- 当幼儿主动介绍自己喜爱的舞蹈、戏曲、绘画或工艺品时，要耐心倾听并给予积极回应和鼓励。

（二）表现与创造

目标1　喜欢进行艺术活动并大胆表现

附表 3-31

3～4 岁	4～5 岁	5～6 岁
1. 经常自哼自唱或模仿有趣的动作、表情和声调。 2. 经常涂涂画画、粘粘贴贴并乐在其中	1. 经常唱唱跳跳，愿意参加歌唱、律动、舞蹈、表演等活动。 2. 经常用绘画、捏泥、手工制作等多种方式表现自己的所见所想	1. 积极参与艺术活动，有自己比较喜欢的活动形式。 2. 能用多种工具、材料或不同的表现手法表达自己的感受和想象。 3. 艺术活动中能与他人相互配合，也能独立表现

教育建议：

1. 创造机会和条件，支持幼儿自发的艺术表现和创造。

- 提供丰富的便于幼儿取放的材料、工具或物品，支持幼儿进行自主绘画、手工、歌唱、表演等艺术活动。

- 经常和幼儿一起唱歌、表演、绘画、制作，共同分享艺术活动的乐趣。

2. 营造安全的心理氛围，让幼儿敢于并乐于表达、表现。如：

- 欣赏和回应幼儿的哼哼唱唱、模仿表演等自发的艺术活动，赞赏他独特的表现方式。

- 在幼儿自主表达创作过程中，不做过多干预或把自己的意愿强加给幼儿，在幼儿需要时再给予具体的帮助。

- 了解并倾听幼儿艺术表现的想法或感受，领会并尊重幼儿的创作意图，不简单用"像不像"、"好不好"等成人标准来评价。

- 展示幼儿的作品，鼓励幼儿用自己的作品或艺术品布置环境。

目标 2   具有初步的艺术表现与创造能力

附表 3-32

3～4 岁	4～5 岁	5～6 岁
1. 能模仿、学唱短小歌曲。 2. 能跟随熟悉的音乐做身体动作。 3. 能用声音、动作、姿态模拟自然界的事物和生活情景。 4. 能用简单的线条和色彩大体画出自己想画的人或事物	1. 能用自然的、音量适中的声音基本准确地唱歌。 2. 能通过即兴哼唱、即兴表演或给熟悉的歌曲编词来表达自己的心情。 3. 能用拍手、踏脚等身体动作或可敲击的物品敲打节拍和基本节奏。 4. 能运用绘画、手工制作等表现自己观察到或想象的事物	1. 能用基本准确的节奏和音调唱歌。 2. 能用律动或表现简单的舞蹈动作表达自己的情绪或表现自然界的情景。 3. 能自编自演故事，并为表演选择和搭配简单的服饰、道具或布景。 4. 能用自己制作的美术作品布置环境、美化生活

教育建议：

尊重幼儿自发的表现和创造，并给予适当的指导。如：

- 鼓励幼儿在生活中细心观察、体验，为艺术活动积累经验与素材。如观察不同树种的形态、色彩等。

- 提供丰富的材料，如图书、照片、绘画或音乐作品等，让幼儿自主选择，用自己喜欢的方式去模仿或创作，成人不做过多要求。

- 根据幼儿的生活经验，与幼儿共同确定艺术表达、表现的主题，引导幼儿围绕主题展开想象，进行艺术表现。

- 幼儿绘画时，不宜提供范画，尤其不应要求幼儿完全按照范画来画。

- 肯定幼儿作品的优点，用表达自己感受的方式引导其提高。如"你的画用了这么多红颜色，感觉就像过年一样喜庆"、"你扮演的大灰狼声音真像，要是表情再凶一点就更好了"等。

附录四 托儿所幼儿园卫生保健工作规范

二〇一二年三月

目 录

附录四　托儿所幼儿园卫生保健工作规范

为贯彻落实《托儿所幼儿园卫生保健管理办法》（以下简称《管理办法》），加强托儿所、幼儿园（以下简称托幼机构）卫生保健工作，切实提高托幼机构卫生保健工作质量，特制定《托儿所幼儿园卫生保健工作规范》（以下简称《规范》）。

托幼机构卫生保健工作的主要任务是贯彻预防为主、保教结合的工作方针，为集体儿童创造良好的生活环境，预防控制传染病，降低常见病的发病率，培养健康的生活习惯，保障儿童的身心健康。

第一部分　卫生保健工作职责

一、托幼机构

（一）按照《管理办法》要求，设立保健室或卫生室，其设置应当符合本《规范》保健室设置基本要求。根据接收儿童数量配备符合相关资质的卫生保健人员。

（二）新设立的托幼机构，应当按照本《规范》卫生评价的要求进行设计和建设，招生前应当取得县级以上卫生行政部门指定的医疗卫生机构出具的符合本《规范》的卫生评价报告。

（三）制订适合本园（所）的卫生保健工作制度和年度工作计划，定期检查各项卫生保健制度的落实情况。

（四）严格执行工作人员和儿童入园（所）及定期健康检查制度。坚持晨午检及全日健康观察工作，卫生保健人员应当深入各班巡视。做好儿童转园（所）健康管理工作。定期开展儿童生长发育监测和五官保健，将儿童体检结果及时反馈给家长。

（五）加强园（所）的传染病预防控制工作。做好入园（所）儿童预防接种证的查验，配合有关部门按时完成各项预防接种工作。建立儿童传染病预防控制制度，做好晨午检，儿童缺勤要追查，因病缺勤要登记。明确传染病疫情报告人，发现传染病病人或疑似传染病病人要早报告、早治疗，相关班级要重点消毒管理。做好园（所）内环境卫生、各项日常卫生和消毒工作。

（六）加强园（所）的伤害预防控制工作，建立因伤害缺勤登记报告制度，及时发现安全隐患，做好园（所）内伤害干预和评估工作。

（七）根据各年龄段儿童的生理、心理特点，在卫生保健人员参与下制订合理的一日生活制度和体格锻炼计划，开展适合儿童年龄特点的保育工作和体格锻炼。

（八）严格执行食品安全工作要求，配备食堂从业、管理人员和食品安全监管人员，制订各岗位工作职责，上岗前应当参加食品安全法律法规和儿童营养等专业知识培训。做好儿童的膳食管理工作，为儿童提供符合营养要求的平衡膳食。

（九）卫生保健人员应当按时参加妇幼保健机构召开的工作例会，并接受相关业务培训与指导；定期对托幼机构内工作人员进行卫生保健知识的培训；积极开展传染病、常见病防治的健康教育，负责消毒隔离工作的检查指导，做好疾病的预防与管理。

（十）根据工作要求，完成各项卫生保健工作记录的填写，做好各种统计分析，并将数据按要求及时上报辖区内妇幼保健机构。

二、妇幼保健机构

（一）配合卫生行政部门，制订辖区内托幼机构卫生保健工作规划、年度计划并组织实施，制订辖区内托幼机构卫生保健工作评估实施细则，建立完善的质量控制体系和评估制度。

（二）依据《管理办法》，由卫生行政部门指定的妇幼保健机构对新设立的托幼机构进行招生前的卫生评价工作，并出具卫生评价报告。

（三）受卫生行政部门委托，妇幼保健机构对取得办园（所）资格的托幼机构每三年进行一次卫生保健工作综合评估，并将结果上报卫生行政部门。

（四）地市级以上妇幼保健机构负责对当地托幼机构卫生保健人员进行岗前培训及考核，合格者颁发培训合格证。县级以上妇幼保健机构每年至少组织一次相关知识的业务培训或现场观摩活动。

（五）妇幼保健机构定期对辖区内的托幼机构卫生保健工作进行业务指导。内容包括一日生活安排、儿童膳食、体格锻炼、健康检查、卫生消毒、疾病预防、伤害预防、心理行为保健、健康教育、卫生保健资料管理等工作。

（六）协助辖区内食品药品监督管理、卫生监督和疾病预防控制等部门，开展食品安全、传染病预防与控制宣传教育等工作。

（七）对辖区内承担托幼机构儿童和工作人员健康检查服务的医疗卫生机构进行相关专业技术的指导和培训。

（八）负责定期组织召开辖区内托幼机构卫生保健工作例会，交流经验、学习卫生保健知识和技能。收集信息，掌握辖区内托幼机构卫生保健情况，为卫生行政部门决策提供相关依据。

三、相关机构

（一）疾病预防控制机构负责定期为托幼机构提供疾病预防控制的宣传、咨询服务和指导。

（二）卫生监督执法机构依法对托幼机构的饮用水卫生、传染病预防和控制等工作进行监督检查。

（三）食品药品监督管理机构中负责餐饮服务监督管理的部门依法加强对托幼机构食品安全的指导与监督检查。

（四）乡镇卫生院、村卫生室和社区卫生服务中心（站）应通过妇幼卫生网络、预防接种系统以及日常医疗卫生服务等多种途径掌握辖区中的适龄儿童数，并加强与托幼机构的联系，取得配合，做好儿童的健康管理。

第二部分　卫生保健工作内容与要求

一、一日生活安排

（一）托幼机构应当根据各年龄段儿童的生理、心理特点，结合本地区的季节变化和本托幼机构的实际情况，制定合理的生活制度。

（二）合理安排儿童作息时间和睡眠、进餐、大小便、活动、游戏等各个生活环节的时间、顺序和次数，注意动静结合、集体活动与自由活动结合、室内活动与室外活动结合，不同形式的活动交替进行。

（三）保证儿童每日充足的户外活动时间。全日制儿童每日不少于 2h，寄宿制儿童不少于 3h，寒冷、炎热季节可酌情调整。

（四）根据儿童年龄特点和托幼机构服务形式合理安排每日进餐和睡眠时间。制订餐、点数，儿童正餐间隔时间 3.5~4h，进餐时间 20~30min/餐，餐后安静活动或散步时间 10~15min。3~6 岁儿童午睡时间根据季节以 2~2.5h/日为宜，3 岁以下儿童日间睡眠时间可适当延长。

（五）严格执行一日生活制度，卫生保健人员应当每日巡视，观察班级执行情况，发现问题及时予以纠正，以保证儿童在托幼机构内生活的规律性和稳定性。

二、儿童膳食

（一）膳食管理

1. 托幼机构食堂应当按照《食品安全法》《食品安全法实施条例》以及《餐饮服务许可管理办法》、《餐饮服务食品安全监督管理办法》、《学校食堂与学生集体用餐卫生管理规定》等有关法律法规和规章的要求，取得《餐饮服务许可证》，建立健全各项食品安全管理制度。

2. 托幼机构应当为儿童提供符合国家《生活饮用水卫生标准》的生活饮用水。保证儿童按需饮水。每日上、下午各 1~2 次集中饮水，1~3 岁儿童饮水量 50~100ml/次，3~6 岁儿童饮水量 100~150ml/次，并根据季节变化酌情调整饮水量。

3. 儿童膳食应当专人负责，建立有家长代表参加的膳食委员会并定期召开会议，进行民主管理。工作人员与儿童膳食要严格分开，儿童膳食费专款专用，账目每月公布，每学期膳食收支盈亏不超过 2%。

4. 儿童食品应当在具有《食品生产许可证》或《食品流通许可证》的单位采购。食品进货前必须采购查验及索票索证，托幼机构应建立食品采购和验收记录。

5. 儿童食堂应当每日清扫、消毒，保持内外环境整洁。食品加工用具必须生熟标识明确、分开使用、定位存放。餐饮具、熟食盛器应在食堂或清洗消毒间集中清洗消毒，消毒后保洁存放。库存食品应当分类、注有标识、注明保质日期、定位储藏。

6. 禁止加工变质、有毒、不洁、超过保质期的食物，不得制作和提供冷荤凉菜。留样食品应当按品种分别盛放于清洗消毒后的密闭专用容器内，在冷藏条件下存放 48h 以上；每样品种不少于 100g 以满足检验需要，并做好记录。

7. 进餐环境应当卫生、整洁、舒适。餐前做好充分准备，按时进餐，保证儿童情绪愉快，培养儿童良好的饮食行为和卫生习惯。

（二）膳食营养

1. 托幼机构应当根据儿童生理需求，以《中国居民膳食指南》为指导，参考"中国居民膳食营养素参考摄入量（DRIs）和各类食物每日参考摄入量（见表）"，制订儿童膳食计划。

2. 根据膳食计划制订带量食谱，1~2 周更换一次。食物品种要多样化且合理搭配。

3. 在主副食的选料、洗涤、切配、烹调的过程中，方法应当科学合理，减少营养素的损失，符合儿童清淡口味，达到营养膳食的要求。烹调食物注意色、香、味、形，提高儿童的进食兴趣。

4. 托幼机构至少每季度进行一次膳食调查和营养评估。儿童热量和蛋白质平均摄入量全日制托幼机构应当达到"DRIs"的 80%以上，寄宿制托幼机构应当达到"DRIs"的 90%以上。维生素 A、B_1、B_2、C 及矿物质钙、铁、锌等应当达到"DRIs"的 80%以上。三大营养素热量占总热量的百分比是蛋白质 12%～15%，脂肪 30%～35%，碳水化合物 50%～60%。每日早餐、午餐、晚餐热量分配比例为 30%、40%和 30%。优质蛋白质占蛋白质总量的 50%以上。

5. 有条件的托幼机构可为贫血、营养不良、食物过敏等儿童提供特殊膳食。不提供正餐的托幼机构，每日至少提供一次点心。

附录 4-1　儿童各类食物每日参考摄入量

食物种类	1～3 岁	3～6 岁
谷类	100～150g	180～260g
蔬菜类	150～200g	200～250g
水果类	150～200g	150～300g
鱼虾类		40～50g
禽畜肉类	100g	30～40g
蛋类		60g
液态奶	350～500ml	300～400ml
大豆及豆制品	—	25g
烹调油	20～25g	25～30g

注：《中国孕期、哺乳期妇女和 0～6 岁儿童膳食指南》（中国营养学会妇幼分会，2010 年）

三、体格锻炼

（一）托幼机构应当根据儿童的年龄及生理特点，每日有组织地开展各种形式的体格锻炼，掌握适宜的运动强度，保证运动量，提高儿童身体素质。

（二）保证儿童室内外运动场地和运动器械的清洁、卫生、安全，做好场地布置和运动器械的准备。定期进行室内外安全隐患排查。

（三）利用日光、空气、水和器械，有计划地进行儿童体格锻炼。做好运动前的准备工作。运动中注意观察儿童面色、精神状态、呼吸、出汗量和儿童对锻炼的反应，若有不良反应要及时采取措施或停止锻炼；加强运动中的保护，避免运动伤害。运动后注意观察儿童的精神、食欲、睡眠等状况。

（四）全面了解儿童健康状况，患病儿童停止锻炼；病愈恢复期的儿童运动量要根据身体状况予以调整；体弱儿童的体格锻炼进程应当较健康儿童缓慢，时间缩短，并要对儿童运动反应进行仔细的观察。

四、健康检查

（一）儿童健康检查

1. 入园（所）健康检查

（1）儿童入托幼机构前应当经医疗卫生机构进行健康检查，合格后方可入园（所）。

（2）承担儿童入园（所）体检的医疗卫生机构及人员应当取得相应的资格，并接受相关专业技术培训。应当按照《管理办法》规定的项目开展健康检查，规范填写"儿童入园（所）健康检查表（见附件 1）"，不得违反规定擅自改变健康检查项目。

（3）儿童入园（所）体检中发现疑似传染病者应当"暂缓入园（所）"，及时确诊治疗。

（4）儿童入园（所）时，托幼机构应当查验"儿童入园（所）健康检查表"、"0～6岁儿童保健手册"、"预防接种证"。

发现没有预防接种证或未依照国家免疫规划受种的儿童，应当在30日内向托幼机构所在地的接种单位或县级疾病预防控制机构报告，督促监护人带儿童到当地规定的接种单位补证或补种。托幼机构应当在儿童补证或补种后复验预防接种证。

2. 定期健康检查

（1）承担儿童定期健康检查的医疗卫生机构及人员应当取得相应的资格。儿童定期健康检查项目包括：测量身长（身高）、体重，检查口腔、皮肤、心、肺、肝、脾、脊柱、四肢等，测查视力、听力，检测血红蛋白或血常规。

（2）1～3岁儿童每年健康检查2次，每次间隔6个月；3岁以上儿童每年健康检查一次。所有儿童每年进行一次血红蛋白或血常规检测。1～3岁儿童每年进行一次听力筛查；4岁以上儿童每年检查一次视力。体检后应当及时向家长反馈健康检查结果。

（3）儿童离开园（所）3个月以上需要重新按照入园（所）检查项目进行健康检查。

（4）转园（所）儿童持原托幼机构提供的"儿童转园（所）健康证明"、"0～6岁儿童保健手册"可直接转园（所）。"儿童转园（所）健康证明"有效期3个月。

3. 晨午检及全日健康观察

（1）做好每日晨间或午间入园（所）检查。检查内容包括询问儿童在家有无异常情况，观察精神状况、有无发热和皮肤异常，检查有无携带不安全物品等，发现问题及时处理。

（2）应当对儿童进行全日健康观察，内容包括饮食、睡眠、大小便、精神状况、情绪、行为等，并做好观察及处理记录。

（3）卫生保健人员每日深入班级巡视2次，发现患病、疑似传染病儿童应当尽快隔离并与家长联系，及时到医院诊治，并追访诊治结果。

（4）患病儿童应当离园（所）休息治疗。如果接受家长委托喂药时，应当做好药品交接和登记，并请家长签字确认。

（二）工作人员健康检查

1. 上岗前健康检查

（1）托幼机构工作人员上岗前必须按照《管理办法》的规定，经县级以上人民政府卫生行政部门指定的医疗卫生机构进行健康检查（见附件2），取得《托幼机构工作人员健康合格证》后方可上岗。

（2）精神病患者或者有精神病史者不得在托幼机构工作。

2. 定期健康检查

（1）托幼机构在岗工作人员必须按照《管理办法》规定的项目每年进行一次健康检查（见附件2）。

（2）在岗工作人员患有精神病者，应当立即调离托幼机构。

（3）凡患有下列症状或疾病者须离岗，治愈后须持县级以上人民政府卫生行政部门指定的医疗卫生机构出具的诊断证明，并取得"托幼机构工作人员健康合格证"后，方可回园（所）工作。

① 发热、腹泻等症状；

② 流感、活动性肺结核等呼吸道传染性疾病；

③ 痢疾、伤寒、甲型病毒性肝炎、戊型病毒性肝炎等消化道传染性疾病；

④ 淋病、梅毒、滴虫性阴道炎、化脓性或者渗出性皮肤病等。

（4）体检过程中发现异常者，由体检的医疗卫生机构通知托幼机构的患病工作人员到相关专科进行复查和确诊，并追访诊治结果。

五、卫生与消毒

（一）环境卫生

1. 托幼机构应当建立室内外环境卫生清扫和检查制度，每周全面检查一次并记录，为儿童提供整洁、安全、舒适的环境。

2. 室内应当有防蚊、蝇、鼠、虫及防暑和防寒设备，并放置在儿童接触不到的地方。集中消毒应在儿童离园（所）后进行。

3. 保持室内空气清新、阳光充足。采取湿式清扫方式清洁地面。厕所做到清洁通风、无异味，每日定时打扫，保持地面干燥。便器每次用后及时清洗干净。

4. 卫生洁具各班专用专放并有标记。抹布用后及时清洗干净，晾晒、干燥后存放；拖布清洗后应当晾晒或控干后存放。

5. 枕席、凉席每日用温水擦拭，被褥每月曝晒 1~2 次，床上用品每月清洗 1~2 次。

6. 保持玩具、图书表面的清洁卫生，每周至少进行一次玩具清洗，每 2 周图书翻晒一次。

（二）个人卫生

1. 儿童日常生活用品专人专用，保持清洁。要求每人每日一巾一杯专用，每人一床位一被。

2. 培养儿童良好卫生习惯。饭前便后应当用肥皂、流动水洗手，早晚洗脸、刷牙，饭后漱口，做到勤洗头、洗澡、换衣、剪指（趾）甲，保持服装整洁。

3. 工作人员应当保持仪表整洁，注意个人卫生。饭前便后和护理儿童前应用肥皂、流动水洗手；上班时不戴戒指，不留长指甲；不在园（所）内吸烟。

（三）预防性消毒

1. 儿童活动室、卧室应当经常开窗通风，保持室内空气清新。每日至少开窗通风 2 次，每次至少 10~15min。在不适宜开窗通风时，每日应当采取其他方法对室内空气消毒 2 次。

2. 餐桌每餐使用前消毒。水杯每日清洗消毒，用水杯喝豆浆、牛奶等易附着于杯壁的饮品后，应当及时清洗消毒。反复使用的餐巾每次使用后消毒。擦手毛巾每日消毒一次。

3. 门把手、水龙头、床围栏等儿童易触摸的物体表面每日消毒一次。坐便器每次使用后及时冲洗，接触皮肤部位及时消毒。

4. 使用符合国家标准或规定的消毒器械和消毒剂。环境和物品的预防性消毒方法应当符合要求（见附件 3）。

六、传染病预防与控制

（一）督促家长按免疫程序和要求完成儿童预防接种。配合疾病预防控制机构做好托幼机构儿童常规接种、群体性接种或应急接种工作。

（二）托幼机构应当建立传染病管理制度。托幼机构内发现传染病疫情或疑似病例后，应当立即向属地疾病预防控制机构（农村乡镇卫生院防保组）报告。

（三）班级老师每日登记本班儿童的出勤情况。对因病缺勤的儿童，应当了解儿童的患病情况和可能的原因，对疑似患传染病的，要及时报告给园（所）疫情报告人。园（所）疫情报告人接到报告后应当及时追查儿童的患病情况和可能的病因，以做到对传染病人的早发现。

（四）托幼机构内发现疑似传染病例时，应当及时设立临时隔离室，对患儿采取有效的隔离控制措施。临时隔离室内环境、物品应当便于实施随时性消毒与终末消毒，控制传染病在园(所)内暴发和续发。

（五）托幼机构应当配合当地疾病预防控制机构对被传染病病原体污染（或可疑污染）的物品和环境实施随时性消毒与终末消毒。

（六）发生传染病期间，托幼机构应当加强晨午检和全日健康观察，并采取必要的预防措施，保护易感儿童。对发生传染病的班级按要求进行医学观察，医学观察期间该班与其他班相对隔离，不办理入托和转园（所）手续。

（七）卫生保健人员应当定期对儿童及其家长开展预防接种和传染病防治知识的健康教育，提高其防护能力和意识。传染病流行期间，加强对家长的宣传工作。

（八）患传染病的儿童隔离期满后，凭医疗卫生机构出具的痊愈证明方可返回园（所）。根据需要，来自疫区或有传染病接触史的儿童，检疫期过后方可入园（所）。

七、常见病预防与管理

（一）托幼机构应当通过健康教育普及卫生知识，培养儿童良好的卫生习惯；提供合理平衡膳食；加强体格锻炼，增强儿童体质，提高对疾病的抵抗能力。

（二）定期开展儿童眼、耳、口腔保健，发现视力异常、听力异常、龋齿等问题进行登记管理，督促家长及时带患病儿童到医疗卫生机构进行诊断及矫治。

（三）对贫血、营养不良、肥胖等营养性疾病儿童进行登记管理，对中重度贫血和营养不良儿童进行专案管理，督促家长及时带患病儿童进行治疗和复诊。

（四）对患先心病、哮喘、癫痫等疾病的儿童，及对有药物过敏史或食物过敏史的儿童进行登记，加强日常健康观察和保育护理工作。

（五）重视儿童心理行为保健，开展儿童心理卫生知识的宣传教育，发现有心理行为问题的儿童及时告知家长到医疗保健机构进行诊疗。

八、伤害预防

（一）托幼机构的各项活动应当以儿童安全为前提，建立定期全园（所）安全排查制度，落实预防儿童伤害的各项措施。

（二）托幼机构的房屋、场地、家具、玩教具、生活设施等应当符合国家相关安全标准和规定。

（三）托幼机构应当建立重大自然灾害、食物中毒、踩踏、火灾、暴力等突发事件的应急预案，如果发生重大伤害时应当立即采取有效措施，并及时向上级有关部门报告。

（四）托幼机构应当加强对工作人员、儿童及监护人的安全教育和突发事件应急处理能力的培训，定期进行安全演练，普及安全知识，提高自我保护和自救的能力。

（五）保教人员应当定期接受预防儿童伤害相关知识和急救技能的培训，做好儿童安全工作，消除安全隐患，预防跌落、溺水、交通事故、烧（烫）伤、中毒、动物致伤等伤害的发生。

九、健康教育

（一）托幼机构应当根据不同季节、疾病流行等情况制订全年健康教育工作计划，并组织实施。

（二）健康教育的内容包括膳食营养、心理卫生、疾病预防、儿童安全以及良好行为习惯的培养等。健康教育的形式包括举办健康教育课堂、发放健康教育资料、宣传专栏、咨询指导、家长开放日等。

（三）采取多种途径开展健康教育宣传。每季度对保教人员开展一次健康讲座，每学期至少举办一次家长讲座。每班有健康教育图书，并组织儿童开展健康教育活动。

（四）做好健康教育记录，定期评估相关知识知晓率、良好生活卫生习惯养成、儿童健康状况等健康教育效果。

十、信息收集

（一）托幼机构应当建立健康档案，包括托幼机构工作人员健康合格证、儿童入园（所）健康检查表、儿童健康检查表或手册、儿童转园（所）健康证明。

（二）托幼机构应当对卫生保健工作进行记录，内容包括出勤、晨午检及全日健康观察、膳食管理、卫生消毒、营养性疾病、常见病、传染病、伤害和健康教育等记录（见附件4）。

（三）工作记录和健康档案应当真实、完整、字迹清晰。工作记录应当及时归档，至少保存3年。

（四）定期对儿童出勤、健康检查、膳食营养、常见病和传染病等进行统计分析，掌握儿童健康及营养状况（见附件5）。

（五）有条件的托幼机构可应用计算机软件对儿童体格发育评价、膳食营养评估等卫生保健工作进行管理。

第三部分　新设立托幼机构招生前卫生评价

一、卫生评价流程

（一）新设立的托幼机构，应当按照本《规范》卫生评价的标准进行设计和建设，招生前须向县级以上地方人民政府卫生行政部门指定的医疗卫生机构提交"托幼机构卫生评价申请书"（见附件6）。

（二）由县级以上地方人民政府卫生行政部门指定的医疗卫生机构负责组织专业人员，根据"新设立托幼机构招生前卫生评价表"（见附件7）的要求，在20个工作日内对提交申请的托幼机构进行卫生评价。根据检查结果出具"托幼机构卫生评价报告"（见附件8）。

（三）凡卫生评价为"合格"的托幼机构，即可向教育部门申请注册；凡卫生评价为"不合格"的托幼机构，整改后方可重新申请评价。

二、卫生评价标准

（一）环境卫生

1. 园（所）内建筑物、户外场地、绿化用地及杂物堆放场地等总体布局合理，有明确功能分区。

2. 室外活动场地地面应平整、防滑，无障碍，无尖锐突出物。

3. 活动器材安全性符合国家相关规定。园（所）内严禁种植有毒、带刺的植物。

4. 室内环境的甲醛、苯及苯系物等检测结果符合国家要求。

5. 室内空气清新、光线明亮，安装防蚊蝇等有害昆虫的设施。

6. 每班有独立的厕所、盥洗室。每班厕所内设有污水池，盥洗室内有洗涤池。

7. 盥洗室内有流动水洗手装置，水龙头数量和间距设置合理。

（二）个人卫生

1. 保证儿童每人每日一巾一杯专用，并有相应消毒设施。寄宿制儿童每人有专用洗漱用品。

2. 每班应当有专用的儿童水杯架、饮水设施及毛巾架，标识清楚，毛巾间距合理。

3. 儿童有安全、卫生、独自使用的床位和被褥。

（三）食堂卫生

1. 食堂按照《餐饮服务许可审查规范》建设，必须获得《餐饮服务许可证》。

2. 园（所）内应设置区域性餐饮具集中清洗消毒间，消毒后有保洁存放设施。应当配有食物留样专用冰箱，并有专人管理。

3. 炊事人员与儿童配备比例：提供每日三餐一点的托幼机构应当达到 1:50，提供每日一餐二点或二餐一点的 1:80。

（四）保健室或卫生室设置

1. 根据《托儿所幼儿园卫生保健管理办法》要求，设立保健室或卫生室。卫生室需要有《医疗机构执业许可证》。

2. 保健室面积不少于 $12m^2$，设有儿童观察床、桌椅、药品柜、资料柜、流动水或代用流动水等设施。

3. 保健室应配备儿童杠杆式体重秤、身高计（供 2 岁以上儿童使用）、量床（供 2 岁及以下儿童使用）、国际标准视力表或标准对数视力表灯箱、体围测量软尺等设备，以及消毒压舌板、体温计、手电筒等晨检用品。

4. 保健室应配备消毒剂、紫外线消毒灯或其他空气消毒装置。

（五）卫生保健人员配备

1. 托幼机构的法定代表人或者负责人是本机构卫生保健工作的第一责任人。

2. 根据预招收儿童的数量配备符合国家规定的卫生保健人员。按照收托 150 名儿童至少设一名专职卫生保健人员的比例配备卫生保健人员，收托 150 名以下儿童的可配备兼职卫生保健人员。

3. 卫生保健人员上岗前应当接受当地妇幼保健机构组织的卫生保健专业知识培训并考核合格。

（六）工作人员健康检查

1. 托幼机构工作人员上岗前应当经县级以上卫生行政部门指定的医疗卫生机构进行健康检查，并取得《托幼机构工作人员健康合格证》。

2. 炊事人员上岗前须取得《食品从业人员健康证》。

（七）卫生保健制度

托幼机构应根据实际情况建立健全卫生保健制度，并具有可操作性。卫生保健制度包括一日生活安排、膳食管理、体格锻炼、卫生与消毒、入园（所）及定期健康检查、传染病预防与控制、常见疾病预防与管理、伤害预防、健康教育、卫生保健信息收集的制度。

参考文献

[1] 北京师大，东北师大，南京师大，杭州大学编著. 人体生理解剖学[M]. 北京：高等教育出版社，1990.

[2] 傅安球编著. 实用心理异常诊断矫治手册[M]. 上海：上海教育出版社，2011.

[3] 华东七省市，四川省幼儿园教师进修教材编写委员会. 幼儿卫生学[M]. 上海：上海教育出版社，1986.

[4] 靳国章编著. 饮食营养与卫生[M]香港：中国旅游出版社，2004.

[5] 金扣干主编. 学前保健学[M]. 上海：复旦大学出版社，2011.

[6] 李百珍编著. 青少年心理卫生与心理咨询[M]. 北京：北京师范大学出版社，1997.

[7] 【美】埃里克·J. 马什，戴维·A. 沃尔夫著. 异常儿童心理 [M]. 上海：上海人民出版社，2009.

[8] 麦少美，高秀欣. 学前卫生学（第二版）[M]. 上海：复旦大学出版社，2009.

[9] 孙杰，张永红主编. 幼儿心理发展概论[M]. 北京：北京师范大学出版集团·北京师范大学出版社，2012.

[10] 唐桂林，于桂萍主编. 学前儿童卫生与保健[M]. 北京：教育科学出版社，2012.

[11] 万钫编著. 学前卫生学[M]. 北京：北京师范大学出版集团·北京师范大学出版社，2012.

[12] 万钫主著. 学前卫生学[M]. 长沙：湖南师范大学出版社，2000.

[13] 万钫. 学前卫生学（第三版）[M]. 北京：北京师范大学出版社，2012.

[14] 万钫，王作瑞编著. 幼儿卫生学[M]. 北京：人民教育出版社，1988.

[15] 王东红，王洁主编. 幼儿卫生保健[M]. 北京：高等教育出版社，2006.

[16] 吴坤. 营养与食品卫生学（第五版）[M]. 北京：人民卫生出版社，2007.

[17] 叶佩珉，李沧. 生物[M]. 北京：人民教育出版社，1995.

[18] 羊惠君. 实地解剖学[M]. 北京：人民卫生出版社，2004.

[19] 姚泰. 生理学（第六版）[M]. 北京：人民卫生出版社，2004.

[20] 朱家雄，汪乃铭，戈柔编著. 学前儿童卫生学[M]. 上海：华东师范大学出版社，2006.

[21] 朱家雄著. 学前儿童心理卫生[M]. 北京：人民教育出版社，1994.

[22] 朱家雄，汪乃铭，戈柔编著. 学前儿童卫生学（修订版）[M]. 上海：华东师范大学出版社，2013.

[23] 中国营养学会编著. 中国居民膳食营养素参考摄入量[M]. 北京：中国轻工业出版社，2001.

[24] 朱敬先著. 健康心理学[M]. 北京：教育科学出版社，2002.

[25] 郑日昌，陈永胜著. 儿童心理辅导[M]. 上海：华东师范大学出版社，2003.

[26] 教育部. 3~6岁儿童学习与发展指南[Z]. 2012-10-15.

[27] 卫生部. 托儿所幼儿园卫生保健工作规范[Z]. 2012-05-09.

[28] 教育部. 幼儿园教育指导纲要（试行）[Z]. 2001-09-01.

[29] 国家教育委员会. 幼儿园工作规程[Z]. 1996-06-01.